こうすれば
上手くいく！

大腸内視鏡挿入の基本とトラブルシューティング

編集 樫田博史，鶴田 修

羊土社
YODOSHA

謹告

　本書に記載されている診断法・治療法に関しては，発行時点における最新の情報に基づき，正確を期するよう，著者ならびに出版社はそれぞれ最善の努力を払っております．しかし，医学，医療の進歩により，記載された内容が正確かつ完全ではなくなる場合もございます．

　したがって，実際の診断法・治療法で，熟知していない，あるいは汎用されていない新薬をはじめとする医薬品の使用，検査の実施および判読にあたっては，まず医薬品添付文書や機器および試薬の説明書で確認され，また診療技術に関しては十分考慮されたうえで，常に細心の注意を払われるようお願いいたします．

　本書記載の診断法・治療法・医薬品・検査法・疾患への適応などが，その後の医学研究ならびに医療の進歩により本書発行後に変更された場合，その診断法・治療法・医薬品・検査法・疾患への適応などによる不測の事故に対して，著者ならびに出版社はその責を負いかねますのでご了承ください．

編集の序

　私が消化器内科医になったころ，大腸内視鏡検査は，被検者にとっても，術者にとっても，大変な検査のひとつであった．腸管前処置にポリエチレングリコールはなくブラウン変法であり，洗浄効果が不十分である．スコープの操作性が悪く，視野が狭く，画質も悪い．短縮という方法を知らず，ただ押して入れる，に近い挿入法の術者が多かったと思う．いわゆる「覗き」式のファイバースコープなので，プッシュで挿入しスコープの根元まで入ってしまうと，被検者の肛門が術者の眼の前にある，といった状況であった．内視鏡室は時に阿鼻叫喚の世界となり，痛がる被検者，慰める看護師，叱りつける術者の声が飛び交っていた．スコープがどんなループになっているのか分からないので，X線透視室で検査を行い，透視下にループ解除を行う施設がほとんどであった．また，アングルを操作する術者と，スコープを押し引きする助手との二人法を行う施設もあった．

　その頃，アメリカに在住されていたDr. Shinyaはすでに有名で，時々帰国して挿入法セミナーをされていた．あの時代に，大腸を短縮して挿入する一人法を自身で編み出され，実際に短時間で挿入される先生は，まさに天才と思えた．私も東京などに出向いてセミナーに参加したり，ダビングですり減ったビデオテープを知り合いから借りて見たりしたが，なかなかコツがつかみきれなかった．

　そんな私に転機が訪れたのは1995年である．縁あって秋田赤十字病院の工藤進英先生のもとへ国内留学することになったからである．当時秋田日赤の大腸スコープはほぼすべて拡大内視鏡のCF-200Zであった．それまで私は曲りなりにも盲腸への挿入が90％くらいに達していたが，200Zを初めて手にした瞬間から，全くSDjを越えることができなくなってしまった．大変太くて硬いスコープであるため，よほど腸を短縮・直線化しないと入らないのである．プライドが脆くも崩れ去ってしまったが，気を取り直し，それからの日々は，工藤先生やその直弟子の先生たちの挿入法をひたすら見学し，質問し，さらにいかにしてうまく挿入するかを同僚たちともディスカッションする毎日であった．夜，酒を飲む時にまで，そんな話ばかりしていたのを覚えている．3カ月ほどして，ほぼ順調に挿入できるようになり，大腸内視鏡の世界にのめりこんでいった．

　その頃，工藤先生は，光島徹先生，岡本平次先生と合わせて「三羽ガラス」とも呼ばれ，大腸挿入法の名人としてライブデモンストレーションなどに引っ張りだこであった．また，外国にも招かれ，短時間で挿入されるのを見て，みな驚愕の眼差しであったという．後にそれぞれ挿入法の本を出版され，私も工藤先生のお手伝いを少しさせて頂いた．工藤先生の「軸保持短縮法」という名称はこのころにできたのではないかと記憶している．病変の拡大観察は必須であると考えておられたが，拡大スコープが硬くて太いものしかなかったので，必然的にこういう挿入法が生まれたのだと思う．200Zは挿入困難なスコープであったが，それで苦労したからこそ私も軸保持短縮を心がけるようになり，上達した．今の私があるのは工藤先生と200Zのお蔭以外の何物でもない．

　当時と比較すると現在は，まさに隔世の感がある．前処置もスコープも改良され，以前より少な

い経験でも盲腸まで到達可能になったと思う．しかし，学会で大腸挿入法のセッションは，最大の会場でも常に立ち見が出るほどの盛況ぶりである．先日内視鏡学会でコロンモデルを用いたハンズオンセミナーをcoordinateさせて頂いたが，その際も，直接トレーニングを受けるのは16人に制限されていたにも関わらず，150人くらいの方が見学に来られた．やはり今でも大腸挿入法には皆さん苦労されているのだな，と実感した．大腸ESDも保険収載され，大腸内視鏡検査・治療はますます重要になっているが，スコープの挿入ができなければ始まらない．

では，どのようにすれば早く上達できるのだろうか？ もちろん，工藤先生を初め名人の先生方の著書を読むのがいい．しかし名人の先生の本を読めばすぐ上達する訳でもない．私も経験があるが，名人の語られる言葉は忍者の巻物のようで，素人が読んでも時に理解できないことがあり，また真似できるものでもない．

私はゴルフをしたことがないが，工藤先生が言われるように，大腸内視鏡はゴルフに似ている面があると思う．被検者の大腸は各地のゴルフコースのように，それぞれ異なっている．また，同じコースでもプレーヤーによってアプローチの仕方が異なるところも似ている．おそらく，名人級になると無駄が削られ，研ぎ澄まされ，アプローチ法が似てくるのかもしれないが，そこに至るまでの紆余曲折は千差万別であろう．結局は，プロのプレーを見て勉強し，時にはレッスンを受け，本も読むが，最終的には，自分の体に合ったやり方を試行錯誤し，自分流のプレーを身に付けるしかない．しかし最初から自己流では，すぐ壁にぶち当たり，行き詰ってしまうのがおちである．

この度この本の編集の一員に選ばれ，企画させて頂いた．先人たちが苦労しながら工夫してきた思考過程が伝わるような本にしたい，というのが第一の希望であった．上手くいくケースだけ見たり読んだりしてもあまり参考にならないが，上手くいかない時こそ，他の人はどのようにして克服してきたのか知りたいものである．おそらく答えはひとつではない．誰しも遭遇するであろう困難な場面をいくつか想定し，各項目に対して，ふたりの異なる筆者に解決法を書いて頂いた．「困難な場面」の想定に際しては，我々の経験と，一部アンケートやセミナーの生徒さんの質問なども参考にさせて頂いた．かゆい所に手が届く内容になっていれば幸いである．名人の御著書の隣にでも置いて，ハンドブックや手引書のような感覚で使用して頂くことが，我々の望みである．

執筆陣には，これ以上望めないくらいの達人が集まり，ぜいたくな陣容であると思う．本来なら玉稿をそのまま掲載すべきところ，本全体としての統一感を保つため，多くの修正をして頂き，また編者コメントを付記することに応じて頂いたこと，この場を借りて，非礼に対するお詫びと，御協力に対するお礼を申し上げたい．最後になったが，辛抱強く付き合って下さった共同編者の鶴田修先生，原稿が遅れがちの我々を叱咤激励し，色々な注文を受け入れて下さった羊土社編集部の鈴木美奈子，山村康高両氏に深謝致します．

2012年6月

近畿大学医学部消化器内科
樫田博史

こうすれば上手くいく!

大腸内視鏡挿入の基本とトラブルシューティング

contents

● 編集の序 .... 樫田博史

第1章 挿入法の基本

1. 軸保持短縮法とは? .... 山野泰穂 10
   - **NOTE 1** ループ法とは? .... 五十嵐正広 14
2. アングル操作とスコープのひねりの基本 .... 田村 智 17
3. 体位変換や被検者への呼吸指示のコツ .... 鶴田 修 22
4. 用手圧迫のコツ .... 安藤正夫 25
5. スコープの使い分けと硬度可変の使い方 .... 趙 栄済 33
   - **NOTE 2** バルーン内視鏡の利用 .... 冨樫一智, 根本大樹 38
   - **NOTE 3** 受動彎曲機能つきスコープ .... 斉藤裕輔 41
6. さまざまな工夫
   - ❶ キャップ(先端アタッチメント, フード) .... 町田マキヨ, 町田 健 44
   - ❷ スライディングチューブ .... 五十嵐正広 47
   - ❸ Water jet機能つき大腸内視鏡を用いた挿入法 .... 河野弘志, 鶴田 修 50
   - ❹ 炭酸ガス送気 .... 栗林志行, 斎藤 豊 53
   - **NOTE 4** Water jet機能つき内視鏡 .... 河野弘志, 鶴田 修 56

7. トレーニングのコツ（コロンモデル，コロナビ） ……………… 松田耕一郎　58
　　NOTE 5　シミュレーターによるトレーニング　　　　水谷孝弘, 原田直彦　64
8. IC，前処置，前投薬，モニタリングのコツ ……………… 金尾浩幸, 田中信治　66

第2章　部位別攻略法

1. 肛門からRSjを越えるまで …………………………………… 樫田博史　74
2. SDjを越えるまで ……………………………………………… 樫田博史　78
3. 横行結腸中部まで ……………………………………………… 樫田博史　84
4. 盲腸まで ………………………………………………………… 樫田博史　88
5. 回盲弁（バウヒン弁）の通過 ………………………………… 樫田博史　93

第3章　被検者別攻略法

1. 非常に痩せている ……………………………………………… 津田純郎　96
2. 極端に太っている ……………………………………………… 尾田　恭　102
3. 腹部手術の既往が複数回ある ……………………… 長坂光夫, 平田一郎　107
4. 便秘がひどい ……………………………………… 金尾浩幸, 田中信治　111
5. 高齢で腰が曲がっており，体位変換も困難な被検者 ……… 斉藤裕輔　115

第4章 トラブルシューティング こんなときどうする？

1. RSjさえも越えない
- **Strategy ①** 細径スコープを用いて，微細な協調操作で越えていく ………………… 趙　栄済　120
- **Strategy ②** 受動彎曲機能搭載のPCF-PQ260を用いてプッシュ操作で越える．
  不能なら撤収する ………………………………………………………………… 斉藤裕輔　123

2. S状結腸に多発憩室・癒着あり，患者が痛がる
- **Strategy ①** PCF-zoomとCO_2送気によるやさしい軸保持短縮法 ………………… 斎藤　豊　126
- **Strategy ②** 優しく，美しく，小さなことからコツコツと！
  ：配慮を尽くした基本に忠実な挿入 ………………………………………… 杉本憲治　130

3. S状結腸で，内腔が左へ左へと展開する
- **Strategy ①** 基本に忠実に軸保持短縮法で挿入する／ループを形成した場合
  でも常にループ解除を試み挿入する ………………………… 倉橋利徳, 小西一男　135
- **Strategy ②** 挿入前に戦略設計を／RS〜S状結腸で腸管腔の確保が簡単でも
  安心は禁物／送気は控え目，プル操作は頻回 …………………………… 鶴田　修　139

4. SDjで挿入長70cm，患者が痛がる
- **Strategy ①** 腸管内の空気を抜きながら引き戻す／屈曲部を越える際に腸管を伸展させずに，
  短縮操作を行いながら再挿入 ……………………………………………… 田村　智　143
- **Strategy ②** 腹痛の原因はループ／対策はスコープを引き戻すことから ……… 五十嵐正広　148

5. 明らかにループになっているので解除したい
- **Strategy ①** S状結腸が土管状にみえたら注意する ………………………………… 坂下正典　153
- **Strategy ②** 挿入パターンからループ形状をイメージし，
  画像の動きと右手の感覚に神経を集中する ………………………………… 安藤正夫　157

6. ループになっているようだが，どうなっているかわからない
- **Strategy ①** ①ループ解除とスコープ直線化，②挿入長（SDJ 25cm，脾彎曲 40cm）から位置
  確認，③フリー感とスコープ追従性，④体位変換と用手圧迫 ………… 今村哲理　163
- **Strategy ②** 軸保持短縮法に基づくループ解除 ………………………………………… 山野泰穂　167

7. 脾彎曲，押しても進まない．患者が痛がる
- **Strategy ①** 脾彎曲で挿入困難な場合：①右側臥位への体位変換
  ②深吸気状態　③スコープ硬度を高める ………………………………… 藤井隆広　170
- **Strategy ②** 脾彎曲通過困難に対する対策は，体位変換，吸気，アングルの鈍角化である …… 清水誠治　172

8. 横行結腸，押したら逆に抜ける
- Strategy ❶ 押しても進まない場合は，手元の力が先端に伝わらない原因を考える ……… 坂下正典 176
- Strategy ❷ どこがたわんでいるか想定し，適切な対策を行う ……………………… 尾田 恭 178

9. 肝彎曲手前でスコープの根元まで入ってしまった
- Strategy ❶ 急がば回れ．エラー吸引とループ・たわみによる過伸展の予防が鍵
  ……………………………………………………………… 岩舘峰雄，佐野 寧 183
- Strategy ❷ そのまま続ける．やり直す！諦める？ ……………………… 津田純郎 188

10. 上行結腸に入ったが，盲腸の奥まで届かない
- Strategy ❶ 基本的手技を徹底し，あらゆる工夫をする！ ……………… 杉本憲治 192
- Strategy ❷ スコープの短縮化をチェック．短縮化されていれば，
  体位変換と吸引を有効に使いながら挿入する ………………… 寺井 毅 195

11. バウヒン弁を越えない
- Strategy ❶ バウヒン弁通過困難の対策は用手圧迫・体位変換・吸気である ……… 清水誠治 200
- Strategy ❷ ループを形成することなく盲腸に挿入する／スコープがたわむ
  場合は，腹壁圧迫，体位変換，可変式スコープの硬度を上げるなどの
  工夫をする ……………………………………………… 倉橋利徳，小西一男 203

12. 反転観察したいが上手く反転できない
- Strategy ❶ 送気で管腔を十分伸展させ，上下と左右アングルを上手に使いながら反転する
  ……………………………………………………………………… 寺井 毅 206
- Strategy ❷ 送気とアングルを上手く使うことで，反転観察を安全に行う ……… 丸山尚子，平田一郎 209

13. 穿孔してしまった！
- Strategy ❶ 腹痛の原因を探りつつスコープを抜去する／
  穿孔が確認されたらクリッピングで創を閉じる ………………… 河野弘志 212
- Strategy ❷ 挿入や観察の際に発生する穿孔か治療による穿孔か，
  穿孔の原因で対処法が異なる ……………………………… 五十嵐正広 217

● あとがき ……………………………………………………………………… 鶴田 修 223
● 索 引 ………………………………………………………………………………… 224

＜補足コメントについて＞
各原稿への補足や，別の手法の紹介などの
編者によるコメントが本文中に挿入されています．

Comment from Dr.Kashida
UPDには，用手圧迫部位を表示する機能もついているので，
UPDは，挿入手技のデモンストレーションや，初心者のト[レ]

第1章 挿入法の基本

1. 軸保持短縮法とは？ …………………………………………… 10
   - NOTE 1 ループ法とは？ …………………………………… 14
2. アングル操作とスコープのひねりの基本 …………………… 17
3. 体位変換や被検者への呼吸指示のコツ ……………………… 22
4. 用手圧迫のコツ ………………………………………………… 25
5. スコープの使い分けと硬度可変の使い方 …………………… 33
   - NOTE 2 バルーン内視鏡の利用 …………………………… 38
   - NOTE 3 受動彎曲機能つきスコープ ……………………… 41
6. さまざまな工夫
   - ❶ キャップ（先端アタッチメント，フード）…………… 44
   - ❷ スライディングチューブ ………………………………… 47
   - ❸ Water jet 機能つき大腸内視鏡を用いた挿入法 ……… 50
   - ❹ 炭酸ガス送気 ……………………………………………… 53
   - NOTE 4 Water jet 機能つき内視鏡 ………………………… 56
7. トレーニングのコツ（コロンモデル，コロナビ）………… 58
   - NOTE 5 シミュレーターによるトレーニング …………… 64
8. IC，前処置，前投薬，モニタリングのコツ ………………… 66

第1章　挿入法の基本

1　軸保持短縮法とは？

山野泰穂

本邦における大腸癌死亡率は男女とも上位にあり，罹患率とともに上昇傾向にある．このような状況のなかで，大腸内視鏡検査は病変の発見から診断・治療あるいは治療法の選択までを担っており，重要な検査である．その一方で大腸内視鏡検査では，複雑に屈曲した腸管にスコープを挿入してゆく技術が求められ，病変の部位までに到達しなければこれらの能力をいかんなく発揮することはできないのが事実である．本稿では挿入法の1つである軸保持短縮法[1]の基本的事項を私見も交えて解説する．

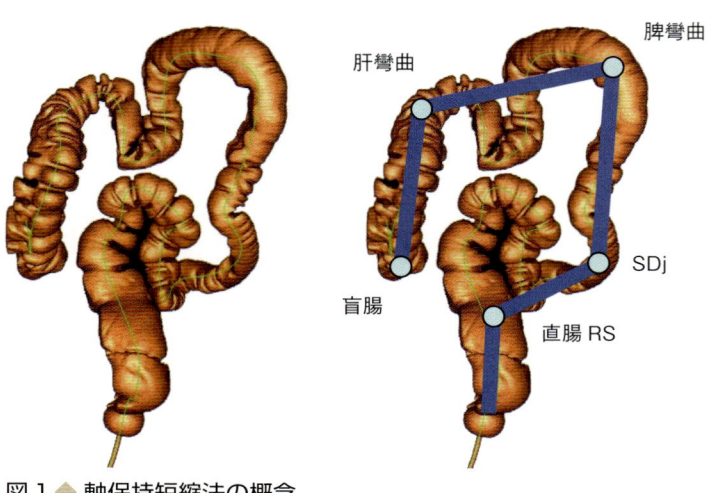

1　軸保持短縮法の概念

軸保持短縮法では，大腸の走行で直腸RS，S状・下行結腸移行部（いわゆるSD junction：SDj），脾彎曲，肝彎曲，盲腸部の5カ所の固定点を想定しており，これらを直線的に結ぶラインを"軸"と仮定している（図1）．実際の生体内でS状結腸と横行結腸は固定されていないため腹側にむかって遊離し，自由度がある（図2）．さらに，この部分の腸管の長さや上行・下行結腸の固定には個人差があるためさまざまな形態を呈しているのだが，軸保持短縮法ではスコープを操作しながら複雑な形をした腸管を，この"軸"に一致するように整復しながら挿入していくことを提唱している．

図1 ◆ 軸保持短縮法の概念

図2 ◆ 大腸の形状
CT コロノグラフィーによるボリュームレンダリング画像．正面像（a）では横行結腸とS状結腸のたわみがわかるだけだが，斜位像（b），側面像（c）と移行すると腸管が腹側に移動していることが立体的に理解できる

表1 ◆ 軸保持短縮法での基本事項

- 大腸の立体的走行の理解
- スコープの特徴の理解
- いわゆる「フリー感」の理解
- トルクとアングルの協調操作
- スコープ先端の位置と方向の把握
- 抵抗感などからスコープ形状の把握と修正

　何らかの要因がない限り，これら5カ所の固定点を結ぶ線上に腸管を整復する操作は固定点の間を最短距離で結ぶこととなり，腸管に過伸展や屈曲の負荷をかけないために疼痛を生じさせないスコープ挿入が可能になる．

　また開腹歴などにて腸管に部分的な癒着を生じている場合では，一般的に癒着による腸管自由度の減少が生じ，挿入に伴うわずかな腸管の伸展でも容易に疼痛が生じると考えられる．このような症例ではより一層の繊細なスコープ操作が求められるが，軸保持短縮法では癒着も固定点の1つとして捉え，生理的固定点ともに直線的に結ぶ新たな"軸"が1つ増えたと考える．癒着点も含めてこれらを直線的に結ぶように挿入してゆくことが疼痛軽減にもつながり，最善の策と考えている．

2 軸保持短縮法の基本

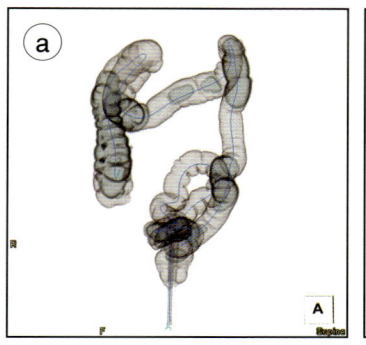

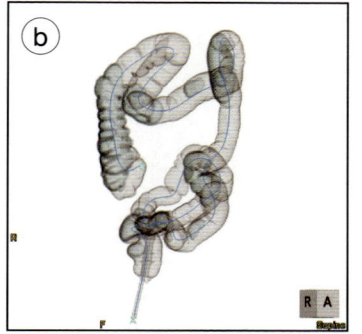

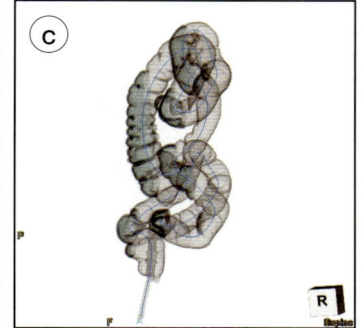

　軸保持短縮法を実践するにあって表1に呈示した基本事項を理解する必要がある．

1）大腸の走行

　大腸の走行に関しては図2に示したように三次元的に各ポイントを捉え，屈曲の方向性も三次元的に理解しなければならない．挿入の戦略においても重要な判断材料となる．

2）スコープの特徴

　スコープの特徴として，アップアングル方向にわずかながら彎曲していることが挙げられる．し

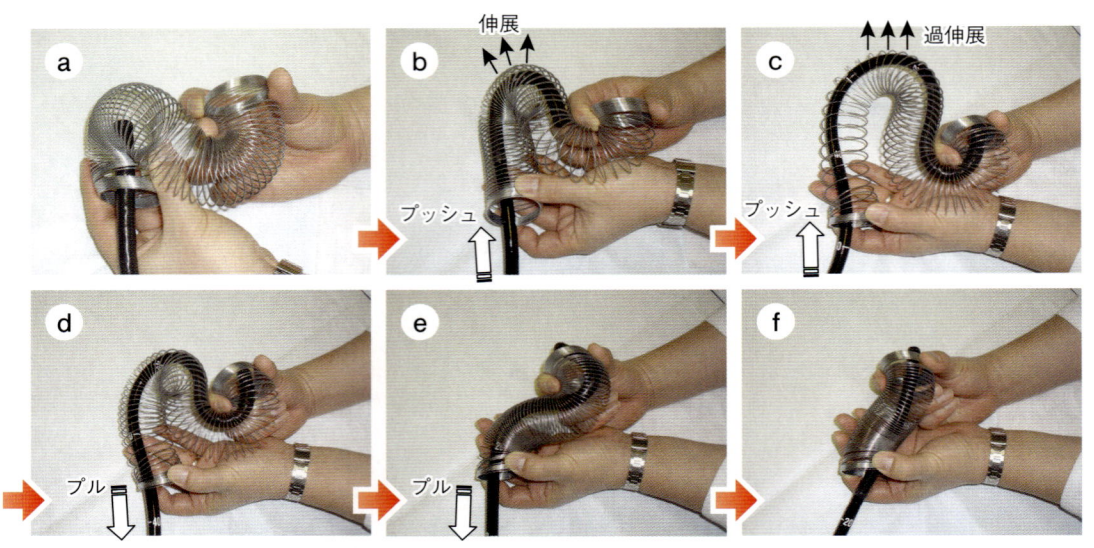

図3 トルクとアングルの協調操作 −プッシュ法−
コイルでS字型の腸管（a）を作り，プッシュ法での挿入を再現した．スコープをプッシュして第1カーブを伸展させ（b），さらに第2カーブに向かってプッシュするため第1カーブは過伸展する（c）．第2カーブに先端が入ると抵抗が生じるためスコープを引き戻し腸管を短縮して（d, e），アングルをニュートラルに戻して挿入が完了した（f）

たがって先端に何らかの力が加わると常にアップアングル方向に常に曲がっていく特徴がある．この特徴により，生体内では彎曲と腸管の走行が一致しているとスコープは抵抗なく進むが，逆に一致していなければ腸管に負荷がかかり疼痛の誘因となる．

3) フリー感

スコープにトルクや押し引きの動作を加えても全く抵抗を感じない状態のことを「フリー感」と表現し，スコープが直線化あるいは前述した"軸"と一致していることを意味している．スコープの「起点」とも言うべき状態である．

4) トルクとアングルの協調操作

トルクとアングル操作で複雑な屈曲を通過しつつ腸管の伸展を極力抑えながら短縮する技術であり，軸保持短縮法挿入におけるいわば"局地戦"である．プッシュ法（図3）と軸保持短縮法（図4）の相違を参照してもらいたい．

5) スコープ先端位置と方向の把握

一般的に肛門から先に述べた各固定点，特にSDj（30cm），脾彎曲（40cm），肝彎曲（60cm）までの距離と，同部位における特徴的な管腔内の様子（**第4章**の各稿を参照）を理解しておく必要がある．さらに前述した大腸の立体的走行，フリー感の有無，トルクの方向などとイメージを重ねることで，"軸"からの逸脱の有無，大まかなスコープ先端位置と向いている方向を把握することができる．その結果，現時点から向かうべき次の固定点までの方向や戦略を企てることが可能となる．

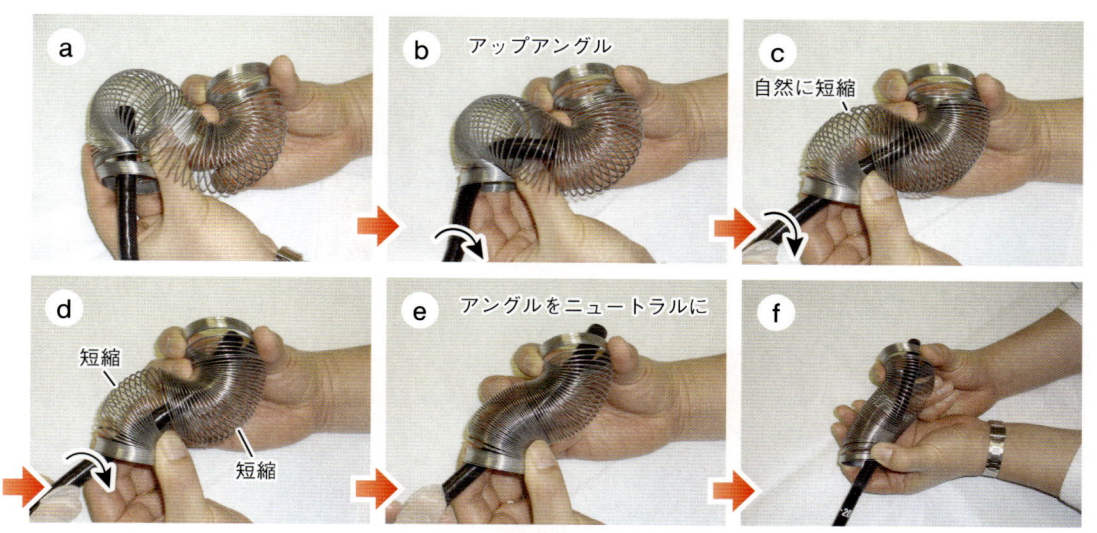

図4 ◆ トルクとアングルの協調操作 －軸保持短縮法－

図3と同じモデル（a）で軸保持短縮法での挿入を再現．第1カーブを伸展させないようにアップアングルとトルクで越える（b），さらに第2カーブへはトルク操作で向かい，その操作で同時に第1カーブが自然に短縮されはじめる（c）．さらなるトルク操作で第2カーブを越えると，同時に第1カーブが一層短縮され，第2カーブも短縮される（d），アングルをニュートラルに戻して第2カーブの短縮が完了し（e），挿入が終了した（f）．

基本的事項として最後にスコープの形状，いわゆるたわみやループの有無が挙げられるが，これについては**第4章-6**で解説したい．

おわりに

軸保持短縮法の概念と基本事項について解説したが，他の挿入法[2)3)]や各種テクニックとも一部重複するところもあると考える．しかし重要なことは木の幹である概念や基本を理解することであり，それに基づく状況判断と目的のためにどのように操作すべきなのかを考えることが"軸保持挿入法の奥義"ではないかと思われる．

＜文　献＞

1）「大腸内視鏡挿入法 ビギナーからベテランまで」（工藤進英/著），医学書院，1997
2）田島　強：大腸内視鏡検査の歴史と最新の進歩．Ther Res, 12（suppl.2）：15, 1991
3）Shinya, H.：Colonoscopy, Diagnosis and threatment of Colonic Disease, Igaku-Shoin, Tokyo, 1982

NOTE 1

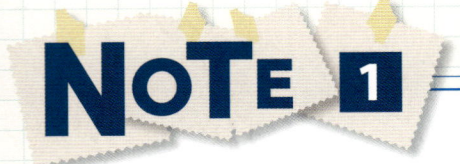

ループ法とは？

五十嵐正広

1) 逆「の」の字法の開発

　盲腸までの観察を目的とした大腸内視鏡が開発されたのは1969年[1]で，その当時の機種はファイバースコープであった．その頃のスコープは現在のようなビデオスコープではなく，検査医がレンズをのぞきながらスコープを操作して挿入するものであった．ビデオスコープは1982年に開発されたので，平成時代に入ってから医師になった先生方は，ファイバースコープによる挿入の経験はないのではと思う．当時のスコープ（筆者がはじめて手にしたのはCF-LB3）は，硬くて，視野角も120度と狭く，解像度も悪かった．また使用頻度を重ねるとファイバーが折れ，視野に多数の黒点が現れた．また，前処置も現在のような腸管洗浄液がなく，下剤と低残渣食を組み合わせ，さらに微温湯による高圧浣腸を繰り返すものであり，腸管の中は劣悪な環境であった．そのような環境のなかでスコープをスムーズに深部に挿入する方法として田嶋先生が"逆「の」の字法"を開発された[2]．

　その方法は，挿入が最も困難とされるS状結腸を越える方法である．当時は二人法で行われ，術者はアングル操作を行い，助手がスコープの出し入れや用手圧迫などを担当した．当時はX線透視によりスコープの状態を確認しながら行われた．逆「の」の字法では，直腸からS状結腸の天井（いわゆるS-top）を越えたのちスコープを反時計方向へひねり，図1のようにひねりを保持したまま管腔を確保しながらスコープをプッシュしていくとスコープが逆「の」の字（αループとも呼称）を描くように下行結腸へ挿入できる画期的な挿入手技であった．この方法がループを作りながらS状結腸を通過するいわゆる「ループ法」の原点となる手技である．

　最近では機器の改良や一人法の普及，さらに無透視下で行われるので，ループがどのようにでき

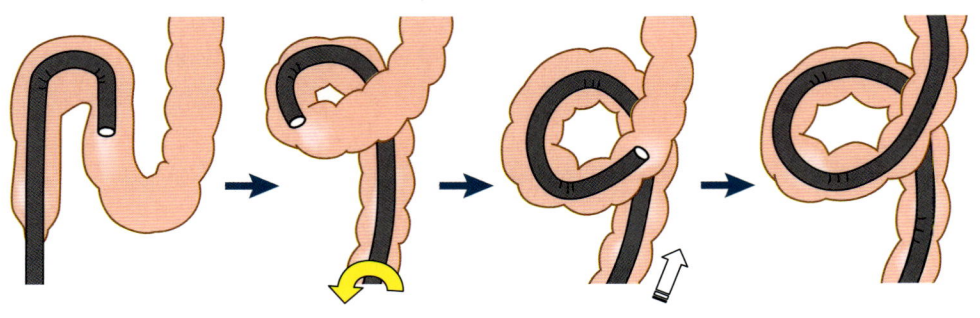

| スコープを直腸からS状結腸へと進める | S状結腸の天井（S-top）を越えたら軸を反時計方向へねじる | 軸を反時計方向に固定しながらスコープを進める | SDjが容易に通過でき，下行結腸へと挿入される |

図1 ◆ 逆「の」の字法（αループ法）

逆「の」の字法
（αループ法）： 反時計軸方向へのねじり → ゆっくり挿入 → → 時計軸方向へのねじりと抜去 → スコープの直線化

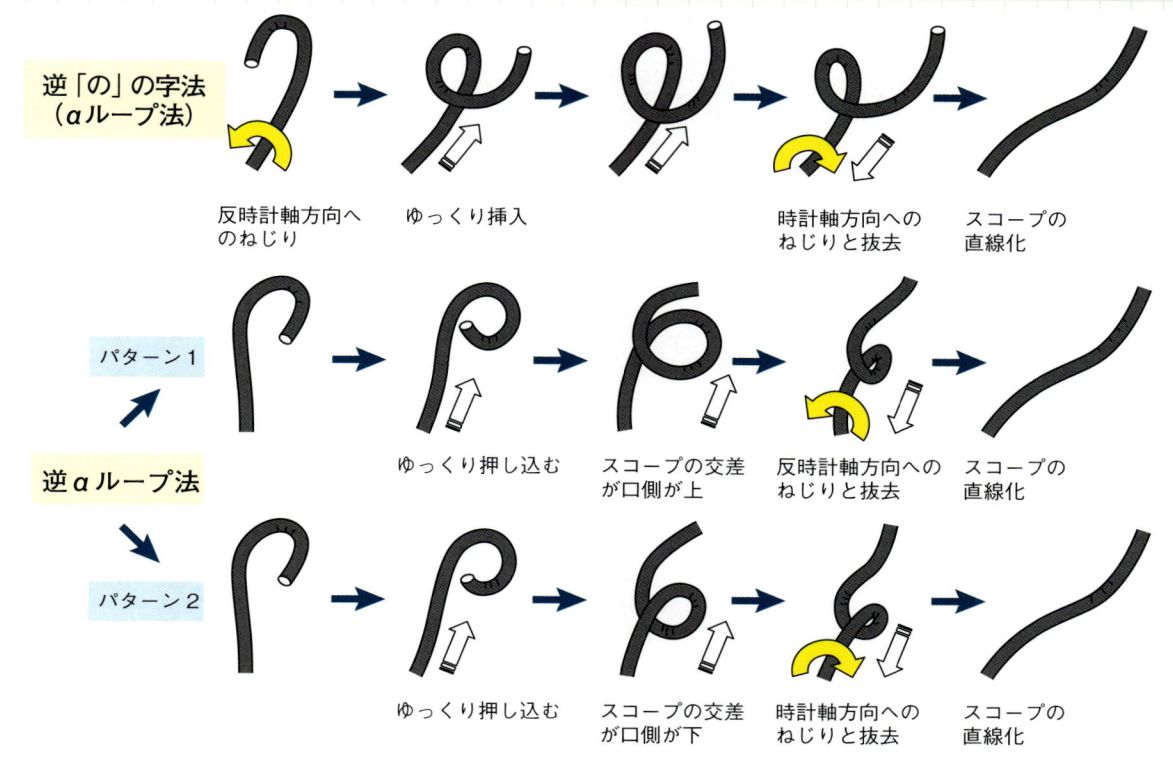

逆αループ法
パターン1： ゆっくり押し込む → スコープの交差が口側が上 → 反時計軸方向へのねじりと抜去 → スコープの直線化

パターン2： ゆっくり押し込む → スコープの交差が口側が下 → 時計軸方向へのねじりと抜去 → スコープの直線化

図2 ◆ S状結腸通過におけるループ法の基本手技

ているかなどは気にせず挿入されていることが多い．しかし，実際にはループが形成された状態でS状結腸を通過していることが多いのである．また，自分の挿入ではループを作らないで挿入していると錯覚している術者も見受けられる．実はS状結腸過長例や癒着例では，ループを作らないとS状結腸が通過できない症例も多い．

2）ループ法の種類

　ループ法のなかには，逆「の」の字法（αループ法），逆αループ法がある．逆αループはS状結腸の通過に際し，図2に示すように交差するスコープの位置によって2つのパターンがある．このことは，スコープを直線化する際に重要である．すなわち，パターン1の場合には，スコープを反時計軸方向へひねりながら引くと直線化されるが，パターン2では，時計軸にひねりながらスコープを引かないと直線化されず，スコープが肛門側へ抜けてしまうことになる．

　最近の機種は，硬いスコープから細くて軟らかなスコープまで多種類ある．硬いスコープでは大きなループを作ると疼痛が生じるが，細く軟らかいスコープではループを形成したまま苦痛なく深部まで挿入できるものもある．スコープの進化により，スコープの特性を生かした挿入手技を選択して行う時代を迎えていると筆者は考えている．

Comment from Dr.Kashida

　昔は急峻なSDjを越えることが困難であったため，わざとループを描くように挿入することによってSDjを鈍化していた．現在でも積極的にαループを描くように挿入する内視鏡医がおられる．しかし，スコープが改良され，また軸保持短縮法が普及した現在，ループを形成しないように挿入する方が望ましいと考える．勿論すべての症例でループを回避できる訳ではないので，ループを形成してしまった場合の解除法にも習熟しておく必要がある．

<文　献>
1) 丹羽寛文：大腸ファイバースコープ．「消化器内視鏡の歴史」，日本メディカルセンター，pp377-417, 2010
2) 田嶋　強，他：Colonoscopyについて．Gastrointest Endoscopy, 12：221-222, 1970

第1章 挿入法の基本

2 アングル操作とスコープのひねりの基本

田村 智

本稿では，一人法による大腸内視鏡挿入法のうち，"軸保持短縮法"[1]という挿入法における左手のアングル操作と右手のスコープのひねり操作について述べる．機種はⅠ長（中間長）の内視鏡が適している．左手と右手の協調操作は，屈曲部を越える際に腸管を過伸展させずに，短縮操作を上手く行い，内視鏡の軸を保つために必要になる．協調操作が最も必要になる部位は，屈曲が多く，変化に富んだ走行をするS状結腸である．スコープのアングルとひねり操作を上手く使って，S状結腸を短縮し，肛門縁より25cm位でSDjに到達させることが，内視鏡挿入において最も重要である．

1 術者の姿勢と内視鏡の持ち方

　術者の姿勢，被検者の体位，モニターの位置，介助者の位置，これらはすべて挿入・診断・内視鏡的治療を最もスムーズに行うために術者が決定する．モニターは術者が検査に集中する妨げとならない位置に置かなければならない．被検者の体位は左側臥位で始めるが，必要に応じて仰臥位・右側臥位に変換することで，挿入だけでなく観察・処置がよりスムーズに遂行できるようになることも，時々経験する．

2 屈曲部を越える際のアングルとひねり操作

　一人法は新谷弘実[2]が渡米後に始めた，無透視下に一人で左手のアングル操作と右手の旋回・出し入れ操作でスコープを挿入していく方法である．

　屈曲部も，アップアングルをかけスコープ先端で屈曲部を捉えた（次ページmemo参照）[3]後，スコープを引き気味に右旋回させることで越える．この操作は新谷が"hooking the fold"，"right-turn shortening technique"と呼称している操作の組み合わせである[2]．アングル操作は，図1のように左手の小指と薬指で内視鏡を把持して親指で上下アングルを，中指で左右アングルを操作する．人差し指で送気・吸引ボタンを操作する．しかし，屈曲部で微妙なアングル操作が必要な場合は，薬指を補助的にアングル操作に参加させて，3本の指を駆使して行う．右手のひねりと出し入れは，図2のように肛門から25〜30cm離れた位置でスコープを把持して操作する．

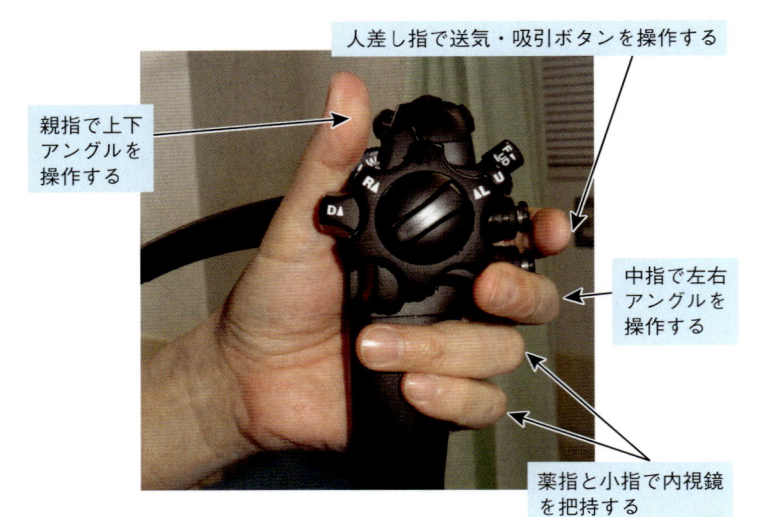

図1 ◆ 左手の内視鏡把持とアングル操作

- 親指で上下アングルを操作する
- 人差し指で送気・吸引ボタンを操作する
- 中指で左右アングルを操作する
- 薬指と小指で内視鏡を把持する

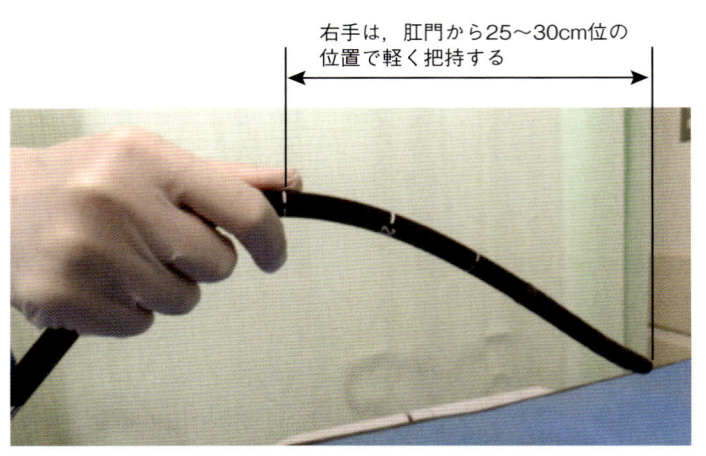

図2 ◆ 右手のスコープの把持

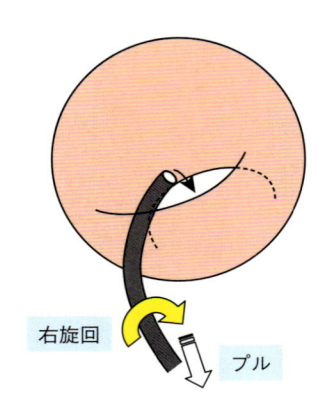

右手は，肛門から25〜30cm位の位置で軽く把持する

図3 ◆ アングル操作とスコープのひねりの基本

右旋回　プル

> **memo　屈曲部を捉える**
> 　大腸内視鏡挿入における短縮操作のファーストステップである．屈曲部における腸管の間隙は必ずしも十分でなく，スリット状になっていることも多い．この状態でスコープ先端をスリットに滑り込ませ，屈曲部に引っ掛ける操作を，ここでは"屈曲部を捉える"という表現で表した．まず空気を十分吸引し，腸管の屈曲部の角度を鈍角にする．次にアップアングル気味に内視鏡先端を屈曲部に近づけていく．この時，大切なのはスコープと正面にある腸管壁との距離である．近すぎれば赤玉状態になるし，遠ければ引っ掛からない．適切な距離を保ちながら，スコープを旋回させて滑り込ませるのである（図3）．この操作ができれば，次の屈曲部を引き寄せたり，スコープを旋回させて，屈曲部を越える操作に進むことができる．

3　SDjの短縮操作で多用されるアングルとひねり操作の実際

　S状結腸における屈曲部から下行結腸に到る挿入にはある程度の習熟が必要であるが，S状結腸の短縮が上手くできていれば，右手操作の出し入れが直接スコープの先端に伝わるために，下行結腸から深部への挿入は，非常に短時間に行うことが可能となる．

　きわめて単純な走行例（20〜30％）を除けば，S状結腸は屈曲部が多いため，プッシュを主体とした挿入法で苦痛なくSDjを越えることは困難であり，かつ危険である．また，下行結腸の固定が頭側にずれ，屈曲が頻回に出現する，小腸のようなS状結腸（redundant colon）[2]や，異常に長いS状結腸〔**第4章-4 Strategy**①図3（p.146）参照〕も10％程度経験するが，その対処方法は，別稿（**第4章-4 Strategy**①）で述べる．本稿では，最も頻回に経験する，中級者がやや困難を感じるS状結腸のアングル操作について述べる．

　大腸内視鏡検査では，S状結腸で短縮操作を繰り返しながら深部へ挿入する段階で，屈曲が数回程度出現する例が50〜60％を占める．屈曲部の越え方は，一般的にスコープ先端で屈曲部を捉え（前ページmemo参照）[3]，アングルを保ったまま，スコープをやや引き気味にして右へ旋回させる操作（**図4**）[3]を行うことである．場合によっては左旋回で越える場合もあるが，できるだけ屈曲部をモニターの右方向へ展開させ，右手でスコープを右旋回させる挿入法が，スコープをコントロールしやすい．この屈曲部を越える操作を何度か繰り返すことで，SDjに到達する．

　また，何回か屈曲部を越えた後，次の屈曲部をどうしても捉えることができない場合も時々経験する．この場合，S状結腸はある程度短縮直線化されており，用手圧迫（**第1章-4**も参照）を必要に応じて利用すれば，スコープを押し気味にしてSDjまで挿入することが可能となる．その後，ループを解除してSDjを越える．S状結腸における用手圧迫は，腸管のたわみを取った後，左下腹部を圧迫することで効果が得られる場合が多い．たわみやループを解除せずに圧迫しても効果がないばかりか，被検者に苦痛を与えるのみである．

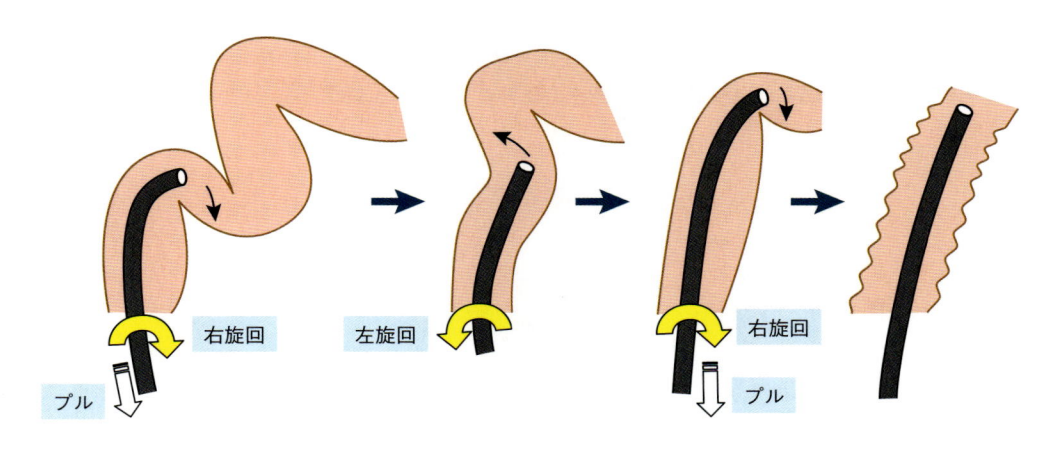

図4 ◆ アングル操作とスコープのひねりの基本
屈曲の多いS状結腸は，右旋回で曲がりを越えると，すぐに左への屈曲が現れる．この時の左への曲がりは，比較的容易に越えるが，その後すぐにまた右への屈曲が現れる．この繰り返しを，何度か行う必要がある．この時，スパズムが起きていると，この1つ1つの操作が困難となる（文献3より改変）

4　S状結腸の屈曲部を越えるアングル操作の実際

　やや過剰送気でSDjを観察した像である（図5a）．実際にこのような屈曲部を越えるときは，腸管の走行が認識できるくらいのできるだけ少ない空気量でスコープを操作するのが普通である．屈曲部がモニター上で右側に展開しているので，アングルを親指でアップ方向に維持して屈曲部を捉えるが，それで引っ掛かりが不十分なら中指で右方向にスコープ先端を維持して，下行結腸へ挿入していく（図5b）．このとき，体位は通常左側臥位であるが，スコープ先端が屈曲部に掛からない場合は，仰臥位や右側臥位にすると挿入が容易になる場合も経験する．ここでスコープ先端がSDj屈曲部に掛かれば，アングルをそのまま維持して右手でスコープを右に旋回して短縮してくると（図5b），腸管内に残留した洗浄液が確認され，スコープ先端が下行結腸に入ったのがわかる（図5c）．

　以上は最も多い屈曲部の挿入パターンであるが，複雑になるとダウン気味にして左方向へのアングル操作が必要になる場合もある．S状結腸の走行は百人百様であり，すべての大腸内視鏡検査が上記の方法で上手くいくわけではないが，基本的な挿入法に習熟すれば，その応用で複雑な走行例でも10分以内で盲腸への挿入が可能になる．自己流に陥らずに基本の挿入法を学んでステップアップすることが大切である．

　また，複雑なS状結腸ほどじっくり落ち着いて集中して取り組まなければ，無意識のうちに腸管が過伸展になってしまい，被検者に非常な苦痛を与えることを肝に銘じて検査に臨むことも重要である．

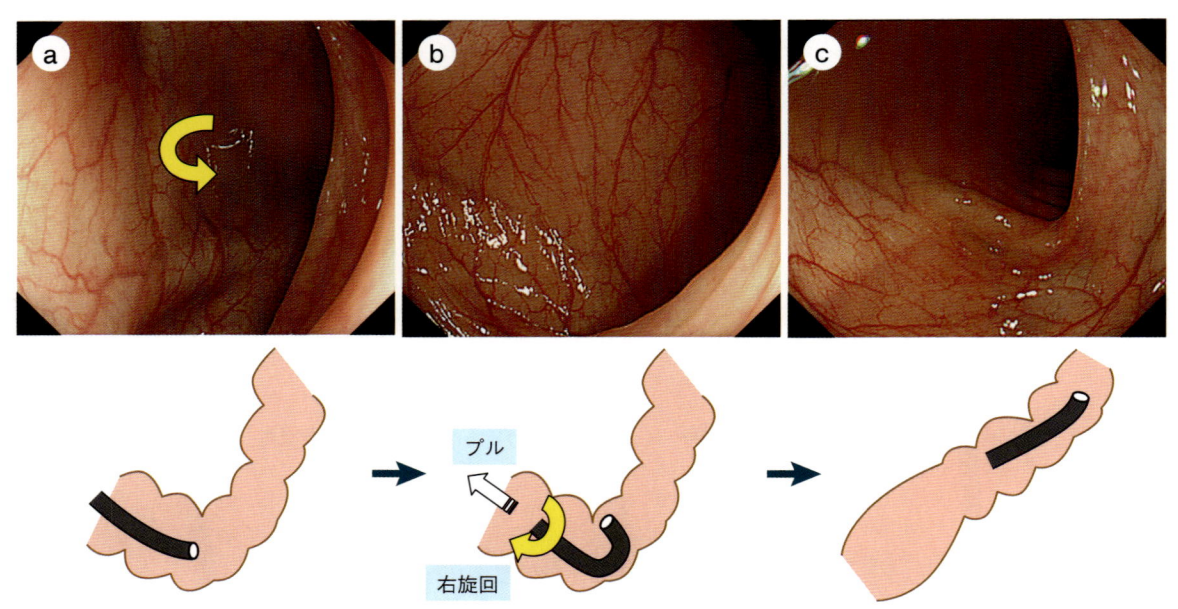

図5 ◆ SDjから下行結腸への挿入
a) 画面の右側へ展開する屈曲部
b) SDjに先端を引っ掛けた後，右手でスコープを右旋回させながら引く
c) SDjから下行結腸へ挿入された像

<文　献>
1）「大腸内視鏡挿入法−ビギナーからベテランまで−」（工藤進英/編），医学書院，1997
2）Hiromi Shinya：Colonoscopy −Diagnosis and Treatment of Colonic Diseases−. Igaku-shoin, Tokyo, 1982
3）田村　智：大腸内視鏡の挿入法　一人法の基本的手技．臨牀消化器内科，14：11-28，1999

Comment from Dr.Kashida

　左手のみでアングル操作をしようとすると左右アングルには指が届きにくいが，右手でアングル操作を手助けしようとしてスコープから手を離してはならない．左右への動きは，なるべく右手でスコープをひねる操作で行う．ただし下記の場合などは，左手での左右アングル操作が必要となる．
　SDjを越えにくいときは，ぎりぎりまでプルバックして屈曲を鈍化し，スコープに左親指でアップアングルをかけ，右手で思い切り右ひねりにするのであるが，もう一歩のところでSDjのヒダを跨げないことがある．その場合，左親指はアップアングルをかけたままで，左中指で左右アングルをちょいと跳ね上げる＝右アングルをかける，と上手くいくことが多い．

第1章 挿入法の基本

3 体位変換や被検者への呼吸指示のコツ

鶴田 修

体位変換は自由腸管の伸び縮みと固定屈曲部の鈍角化・鋭角化を起こす．これを利用し腸管の短縮化と屈曲部の鈍角化を惹起できればスコープの挿入を容易にすることが可能となる．また，深呼吸によりスコープ先端は進んだり抜けたりするが，これもうまく利用すればスコープの挿入を容易にする．

1 体位変換のコツ

1）基本的体位（図1）

大腸内視鏡検査時被検者の基本的体位は①左側臥位（図1a），②背臥位（図1b），③右側臥位（図1c），④腹臥位（図1d）の4種類である．

2）体位変換による腸管走行の変化

腹壁に固定されていない自由腸管は重力により下（床）方向に下がり，腸管内の空気は上（天井）方向に上がる．したがって，体位変換により自由腸管は伸び縮みし，固定屈曲部は鈍角化したり鋭角化したりする．

左側臥位では①S状結腸口側と横行結腸左側は短縮する．②RSと肝彎曲は鈍角化し，SDjと脾彎曲は鋭角化する（図2a）．

右側臥位では①横行結腸右側は短縮し，S状結腸は全体に伸展する．②肝彎曲は鋭角化し，SDjと脾彎曲は鈍角化する（図2b）．

背臥位や腹臥位は左側臥位と右側臥位の中間の伸展，屈曲の変化をきたす．

3）挿入時体位変換の実際

腸管の短縮と屈曲部の鈍角化ができれば大腸内視鏡の挿入は容易となり，できなければ逆に困難となる．

❶左側臥位で検査を開始するのが一般的であるが，RSを過ぎた時点においてスコープを押してもS状結腸が伸展され先端が進まない場合は背臥位に変換すると挿入が容易になることが多い．

❷次にSDjが鋭角になり越えきれない場合は右側臥位にするとSDjが鈍角化し挿入が容易になる．

❸下行結腸はどの体位でも挿入は容易であるが，脾彎曲が鋭角化し横行結腸口側へ進まない場合は左側臥位→背臥位へ，背臥位でも進まない場合は背臥位→右側臥位にすると脾彎曲は鈍角化し挿入が容易になる．

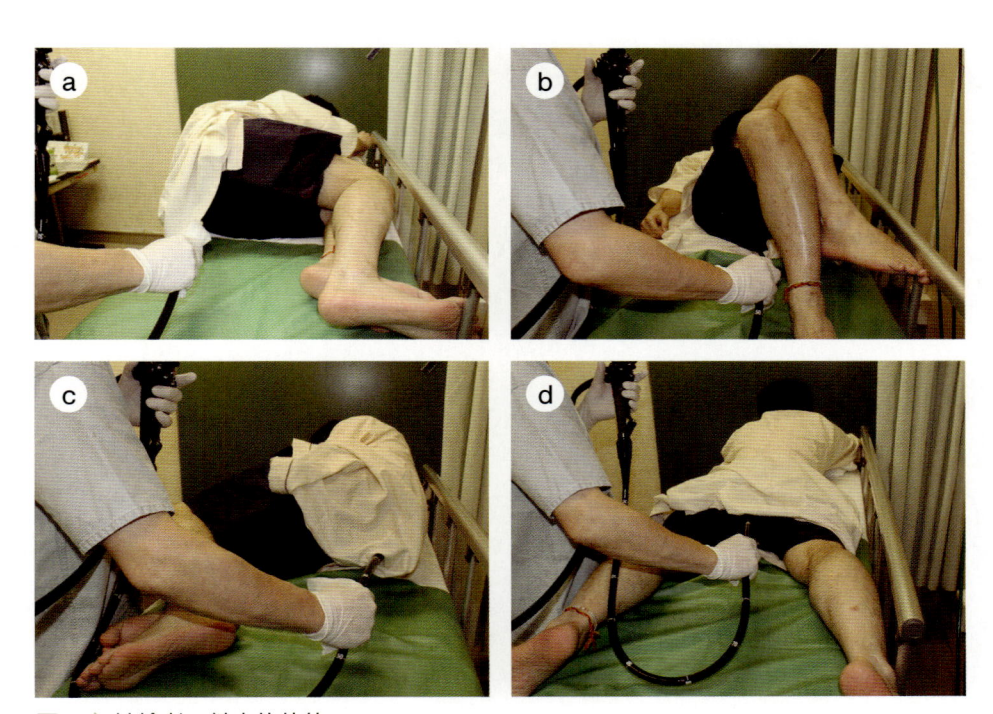

図1 ◆ 被検者の基本的体位
a) 左側臥位, b) 背臥位, c) 右側臥位, d) 腹臥位

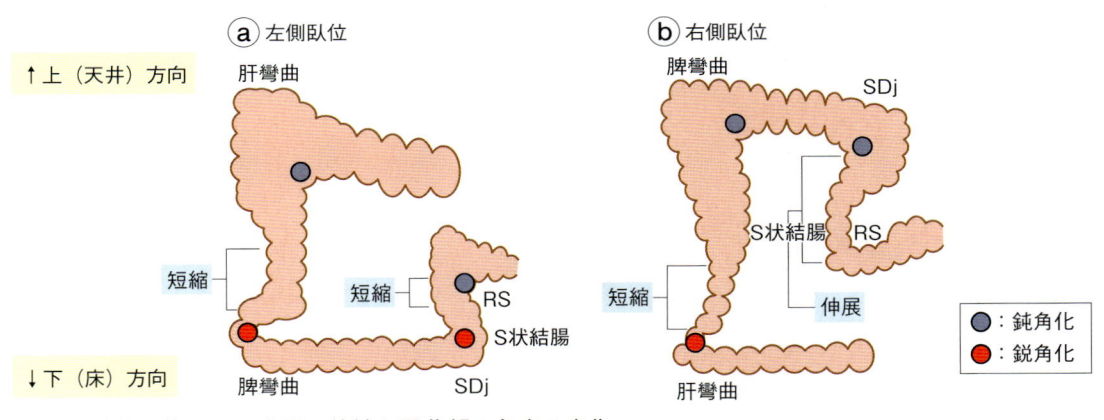

図2 ◆ 体位変換による大腸の伸縮と屈曲部の角度の変化

❹ 肝彎曲を越えない場合は右側臥位→背臥位, 背臥位→左側臥位にすると肝彎曲が鈍角化し挿入が容易になる.

❺ 上行結腸から盲腸までは背臥位が最も挿入しやすいが, 上行結腸から回盲弁を越えて盲腸になかなか挿入できない場合は腹臥位にすると上手くいくことがある.

❻ また, 太った被検者は用手圧迫ができない場合が多く, そのような場合は腹臥位にすることによりベッドの床面が腹部全体を圧迫することとなり, 各部位で挿入が容易になることがある.

第1章 挿入法の基本 23

2 被検者への呼吸指示のコツ

　深呼吸が一番有効になるのは**上行結腸からさらに口側への挿入が困難な場合**である．被検者が深呼吸を行うことにより横隔膜が足側へ下がりスコープを足側へ押し，先端が先へ進む．次に深呼吸が有効なのは**屈曲部手前でどうしてもスコープ先端が屈曲部に届かない場合**である．一般に被検者が深呼吸を行うとスコープ先端は進んだり抜けてきたりするが，深呼吸で先端が進むことが確認できる場合，吸引操作を併用することにより屈曲部を越えることがある．

Comment from Dr.Kashida

「私は上手だから体位変換は必要ない」と豪語される内視鏡医がおられる．体位変換しなくとも苦労や苦痛なく挿入できる実力があれば大したものであるが，初心者・中級者は使えるテクニックは何でも使う方がよいと，編者（樫田）は考えている．体位変換をうまく利用すれば被検者の痛みは明らかに軽減する．特に有用なのがSDjや脾彎曲での右側臥位であり，一度味をしめるとやめられない．一般的に，deep sedationを好む術者は体位変換を嫌い，no or awake sedationを好む術者は体位変換を多用する傾向がある．ただし「スコープが進まないから闇雲に体位変換する」では，無駄に終わることが多い．術者自身がスコープ形状や先端の位置を理解できており，体位変換でどう変化するか予想できていなければ意味がない．

第1章 挿入法の基本

4 用手圧迫のコツ

安藤正夫

挿入の難度や被験者の苦痛は用手圧迫の成否で大きく変わってくる．スコープのたわみ防止以外にも有用な面は多い．圧迫する目的と期待される効果をよく考えて，押す部位・角度・強さなどを工夫する．そのためには，スコープと腸管の状況がどのようになっているかを常にイメージしながら挿入することが重要となる．効果的な圧迫のベースはスコープ基本操作手技の向上である．体位変換などとの協同作業は圧迫効果を高める．

1 用手圧迫の目的

　大腸内視鏡の挿入において，用手圧迫という操作は非常に重要な位置を占めている．被検者の苦痛を最小限に，より安全でしかも短時間に，確実に盲腸まで到達させる挿入にとって，なくてはならない手技である．そうかと言って，圧迫目的も曖昧にただ闇雲にお腹を押せばよいというものではない．これまで多くの先人が圧迫に関してのポイントを解説してきた．しかし，基本的挿入スタイルが異なると，文章を読んでもピンと来ないことも多い．非常に強調されている方法がこれまで一度も用いたことのないものであったりもする．用いたことのない方法を説明することはできない．ここで述べることは，あくまで以下のような挿入パターンをとる筆者の観点である．内視鏡は細径の拡大スコープを用い，視野に出ない程度の先端アタッチメントを装着し，可能な限りの短縮挿入を是とし，体位変換は積極的に行い，鎮静は被検者の希望があればミダゾラムを極少量使う，というものである．
　便宜上，用手圧迫の目的，すなわち期待されるメリットを，次の5項目に分けて考えている．すなわち，①**たわみ防止**，②**短縮時ヒダ寄せ**，③**スコープ鈍角化**，④**腸管走行変更**，⑤**その他**，である．それぞれ簡単に解説する．

1）たわみ防止

　従来，用手圧迫と言えば，このたわみ防止が主目的と思われている．ある程度挿入された状況において，術者の右手でスコープを押しこんだ力がたわみに吸収され，先端が先に進まない状況で用いる．たわみを防止して，スコープを進めやすくするのが圧迫の目的である．

2）短縮時ヒダ寄せ

　基本的には，腸管を短縮して挿入している最中，ぎりぎりまでshorteningした状況で，次のヒダがパスできず，かといってプッシュすると次のヒダが逃げる場合に用いる．RSからS状結腸を短縮

して挿入する際に多用され，非常に有用である．力を入れてグーッと押すのではなく，ポイントを選んで，軽く指先で押す程度（用指圧迫と呼んでいる）でほとんどは十分である．手前が完全に直線化されているのが大原則であるが，ループが形成された状況下での部分的短縮の際にも有用なことはある．次のヒダさえ越せれば展開が変わってくるという場面である．

3) スコープ鈍角化

スコープの先端側が鋭角な角度を形成したままスコープを押しこむことによって，腸管を強く伸展させるような危険な状況（いわゆる**ステッキ現象**など）のときに用いる．用手圧迫によりスコープそのものを鈍角化することによって，プッシュのベクトルを先端推進力に結び付けるのが目的である．受動彎曲機能を備えたスコープと同様の原理となる．

4) 腸管走行変更

次に進むべき腸管の走行を，用手圧迫によって挿入しやすい状態にすることが主たる目的である．進むべき腸管の屈曲部を直線化したり，進むべき腸管の小さなとぐろを解除したりする．そのままプッシュすると新たなループを形成し，泥沼にはまってしまうような場合に有用となる．

5) その他

たわみ防止や他の目的にも似るが，筆者は通常用いないものの，S状結腸のループが大きくなるのを防ぐため介助者の体重をのせて押させる術者もいる．

> **コツ！ 介助者との連携が重要**
>
> 用手圧迫は，基本的には介助者に行ってもらう．非常に慣れた介助者がいて，術者が何も言わずとも先行して圧迫してくれる施設もあり，その見事な連携プレーには驚く．しかし，基本的挿入スタイルが異なるとそれがかえって逆効果のこともある．どのような目的で，どの部位を，手のどこを使って，どの方向に，どの程度の力で，どのタイミングで押してほしいか，といったことは，その都度，また術者によって微妙に異なるものである．自施設において自分好みの介助者を育てることは，用手圧迫を効率的に行うコツの1つではないだろうか．

2 用手圧迫に影響する要因

用手圧迫のパターンや成否に影響を与える要因としては，以下のようなものがある．これらの要因も参考にしつつ効率的な圧迫を行う．

1) 被検者の体位

背臥位が最も押しやすい．筆者は，直腸に挿入した時点で早々に背臥位とすることが多い．勿論，左右側臥位の状態で圧迫操作を加えることもある．後述するように腹臥位による自重圧迫も有用である．

2) 被検者の体型

太鼓腹の被検者はS状結腸が右方に大きく偏位していて，脾彎曲を越すときに手前がたわみやすい．痩せた女性は横行結腸の下垂が強い．その他，体型によって有効な圧迫法というものもある（第3章-1，2参照）．

3）被検者の腹壁緊張

被検者が緊張していると腹壁も緊張し，効果的な圧迫操作ができない．緊張をほぐす工夫や，鎮静薬の使用なども考慮する．筆者はまず経験しないが，もし圧迫による苦痛で緊張しているとすれば，圧迫以外の方法を検討すべきではなかろうか．

4）腹部手術歴

手術に伴う癒着が強く疑われる挿入困難時は，無理に圧迫を繰り返すことで対応しようとしてはいけない．被検者の苦痛と右手の抵抗を参考にして，総合的に挿入法を判断すべきである（第3章-3も参照）．

5）スコープの機種

より細くより軟らかいスコープでは当然たわみやすいし，ループを形成しやすい．より硬く太いスコープではその逆の傾向になる．硬度可変式はたわみ防止効果を発揮し有用である．受動彎曲性や高伝達性を備えたスコープ，弾発性を高めたスコープなどはそれぞれの特性を生かす挿入・圧迫となる（第1章-5参照）．同じ機種のスコープでも，新品では腰があるが，使用と共にへたってくる．

6）空気量

送気によって腸管が過伸展してしまった状態では圧迫効果を発揮しにくい．近年は炭酸ガス送気（第1章-6-4も参照）が増えてはきたが，まだまだ普及しているとは言いづらい．こと挿入に関しては，過送気は百害あって一利なし．過送気のために挿入困難となり，その過伸展した腸管に強い外圧迫力を加えているのであれば，考えものである．

7）検査台の高さ

後述のように筆者は体重を乗せるような圧迫は行わないが，身長の低い介助者の場合は，検査台の高さに気を配る．

> **Pitfall　一度は被検者となろう**
>
> 介助者がその体重をかけて腹部全体を両手で上から圧迫し続けているシーンを目にすることがある．検査時にお腹を押されてものすごく苦しい思いをしたことがあるという患者さんの声を聞く．危険なことはないのだろうか．介助者も大変であろう．少なくとも筆者がそのような圧迫方法をとることはない．それでも挿入はできている．
>
> 慣れた術者や介助者が行えば安全で有効な圧迫法の1つなのかもしれない．しかし，少なくとも見よう見まねで闇雲に行うべき手技ではない．指導を受け，自分自身でも被検者となって同じような圧迫を受けてみて，手加減を把握したうえで行うべきであると思う．
>
> 術者たるもの，必ず一度は被検者となって大腸内視鏡検査を受けるべきである．被験者の立場になってこそ初めて見えてくるものがある．それは必ず，次からのよりよい検査施行に繋がると信じている．

3 挿入過程別用手圧迫の実際

1）直腸～S状結腸

a）press & pass

短縮時のヒダ寄せを多用する．手前がぎりぎりまで直線化しているのが前提である．術者の右手指先で腹壁，通常は恥骨上縁付近をちょんちょんと軽く押し，次のヒダが近寄ってくるところを探る．その部位を介助者に指示し，押してもらいながらひねり操作で通過（パス）する（press & pass，図1）．この方法をマスターすると短縮パターンで挿入できる率が格段に増す．なお，介助が得られない状況であれば，被検者にお願いして，自分のお腹を押さえてもらうことも有効である．「このように押さえてください」と実際に圧迫すれば，被検者は，その部位・強さ・方向を最も忠実に再現してくれる（図2a）．さらに術者の左肘を用いることもある（図2b）．

b）double press

a）の短縮時ヒダ寄せが1カ所のpressでは難しい場合，もう1カ所を同時にpressすると有効なことも多い（double press，図3）．

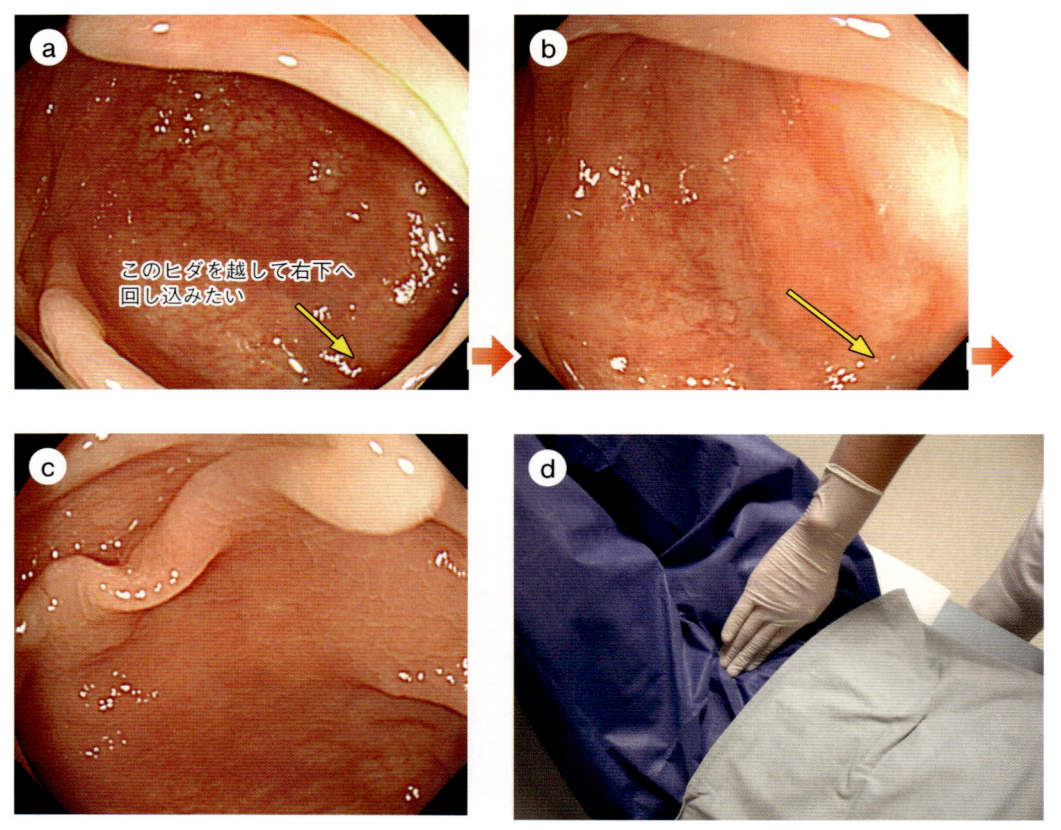

図1 ◆ 用指圧迫による press & pass（短縮時のヒダ寄せ）
a）短縮操作中，次のヒダを越そうとすると逃げる（→）
b）越すべきヒダが画面上で寄ってくれる部位を探して用指圧迫する
c）圧迫でヒダをパスできたので，吸引とローテーションで短縮挿入を続ける
d）指先で軽く恥骨上を足方に向かって圧迫することが多い

c）スコープの鈍角化

　　プッシュせざるを得ない挿入において，プッシュすると抵抗なくスコープが挿入されるにもかかわらず先端は進まず，突然抵抗が出て，さらなるプッシュで苦痛が生じるとき，ステッキ現象やそれに近い状況となっている可能性がある．この場合はスコープの鈍角化を行う．プッシュとアングルのダウン方向への操作とを同時に行い，これと圧迫操作のタイミングを合わせるのがコツである．臍上部を下方に向けて圧迫する（図4）．

d）ループを小さくする

　　筆者は用いないが，ループが大きくなりそうなとき，腹部を強めに圧迫し，ループを小さくするという解説がよくみられる．

e）腸管走行変更

　　ループを形成しての挿入で，S状結腸に強い屈曲が存在すると，さらなる押し込みによってダブルループを作りそうになることがある．その多くは図5aのごとき状況かと考える．同部の短縮挿入が困難であれば，圧迫して腸管走行変更を試みる（図5b）．

2）内視鏡的SDj

　　S状結腸を短縮し，あとひとヒダ越せば下行結腸へ続く一本道になる部分である．ここでも前記のpress & passが有効である．右側臥位の併用で重力を利用すると効果的なこともある．この部分が足側に落ち込んでいたりして，S状結腸を直線化したスコープと，次に進むべき下行結腸とで作られる角度が急なときは，左鼠径部直上を臍側に持ち上げるようにして，進むべき腸管の走行を変更する（図6）．これは，いわゆるNループを解除する際にスコープが抜けてしまいそうになる場合も有用である．

3）下行結腸

　　内視鏡的SDjを越したのに，新たに屈曲が現れ，難渋することがある．プッシュするとループが形成されてしまう．shorteningで越せない場合は，腸管走行変更目的の圧迫が有用である．

4）脾彎曲

　　直線化した手前がたわんでしまう場合は，図7aのようにたわむ場合が多い．左脇腹から背部と，

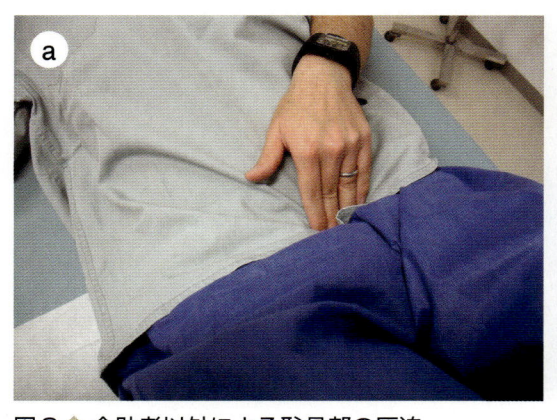

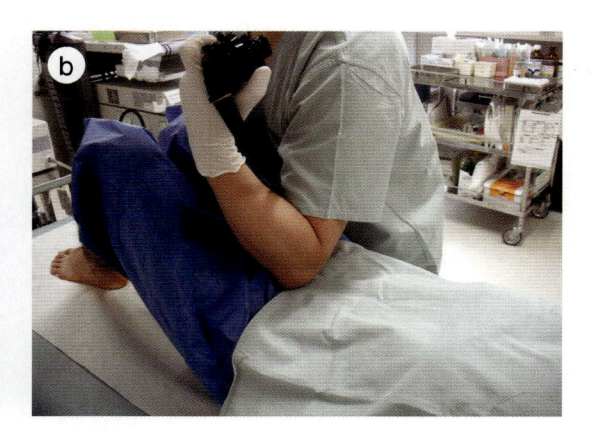

図2 ◆ 介助者以外による恥骨部の圧迫
a）被検者自らに圧迫してもらう
b）術者の左肘を用いての圧迫（体重を乗せないように注意）

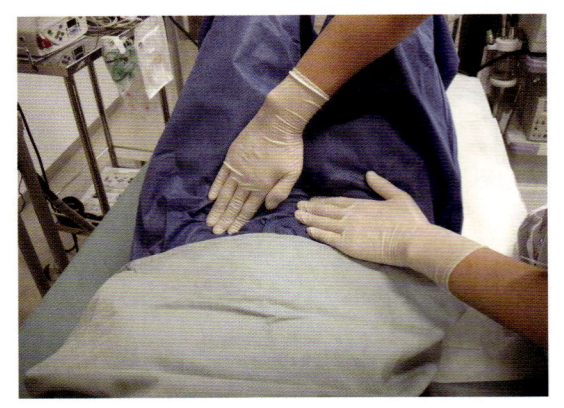

図3 ◆ double pressの実際
1カ所の圧迫で不十分であれば同時に別の部位を圧迫してみる

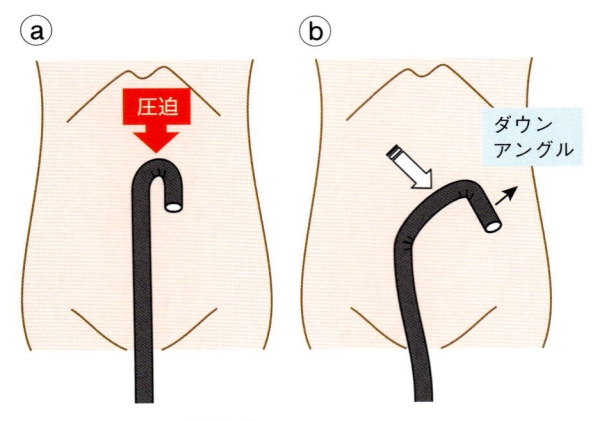

図4 ◆ スコープ鈍角化
a) ステッキ現象をきたしている
b) 圧迫とダウン方向へのアングル操作を併用しつつの挿入により，ステッキ現象を解除

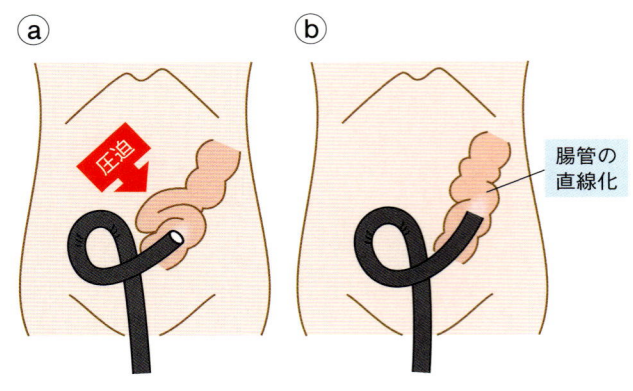

図5 ◆ 腸管走行変更①
a) ループを作った状態でさらなる屈曲があり，プッシュ操作では挿入困難
b) 腸管内腔が開けるよう圧迫することで，腸管走行を直線化し挿入しやすくする

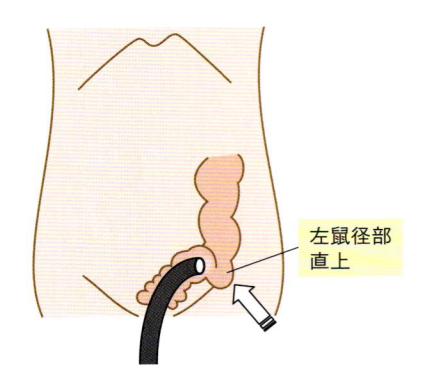

図6 ◆ 腸管走行変更②
内視鏡的SDjでの落ち込み軽減や軸合わせに効果的

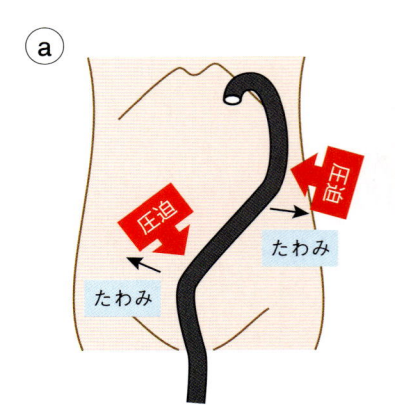

図7 ◆ たわみ防止
a) 脾彎曲において手前がたわむパターンの一例
b) 挟み込むようにしっかりと圧迫すると有効なことが多い

30　こうすれば上手くいく！大腸内視鏡挿入の基本とトラブルシューティング

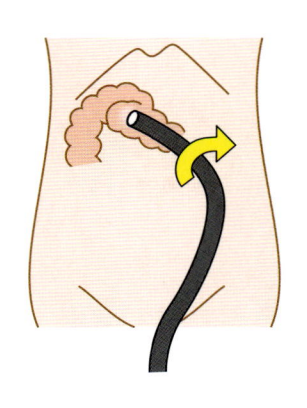

図8 ◆ 肝彎曲と短縮挿入
ヒダが寄るところや，回旋操作を行ってもヒダが逃げないところを探して圧迫する

右腹部との間で挟み込むようにすると有効なことが多い（図7a）．勿論，深吸気や右側臥位なども併用する．ただし，大きく右方へ容易にたわんでしまう場合やN字にたわんでしまう場合は難しい．右トルクをしっかりかけたり，脱気などでも無理であれば，透視下での確認やスライディングチューブの使用も考慮する．過送気が根本原因であれば，経肛門的にスコープの脇からセイラム サンプチューブなどを挿入して脱気をすると，圧迫も効きやすく，挿入可能となる場合がある．

5）横行結腸

　下垂を軽減させるために臍上部を下から上に押し上げるとはよく言われることである．しかし，筆者が用いて有効だったことはあまりない．左横行結腸でのとぐろ対策や，いわゆるγループ対策の1つとして，腸管走行変更を目的に心窩部正中付近を圧迫することがある．

6）肝彎曲

　短縮で入る場合，スコープの機種による影響が大きいと感じている．弾発性の高いスコープでは越しやすいが，細径拡大スコープでは短縮挿入しづらい．その際は短縮時のヒダ寄せ効果を狙って，近寄ってくるところを探して押してみる．左側臥位でもやってみる．十分に気体液体を吸引し，press & passを図る．さらに背臥位に戻して探る．この際，図8のような状況になっていることが多く，近寄る圧迫部位は肝彎曲付近とは限らず，腹部全体だったり，左側腹部だったりもする．短縮が困難であればプッシュとなる．

7）上行結腸・盲腸

　手前のいずれか，あるいは全体がたわんでしまい，どうしても進まないときがある．また，手前に作られたループが解除できないまま挿入され，スコープの長さが足りなくなることもある．このようなとき，右側臥位でもダメでしかも太鼓腹の被検者であれば，腹臥位がきわめて有用である．完全な腹臥位となり，自重をしっかりかけて圧迫してもらう．他人に押される圧迫とは違い，苦痛は通常ない．

8）その他

　紙面の都合や筆者が無知なために紹介できない優れた圧迫手技は少なくない．本書他稿や文献をご参照いただきたい．

4 おわりに

　筆者の経験を中心に用手（用指）圧迫について概述した．圧迫操作はあくまでも挿入の一補助手段である．それ以外のテクニックを磨いて初めて生きてくる側面も多い．入らないからとにかく何でもぐいぐい圧迫で，というものでは決してない．どうしても腸管とスコープの状況がつかめない場合は，わかるところまでスコープを抜いてからやり直す．この手間を惜しんではいけない．また，安全の意味では，X線透視を用いたり，UPDの使用を考慮したりする．圧迫の目的を理解し，適切に，安全に行うことをお勧めしたい．

> **memo　挿入状況を記載しておこう**
>
> 　大腸内視鏡検査はリピーターに行う頻度が多い．どのようなパターンで挿入されたのかを記録しておくことは，次回の検査の際非常に役立つ．挿入が難しい症例は，次もほぼ同じ部位で同じ理由でつまずくものである．筆者はS状結腸の通過パターンと用手圧迫の要否や内容を必ず記録している．また，挿入困難部があれば，その原因や有効であった体位など，次に繋がるコメントを記録する．略した符号なりスケッチなりで行えば大した時間もかからない．その他，被検者の苦痛の程度，鎮静薬使用の有無と量と効果，使用スコープの機種なども介助者に記録しておいてもらう．これらはより質の高い検査にとって大事な情報になる．

＜文　献＞

1）「大腸内視鏡・挿入のコツ」（早期大腸癌編集委員会/編），東京メディカルセンター，2001
2）安藤正夫：2．大腸内視鏡検査　b大腸内視鏡挿入法，「大腸疾患の内視鏡診断と治療」（日比紀文/監修，岩男　泰/編集），29-37，診断と治療社，2006
3）「ワンポイントアドバイス大腸内視鏡検査法」（五十嵐正広，田中信治/編），日本メディカルセンター，2004

> **Comment from Dr.Kashida**
>
> 　用手圧迫は介助者の有無や技量に左右されるため，編者個人的には用手圧迫より体位変換を多用している．筆者も書かれているように，「スコープが進まないから闇雲に押してもらう」では，被検者の苦痛が増すばかりで，無駄に終わることが多い．①術者自身がスコープ形状や先端の位置を想像できている，②術者自身が圧迫してみて，次に進むべき腸管が接近するポイントを探す，③介助者もスコープ先端の位置や，術者がどこのたわみを防止してほしいか理解する，ことが重要である．私は必ず，「今先端は脾彎曲にあるけどS状結腸がたわむから，右側から左へS状結腸を押して下さい」と具体的に説明するようにしている．これも筆者が書かれているが，圧迫部位が適切な場合，それほど力強さは必要ない．ただし，介助者に圧迫を依頼する前にたわみを解除しておくこと，十分脱気しておくことが前提である．

第1章 挿入法の基本

5 スコープの使い分けと硬度可変の使い方

趙　栄済

大腸内視鏡検査に際しては，体格や腹部手術既往や前回検査記録を参考にして，スコープを選択する．スコープは通常径あるいは細径か，長尺か，そしてスライディングチューブを装着するか，の組み合わせとなる．中肉中背で手術歴のない非高齢者の男性には通常径スコープが標準である．しかし，被検者の大腸は長さや位置関係などすべてにおいて同一のものはない．したがって，ただ1種類のスコープが挿入万能ですべての症例に最適というわけではない．大腸スコープの選択にあたっては，通常径あるいは細径スコープを基本とし，より容易にかつ苦痛が少ない検査となるように症例ごとの検討が望まれる．

1 スコープの使い分け

スコープの硬軟は先端部の径に大きく関係している．すなわち，スコープは細いと軟らかく，太いと硬い[1]．また細径であるほど先端硬性部が短く彎曲半径も小さいため，小回りの効いた動きが可能となる．表1に示すごとく，オリンパス社製の各種大腸スコープの先端部外径は，9.2～13.6mmと幅広い．図1は各種スコープの先端部である．

一般に，中肉中背で手術既往のない非高齢者の男性には通常径スコープが適している．しかし，諸種の状況で難易が変化するため，被検者にとって満足すべき大腸内視鏡検査となるように最適なスコープを選択したい．スコープ選択の基準を各要因別に示す．

表1 ◆ 大腸スコープの仕様比較

	PCF-PQ260	PCF-P240A	PCF-Q260J	PCF-240	PCF-Q260A	PCF-Q240Z	PCF-Q260AZ	CF-Q260A	PCF-Q240A	CF-H260A	CF-H260AZ
先端部外径 (mm)	9.2	10.3	10.5	11.3	11.3	11.5	11.7	12.2	13.2	13.2	13.6
軟性部外径 (mm)	9.2	10.5	10.5	11.3	11.3	11.5	11.8	12.0	12.9	12.9	12.9
彎曲角 up/down right/left	各180° 各160°	各180° 各160°	各190° 各160°	各180° 各160°	各180° 各160°	各180° 各160°	各180° 各160°	各180° 各160°	各180° 各160°	各180° 各160°	各180° 各160°
視野角	140°	140°	140°	140°	140°	140°	140°	140°	140°	140°	140°

製品名のA：硬度可変機能を有するスコープ
製品名のZ：拡大機能を有するスコープ（オリンパス社資料より）

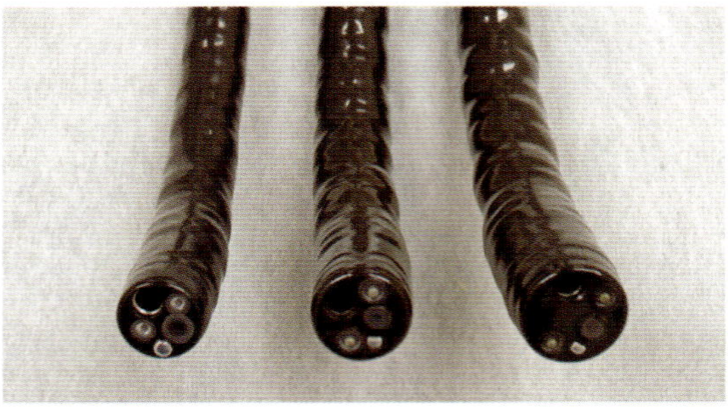

図1 ◆ 各種スコープの先端部
左：PCF-240I（径11.3mm）
中：CF-Q260AI（径12.2mm）
右：CF-H260AZI（径13.6mm）

1）性別と年齢

　大腸の性状は，性別と年齢で一定の傾向がみられる．女性は男性に比べて，骨盤型の特徴などからS状結腸通過に難渋する傾向があり，細径スコープを使う機会が多い．およそ70歳以上の高齢者ではS状結腸が憩室症などにより脆弱で可動性が低下している場合があり，軟らかい細径が望ましい．またおよそ30歳以下の若年者では腸管の感受性が強く痛みの閾値が低いため，軟らかい細径が適している．

2）体格

　被検者の身長と体重を参考にする．きわめて大きい体格ではスコープ長に不足が生じて，長尺（L長の）スコープ＋長いスライディングチューブが必要となる場合がある．きわめて小さい体格では，年齢にかかわらず小児と同等に対処し，細径スコープを用いる．
　過度の肥満の場合，特に腹部が緊満している場合では，S状結腸が伸展して横行結腸の進行が妨げられることがある．用手圧迫は腹筋の力で跳ね返され無効となることがあるため，通常径スコープ＋短いスライディングチューブや細径スコープ＋短いスライディングチューブ，さらには長尺スコープ＋長いスライディングチューブが必要となることがある．

> **Pitfall ★ 細径スコープが不適な例**
> 　細径スコープは汎用としても適している場合が多い．しかし，体格がきわめて大きい被検者では，S状結腸にループ形成が生じた場合には，用手圧迫も，体位変換も，呼吸性変動も無効となり，他のスコープと比較してむしろ対処が困難なことがある．

3）腹部手術既往

　被検者に対する医療面接と身体所見から腹部手術既往を把握する．下腹部手術既往があるとS状結腸挿入が，上腹部手術既往があると横行結腸から肝彎曲部への挿入がそれぞれ困難となる場合が多い．前者では術後の癒着によりS状結腸の可動性が制限されていることがあり，細径スコープが望ましい．後者では，横行結腸が可動性制限のため，引き挙げ短縮操作に難渋する場合があり，やむを得ずS状結腸と横行結腸を伸展させて挿入する．したがって，通常径＋スライディングチューブあるいは細径スコープ＋スライディングチューブか長尺スコープ＋長いスライディングチューブが必要となることがある．

Comment from Dr.Kashida

細径スコープは屈曲が急峻な場合や癒着のある症例には適しているが，過長な大腸や太った被検者では，たわみやすく先端に力が伝わりにくいため，かえって挿入困難である．たわみを予防するためにはスライディングチューブが必要な場合があり，たわみやループを解消できないまま盲腸まで挿入するには，ロング長（長尺）のスコープが必要となる．

memo　虫垂切除術の既往には要注意
虫垂切除術は，一般には腹腔内の癒着は軽度である．しかし，手術痕が大きく深い場合は腹膜炎併発例であることが多く，強度な癒着でS状結腸の可動性が不良で挿入が困難となる場合があるため，細径スコープが望ましい．

4）放射線照射歴

医療面接と身体所見での皮膚硬化所見から放射線照射歴が把握できる．下腹部が照射野の場合は，S状結腸を含む強い腸管癒着による可動性の制限や腸管狭小化の可能性があり，細径スコープが望ましい．

5）前回検査歴

検査施行歴があれば，挿入時間，苦痛の程度，難易などを含む記録が大いに参考になる．したがって，所見報告には，挿入あるいは観察に関して次回の検査に役立つような記録を心がける必要がある．なお，S状結腸過長症は，体格だけでは予測できないことがある．前回検査時に指摘があれば，長尺スコープ＋長いスライディングチューブでの検査施行が望ましい．

以上のごとく，スコープ選択の要点は，①通常径あるいは細径のいずれのスコープか，②長尺のスコープか，③スライディングチューブを使用するか，の組み合わせとなる（**表2**）．選択基準と前回検査歴の状況を参考にして最適な使用スコープを決める．

表2　大腸スコープの選択

	基本は①，③（通常径あるいは細径スコープ）	
①通常径スコープ	きめて大きい体格	：⑤
②通常径スコープ＋短いスライディングチューブ	きわめて小さい体格	：③
③細径スコープ	過度の肥満	：②，④，⑤
④細径スコープ＋短いスライディングチューブ	過度の痩身	：③
⑤長尺（通常径・細径）スコープ＋長いスライディングチューブ	過度の腹壁緊満	：②，④，⑤
	下腹部手術既往	：③
	S状結腸狭小硬化例（憩室症など）	：③
	S状結腸過長症（S状結腸軸捻転症など）	：⑤

> **コツ！ 適切なスコープを選ぶための診察のポイント**
>
> 大腸内視鏡検査を受ける被検者を診察する際には，医療面接では腹部手術歴を，身体所見では身長，体重，腹部手術痕，放射線性皮膚硬化所見にも留意する．体格が中肉中背で手術歴がない非高齢者の男性は，挿入が容易なことが多く，通常径のスコープがもっとも適している．それ以外の場合は，各条件に照らし合わせてスコープを選ぶ．

2 硬度可変の使い方

細径をはじめとする各種スコープにおける硬軟の特性を補助する目的で，多くのスコープに硬度可変機能が装備されている[1]．硬度可変機能はスコープの硬さを0，1，2，3の4段階に調節できる．図2は硬度0の，図3は最高硬度3の状態である．先端部を比較すると，硬度3ではスコープ全体が硬くなって弾撥性が生じている．

硬度可変機能があればスコープは検者の好む硬さに調節できる．最も使用する機会が多いのは，脾彎曲部からさらに深部へ進めるときである．すなわち，下行結腸までスコープを直線化した後，硬度を3と硬くして押し進める．S状結腸のループ形成を防ぎ，横行結腸への挿入を円滑にさせるためである．この方法は，スライディングチューブのS状結腸直線化保持や用手圧迫と同様の効果が期待できるが，S状結腸ループ形成防止が全例で可能というわけではない．ところで，横行結腸右側から肝彎曲部に向けてはスコープの引き操作で横行結腸を短縮して肝彎曲を越えることが多いが，この場合はスコープを硬くするより，むしろ硬度を解除して0の状態とする方が容易に進む傾向がある．

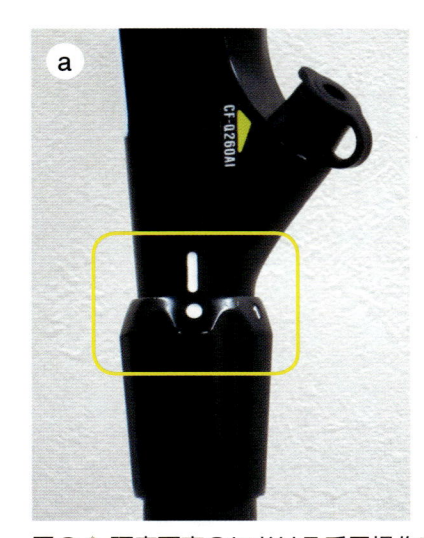

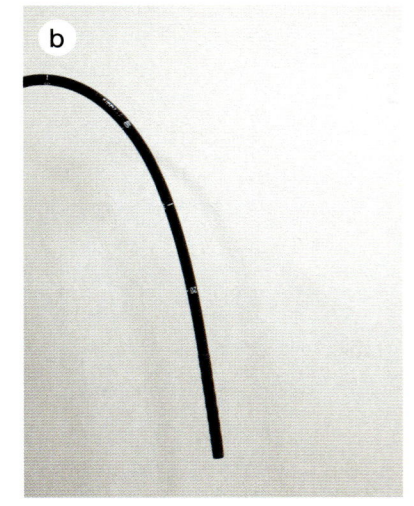

図2 ◆ 硬度可変0における手元操作部（ⓐ）とスコープ挿入部（ⓑ）

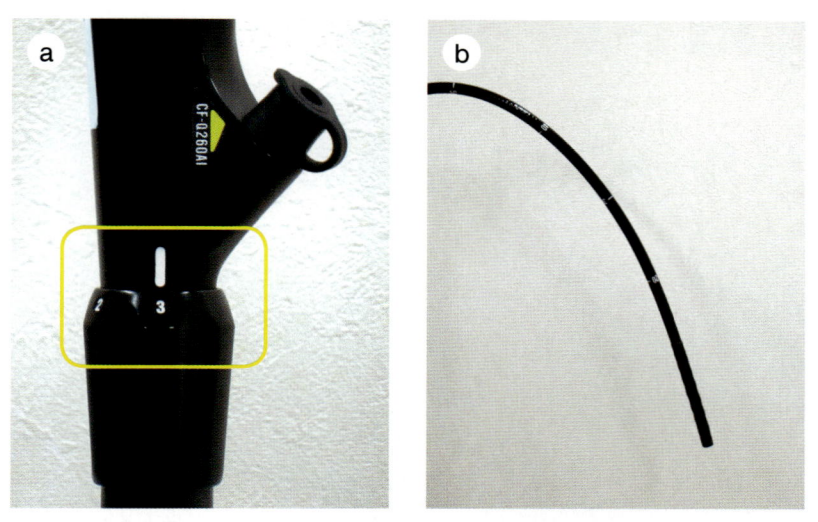

第1章 5. スコープの使い分けと硬度可変の使い方

図3◆硬度可変3における手元操作部（ⓐ）とスコープ挿入部（ⓑ）

<文　献>
1）趙　栄済，他：軟らかいスコープを用いた Total Colonoscopy．消化器内視鏡，18：750-755，2006

Comment from Dr.Kashida

　海外でライブデモンストレーションを行う際に感じるのであるが，海外の大腸スコープは，ほとんどすべてロング長（長尺）である．体格の差も一因であろうが，本邦では「軸保持短縮」が普及しているのに対し，海外ではプッシュ主体の挿入で，たわみやループを解消しないまま盲腸まで挿入することが多いためと思われる．軸保持短縮に精通すれば，通常長のスコープでもほとんどの症例で盲腸に到達可能である．

NOTE 2

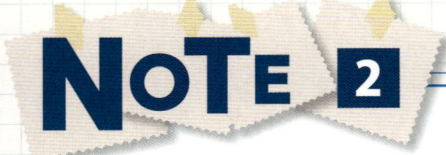

バルーン内視鏡の利用

冨樫一智，根本大樹

はじめに

　バルーン内視鏡は，先端バルーンつきオーバーチューブを用いる内視鏡検査法である．当初は，小腸内視鏡検査用に開発されたが，大腸内視鏡挿入困難例で利用したり，粘膜下層剥離術（ESD）で安定した視野で行うために用いられたり，すでに確立された手技といえる．特にダブルバルーン内視鏡は関連する多くの英文文献がある．しかし，大腸内視鏡におけるバルーンつきオーバーチューブの使用は保険収載されておらず，その適応を絞る必要がある．バルーンつきオーバーチューブが，シングルユースで実費1万円程度を要するためである．

1）バルーン内視鏡の原理

　腹腔内における小腸の固定点はTreitz靱帯とバウヒン弁のみである．このため，バルーン内視鏡では，オーバーチューブ先端に付着したバルーンを膨らませることにより人工的な固定点を作成し，これを利用して深部小腸にスコープを進める．この固定点とは，腹腔内における絶対的なものではなく，小腸管腔における固定点である．経肛門的小腸鏡は，オーバーチューブが肛門部でしっかりと把持されれば，バウヒン弁を支点としてそれより先端のみが可動性である．同様に，大腸鏡でS状結腸を通過する際には，直腸の岬角のあたりを支点としてバルーン固定部までのS状結腸が動くだけである（図1）．この固定されたS状結腸部分は過伸展されることがないので，被検者の痛みは少ない．バルーン内視鏡では，バルーン固定点を越えてスコープが進んだらバルーンをへこませてオーバーチューブを押し進め，そこでもう一度バルーンをふくらませることにより固定点を深部大

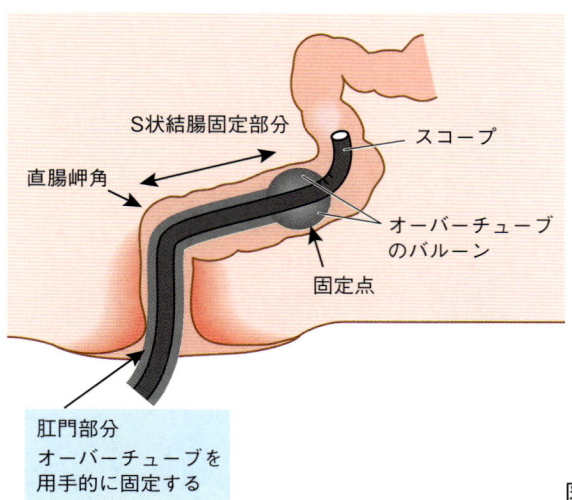

図1 ◆ S状結腸の通過

腸に進める．腸管が過伸展された場合は，バルーンを膨らませてからオーバーチューブとスコープを引き戻すことにより，過伸展を解消する．癒着のためにループが解消されない場合でも，この繰り返しによってスコープを深部大腸に挿入していくことが可能である．

> **memo　ダブルバルーン内視鏡とシングルバルーン内視鏡の違い**
>
> ダブルバルーン内視鏡（図2）では，スコープ先端にもバルーンが付いているため，オーバーチューブ先端のバルーンを脱気して押し進める際に，スコープの逸脱を予防できる．一方，シングルバルーン内視鏡では，オーバーチューブを押し進める際には，通常の大腸内視鏡検査のループ解除の際に用いられるテクニックが必要となる．
>
> スコープ先端バルーン　　オーバーチューブ先端バルーン
>
> **図2　ダブルバルーン内視鏡**

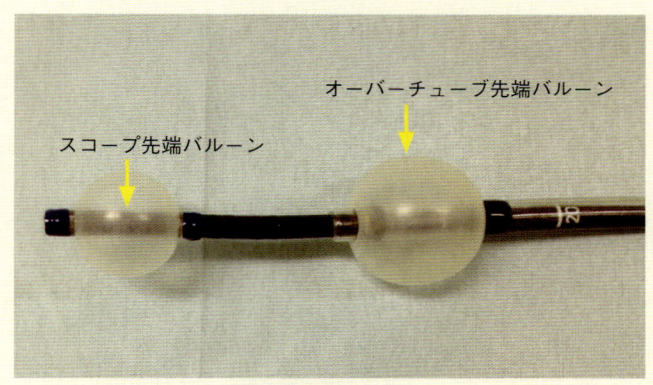

2）大腸鏡でのバルーン内視鏡の適応

大腸は直腸・下行結腸・上行結腸の3カ所で固定されており，さらに固定点と固定点の間は短い．これらの点が小腸とは異なる．通常の大腸スコープで固定点間を通過可能なことがほとんどであるが，いわゆる過腸症などのために固定点間の腸管が長い場合はバルーン内視鏡が有用となる．また，固定点がない場合，例えば，左腎摘出術後，腹部大動脈瘤の術後などにも，バルーン内視鏡は有効と考えられる．腸回転異常症のなかでも頻度の高い無回転症では，右側結腸の後腹膜への固定が先天的にないため，横行結腸から深部大腸への挿入の際にはバルーン内視鏡が有効活用できる．

癒着例もバルーン内視鏡のよい適応である．オーバーチューブで腸管の形状を保つことにより，癒着部に無理な力がかかることを予防できるからである．S状結腸が盲腸周囲に癒着していて，S状結腸が直線化できない場合であっても，バルーン内視鏡では盲腸に到達することが容易である（図3）．

3）バルーン内視鏡を用いた大腸内視鏡の実際

以下，バルーン内視鏡による大腸鏡を行う際に留意すべき点について箇条書きとした．

❶慣れないうちはX線透視下に行う．
❷炭酸ガス送気も使用したほうがよい．
❸挿入困難例では腸内残渣が多いことをよく経験する．この残渣がオーバーチューブと内視鏡の間に入り込むと，内視鏡と一緒にオーバーチューブが動いてしまう．これを防止するため，オーバーチューブと内視鏡の間には，"市販のゼリー（ヌルゼリー®など）を水で2倍に薄めたもの"（ハーフゼリーと呼ばれている）を充填する．
❹機器のセッティングはバルーン内視鏡による経肛門的小腸鏡と同じでよい．内視鏡光源・バルーンコントローラーなどは，被検者の足側に設置すると，被検者の胴部のスペースが腹部圧迫など

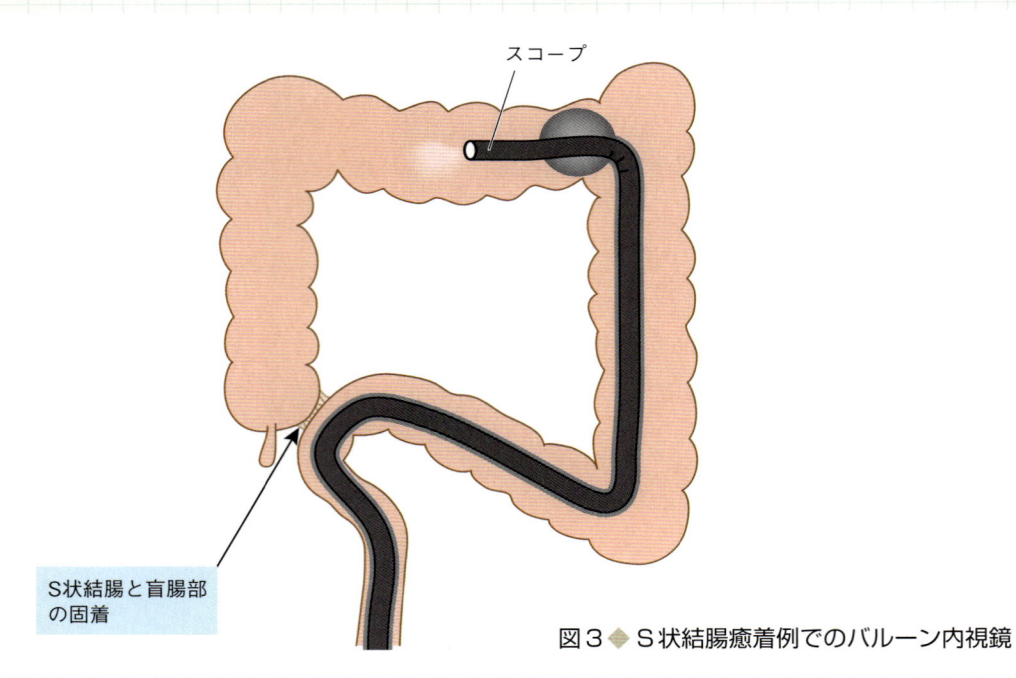

スコープ

S状結腸と盲腸部
の固着

図3 ◆ S状結腸癒着例でのバルーン内視鏡

に使用できる．
❺腹部圧迫・体位変換を駆使することは必要である．
❻実際の挿入では軸保持にこだわる必要はない．癒着例などではループを形成したままで盲腸に到達することもあるが，横行結腸に到達したらループを解除するよう試みる．大部分の症例でループの解消が可能である．通常の大腸鏡検査と同様に，S状結腸を直線化しておけば，これより深部大腸への挿入が容易となる．
❼肝彎曲部を越える際は，横行結腸を直線化してからのほうが容易である．
❽盲腸到達時に，スコープがquestion markの形となっていれば，小腸内への挿入も容易である．
❾多発性大腸ポリープを内視鏡切除する際には，シングルバルーン（オーバーチューブ側のバルーンのみを使用）とすると，切除標本の回収が楽である．ダブルバルーン内視鏡を用いる場合は，スコープ先端にあるバルーンコントロール用の空気口にテープを張ってふさぎ，水が入らないようにする．
❿オーバーチューブのバルーン固定点と，内視鏡処置をする場との位置関係に留意する．近すぎるとスコープの可動性が損なわれ，処置が困難になることがある．適切な距離を保つことにより，処置が容易となる．

Comment from Dr.Kashida

編者は小腸検査も担当しており，バルーン内視鏡（ただしシングルバルーンであるが）に慣れ親しんでいる．しかし，大腸検査のためにバルーン内視鏡を使用することはほとんどない．軸保持短縮に精通すれば，通常の大腸スコープで盲腸に到達できないことが非常に稀だからである．ただし，非常に太っていて大腸が過長であるなど，短縮に手間取るときには，バルーン内視鏡の方が挿入容易かもしれない．一方，ひどい憩室症などで大腸が狭窄していて他の大腸スコープで通過不可能な場合，より細い小腸スコープなら通過できることがある．その場合は，オーバーチューブもバルーンも使用しない．

NOTE 3

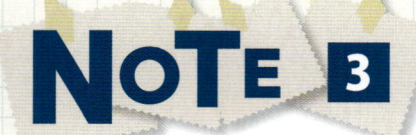

受動彎曲機能つきスコープ

斉藤裕輔

1）受動彎曲機能開発の背景

　大腸内視鏡の挿入時の苦痛は，主に腸管を過伸展させることにより生じる．したがって，苦痛の発生を抑えるには，挿入時のスコープ挿入部の直線化を保った軸保持短縮法が重要である．
　しかし，腸管の癒着，過長，複雑な走行などを伴う症例では，挿入部の直線化を保ったまま挿入することは困難であり，これらの症例に対してはプッシュ操作を主体とした挿入法を選択せざるを得ない場合が多い．プッシュ挿入自体は単純な操作であり，専門医以外の医師や初心者でも容易に行える方法である．しかしプッシュ挿入を行うと，RSj，SDj，脾彎曲，肝彎曲など，急角度の部位において，従来のスコープではスコープ先端に力が加わらず，腸管を過伸展させてしまうステッキ現象が生じやすく（図1a），被検者に苦痛が生じる．この問題点を解決するには，軟性細径スコープが適している．しかし，軟性細径スコープでは直線化の維持が難しくS状結腸や横行結腸で再ループを形成するため，深部挿入が困難になるという矛盾が生じる（図1b）．
　オリンパス社では，「受動彎曲」と「高伝達挿入部」という新しい機能を搭載し，プッシュ操作主体で，患者の苦痛が少なく，深部挿入性に優れた細径スコープ，PCF–PQ260を開発した（図2）．

2）PCF–PQ260の新しい機能

a）細径性と柔軟性
　PCF–PQ260が他の内視鏡に比較して最も細く軟らかいことは一目瞭然である（p.99図6参照）．

b）受動彎曲
　通常のスコープ先端の後方約5cmの範囲にもう1つの彎曲部が設定され，「受動彎曲」と名付け

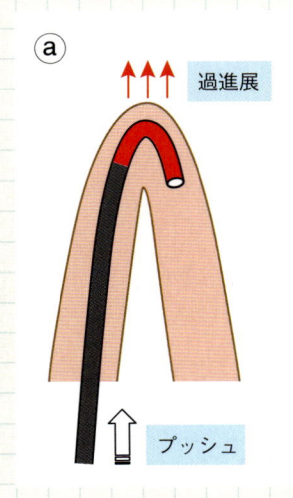

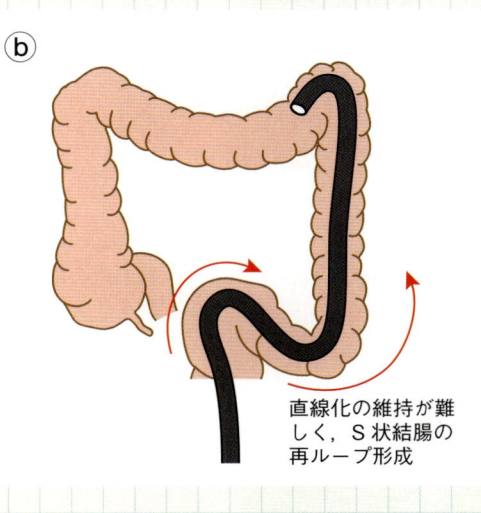

図1 ◆ プッシュ操作でうまく挿入できない理由
a）ステッキ現象
b）再ループの形成

先端部外径：9.2mm
鉗子孔径　：2.8mm
画像　　　：Qイメージ

受動彎曲

細径

高伝達挿入部

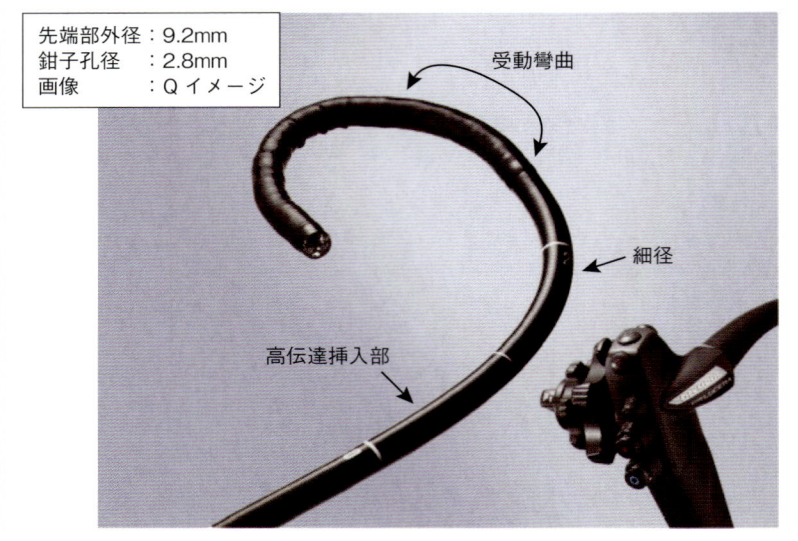

図2 ◆ PCF-PQ260 I/L

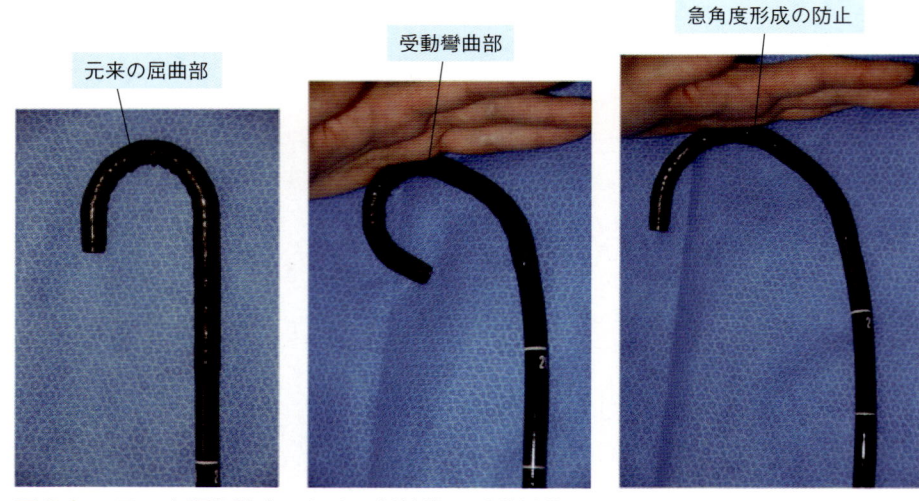

元来の屈曲部

受動彎曲部

急角度形成の防止

図3 ◆ ステッキ現象防止のための新技術－受動彎曲

られた．「受動彎曲」は，その後方に続くスコープ挿入部よりもきわめて軟らかいので，先端部で屈曲部を軽く押すだけで自然に「受動彎曲」も屈曲するため，強い屈曲部も抵抗なく容易に通過可能である（図3）．

c）高伝達挿入部

細径軟性のスコープ先端に力が加わらない，という弱点を克服するため，手元側で加えた力を先端部まで伝える力を失わせないような新たな製法が開発された．これを「高伝達挿入部」と呼ぶ．シャフト径9.2mmという細い挿入部径だが，深部までの挿入が行える．

3）PCF-PQ260の適応

本機種の最もよい適応は，①特に複数回の腹部手術歴を有し，癒着が疑われる女性患者，②BMI

挿入困難因子（重複あり）

- 前医で挿入不能：32
- 複数回腹部手術による癒着：88
- 前回検査が非常につらかった：18
- 痩せ：70（BMI：＜18.5）
- S, T過長：87
- 通常スコープから機種変更：40

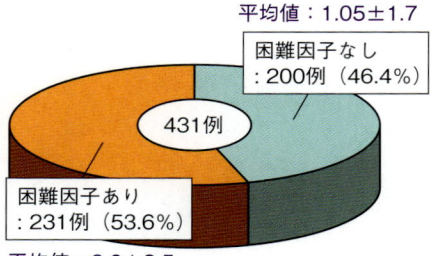

平均値：1.05±1.7
困難因子なし：200例（46.4％）
431例
困難因子あり：231例（53.6％）
平均値：2.6±2.5

※P＜0.0001：student's t-test

図4 ◆ 挿入困難因子別苦痛の程度
0–10のvisual analogue scaleで評価

18.5未満の痩せの目立つ患者（男女），③痩せ形体型で，前回の大腸内視鏡検査で挿入困難，または挿入不能であった患者，である．当科で施行した431例での検査の疼痛の程度を図4に示す．半数以上の挿入困難例でも，visual analogue scale（VAS）を用いた疼痛の平均値は2.6±2.5で，挿入困難因子のない患者の1.05±1.7に比較して有意に高値ではあるが，無麻酔での結果であり，十分許容可能な苦痛の度合いと考えている．

しかしながら，通常の体格以上の男性患者，特に肥満男性患者では，軟性/細径ゆえに深部への挿入は困難な場合が多く，本スコープは汎用機としてではなく，backupスコープとしての位置づけと考えている．

4）PCF-PQ260挿入上の注意点

繰り返しになるが，1つは適応である．本機種は男性，特に肥満男性には不適なスコープであり，standardスコープとは言えない．あくまでもbackupスコープとして使用していただきたい．もう1点は，**初心者が本機種のみで大腸内視鏡挿入トレーニングを行うべきではないことを力説したい**．本機種のプッシュ主体の挿入に慣れてしまうと，通常径のスコープを使用した場合，患者の苦痛が大きくなり，場合によっては穿孔などの重篤な合併症を引き起こす可能性も危惧される．**まずは，通常のスコープで軸保持短縮法のトレーニングを行い，その後に挿入困難例を中心に本機種を利用する**ことで，患者の苦痛軽減を計ることが初めて可能となるものと考えられる．

＜文　献＞

1）津田純郎，斉藤裕輔：画期的な新しい機能を搭載した細径大腸内視鏡－OLYMPUS EVIS LUCERA PCF-PQ260．臨牀消化器内科，26：249-257，2011

Comment from Dr.Kashida

「わん曲」に使用する漢字には「彎」，「弯」，「湾」などがある．本来は「彎」が適当と思われるが，当用漢字でないためか，「湾」が用いられることもある．「弯」は「彎」の略字であり，「湾」も「灣」の略字である．オリンパス社は「受動湾曲機能」として「湾」の字を使用しているが，結腸曲を表現する用語として，日本内科学会や日本消化器内視鏡学会では「肝彎（弯）曲」「脾彎（弯）曲」を用いている．本書では統一して「彎」を用いることとした．

第1章 挿入法の基本

6 さまざまな工夫
❶キャップ（先端アタッチメント，フード）

町田マキヨ，町田 健

　大腸内視鏡検査は，内視鏡機器の改良も相俟って，以前のようにごく一部の熟練者のものではなく，一般内視鏡医があまねく実施すべき検査となってきている．それでもなお，初心者では，いったんうまく行かなくなると気持ちが焦ってしまい，送気過多となったりプッシュしすぎたりした結果，腸管が過伸展されて被検者の痛みが強くなり，挿入困難に陥ることがある[1]．誰もが比較的容易に挿入しうる方法としてわれわれは無送気少量注水法を推奨してきたが[2]，その方法をより容易にするために透明キャップは非常に有用である．

1 挿入法のポイント

　挿入の最大の難所は，繰り返し言われているようにSDjの通過である．初心者は早くSDjを越えて安心しようとするあまりについプッシュしがちとなり，その結果S状結腸が過伸展され，被検者が痛みを訴え，最悪の場合には穿孔の危険さえもあり得る[1]．
　それを防ぐために高度のテクニックよりも，むしろ誰もが容易にできる方法としてわれわれは以前から無送気少量注水法を推奨してきた[2]．

2 無送気少量注水法とは

　S状結腸通過中は送気せず，ヒダの走行から行き先を判断し，行き先がわからないときにはスコープをわずかに引き戻しながら少量の送水により管腔を探す方法である．この方法では，S状結腸はほとんど過伸展されることがない．ところが，初心者にはこの方法では管腔が見つけにくく，S状結腸通過に時間を要することが多い．

3 キャップの利点

1）視野の確保が容易に

　先端に透明キャップを装着することによって，初心者にも行き先が苦労なく見つかってくる[3][4]（図1）．

2）赤玉にならずに，次の管腔を見つけられる

　比較的容易な腸管の場合，無送気注水法を用いればSDjがどこだか意識しないうちに脾彎曲まで到達可能であるが，S状結腸過長症例や癒着のある症例ではそれだけではうまく行かず，どうしても強

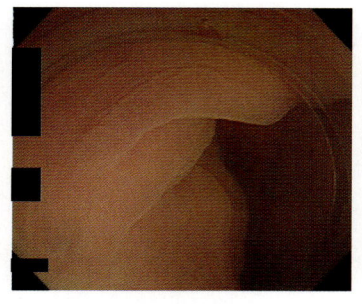

図1 ◆ 行き先が送気なしでも容易に見つかる

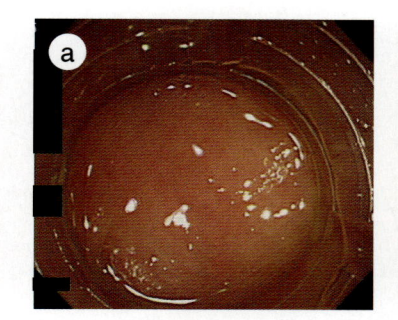

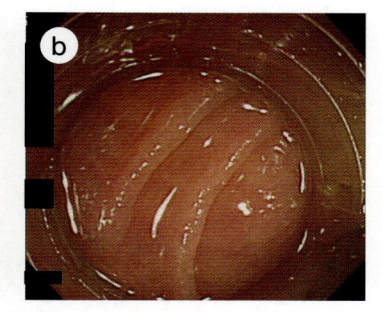

図2 ◆ 赤玉になることなく次の管腔を見つける方法
屈曲の強い場面でスコープ先端を軽く粘膜面に押しあて（a），スコープを細かく左右に動かすと，ヒダが見えてきて，画面右側に進むべき管腔があるのがわかる（b）

い屈曲を越えなければならないことがある．

　このような場合は粘膜面にスコープをそっと接触させて，スコープを少しずつ左右に動かしながら行き先を探るという方法が有用だが，先端キャップが装着してあると，粘膜面とスコープ先端にわずかな距離が保てるため，決して画面が赤玉になることがなく，次の管腔を見つけることが容易になる[1)3)4)]（図2）．

3）ヒダの裏が見えやすい

　キャップの先端をある程度長く出しておけば，引き抜きのときにキャップでヒダを押さえ込むことができ，ヒダの裏側のポリープや憩室でさえも見えやすくなる[3)]．

4 キャップの欠点

1）視野が削られる

　透明キャップであるとはいえ，キャップを装着すればある程度視野が削られる．しかし上達するにつれてキャップをスコープ先端からごくわずかに出すだけで挿入できるようになるので，問題は解決されよう[3)]．

2）スコープの硬性部が長くなる

　もう1つの欠点として，キャップのスコープ先端からの長さ分だけ硬性部が長くなり操作性が劣るとの意見があるが[3)]，筆者が先端部を規定通りに装着して挿入してみたところ，バウヒン弁を越えるところと直腸内反転がやや困難と感じられた．肝彎曲などでの反転もしにくいものの，それ以外ではそれほど操作性が悪いとは感じられなかった．これらすべては1）と同様，先端をスコープ先端からほんのわずかに出すだけにすることで解決できる．また，最近は先端部をより滑りやすくする工夫を加えたキャップも販売されているので，参考にされたい．

> **Comment from Dr.Kashida**
> 　キャップは，ESDにおいて粘膜下層にもぐりこむ際や，憩室出血の止血の際に有用であるため，キャップを装着したスコープの挿入に慣れておく方がよい．ルーチン検査でも全例に使用される内視鏡医がおられるが，出張先などでキャップがないことがあるので，キャップなしで挿入できる能力も必要である．また，前処置が不十分な場合や，やせていてSDjの角度が急峻な症例，癒着や狭窄を有する症例においては，キャップがかえって妨げになり得る．

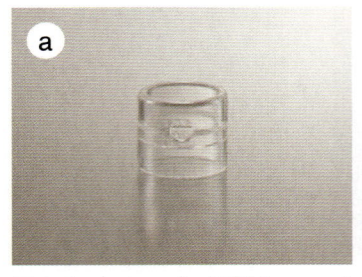

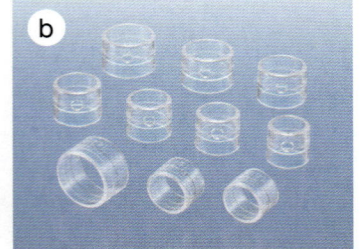

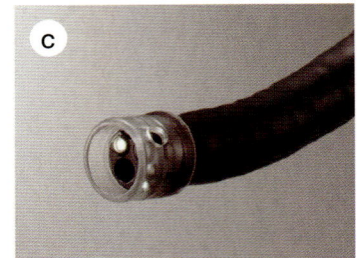

図3 ◆ オリンパス社製キャップ

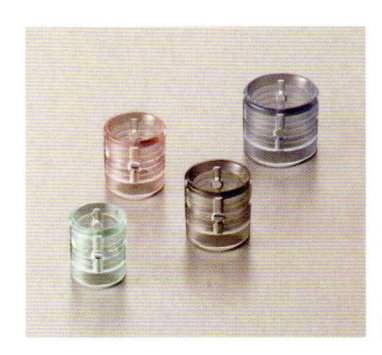

図4 ◆ トップ社製キャップ：水きり側溝が特徴

5 キャップの種類

　オリンパス社，トップ社などから，形態，材質の異なる各種キャップが販売されている（図3, 4）．どれを選択するかは術者の熟練度や，症例により異なる．

　長いキャップは行き先を探すのに有利ではあるが，視野が欠けることが避けられず，直腸での反転も容易ではない．短いものはキャップ本来の「行き先を探す」という点においてはやや劣るが，画面が欠けることがなく，反転もしやすい．

　一方，ヒダ上の小さな病変で，正面視しにくいものを処置する場合には，長いキャップを装着しておくことによって正面視が可能となり，切除や止血などの操作がしやすくなることは，しばしば経験される．

　キャップの硬度については，使用してみてそれほどの差異は感じられないというのが実情であるが，活動期の潰瘍性大腸炎など易出血性の粘膜を有する症例では（こういう症例では筆者はキャップを装着しないが），もし装着するとすれば，やはりやわらかいものを選択すべきである．

　　　＜文　献＞
　1) 町田マキヨ，佐竹儀治：S状結腸の通過，焦らず，あくまで基本に忠実に．早期大腸癌，7：435-437, 2003
　2) 町田マキヨ，佐竹儀治：苦痛のない大腸内視鏡検査．Journal of Colon Examination, 22：9-14, 2005
　3) 鳥居惠雄ほか：大腸内視鏡において斜型先端透明フードは有用か．消化器内視鏡，15：1639-1644, 2003
　4) 井上晴洋ほか：透明プラスチックキャップを用いた大腸内視鏡検査の検討．Gastroenterol Endosc, 35：378-381, 1993

第1章 挿入法の基本

6 さまざまな工夫
❷スライディングチューブ

五十嵐正広

スライディングチューブ（以下チューブ）使用の目的は，S状結腸のたわみやループ形成を予防し，スコープの深部挿入を容易とさせる補助である．挿入に際しては十分な潤滑ゼリーを塗布し，SDjを超えるところまで挿入する．スコープ挿入時にはチューブが動かないよう，助手がチューブをしっかり保持しておくことが重要である．スコープが盲腸へ挿入され観察を開始する段階になったら，チューブを抜去し空気が抜けすぎないようにすることも大切である．

1 スライディングチューブとは

S状結腸のたわみや再ループを防ぎスコープの深部挿入を容易にする補助具である．図1に示すように，通常サイズ，短長サイズのものがあり，太径のスコープ用，細径のスコープ用などが発売されている．

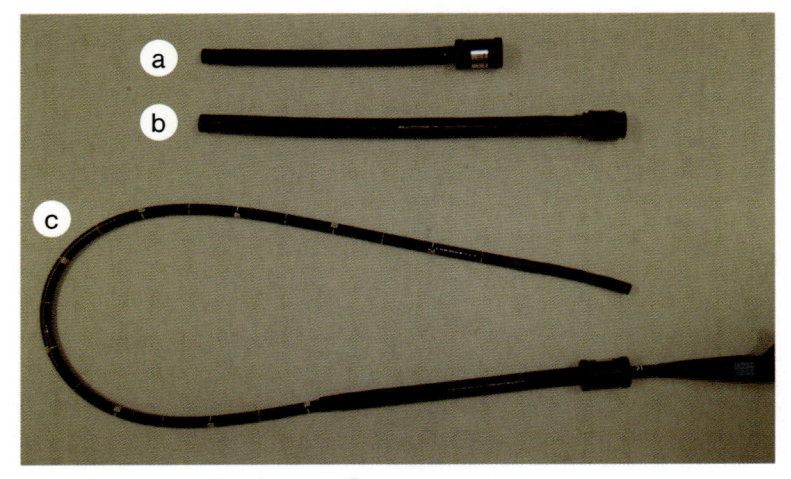

図1 ◆ スライディングチューブ
a) 短長サイズ
b) 通常サイズ
c) スコープに装着した例

2 一般的な使用法

脾彎曲，横行結腸へと挿入する際，S状結腸にたわみやループが生じ深部への挿入が困難な場合，このチューブの適応となる．挿入方法は以下のようになる．

❶スコープ先端を脾彎曲まで進め，スコープが直線化されていることを確認する．
❷直線化を確認後，チューブとスコープの間，およびチューブ表面にオリーブ油や潤滑ゼリーを十分に塗布した後，チューブを肛門より静かに挿入する．
❸利き腕でチューブを左右に回転させ，抵抗感のないことを指で確認しながら挿入する．
❹同時にスコープをやや引きぎみにし，スコープがたわまないようスコープの直線化を維持する．
❺チューブはSDjを越えたと思われる位置まで挿入する．腸骨稜の上ぐらいが目安となる．
❻その後スコープは容易に口側深部に挿入可能となる．

> **コツ** X線透視下で挿入する
> このチューブの挿入経験が少ない場合はX線透視下にスコープとチューブの位置を確認して挿入するほうが安全である．無透視下での挿入では，スコープの直線化を維持した状態で挿入しないと粘膜を損傷するリスクがあり，ループを形成したままの挿入になると，効果が得られない．

> **Pitfall** スライディングチューブ挿入時の注意点
> スライディングチューブを体内に挿入後は，スコープの出し入れに際し，チューブが肛門側へ抜けることや腸管内に入り込むことがないよう，助手にしっかり保持してもらうことが重要である．高齢者や肛門括約筋力の弱い被検者では油断するとチューブが腸管内に入り込んでしまい回収するのが困難となることがある．また，チューブが口側に進むに従って腸液とガスが一気に排出されるので検査台が汚れることが多い．チューブ挿入時にはその予防策としてシーツなどをあらかじめ敷いておくとよい．

> **Comment from Dr.Kashida**
> スコープの押し引きの際，あるいはスライディングチューブの出し入れの際，スコープとチューブの間に粘膜が入りこみ，裂傷をきたすことがある．特にチューブの固定が悪くて自然に押し出されてきた際，チューブを押し込みながら不注意にスコープを引くと，粘膜を挟み込む危険がある．

3 応用的な使い方

1）スコープの再挿入が必要な場合

右側結腸に多数のポリープがあり回収のため再挿入が必要であると予測される場合，スライディングチューブをあらかじめ使用しておくと再挿入が容易となる[1]．すなわち，ポリープ回収のためスコープを何度も抜く必要がある場合には，チューブは抜かずそのまま体内に留置しておく．ポリープ回収後再挿入の際，スコープをチューブ内を通して進めれば容易に下行結腸に達する．その場合，スコープがチューブを越えたとき，腸管のガスは抜けており管腔の視野確保が困難となるので，送気しながらチューブを少し抜いてスコープの先端の可動性をよくして管腔を捜すとよい．

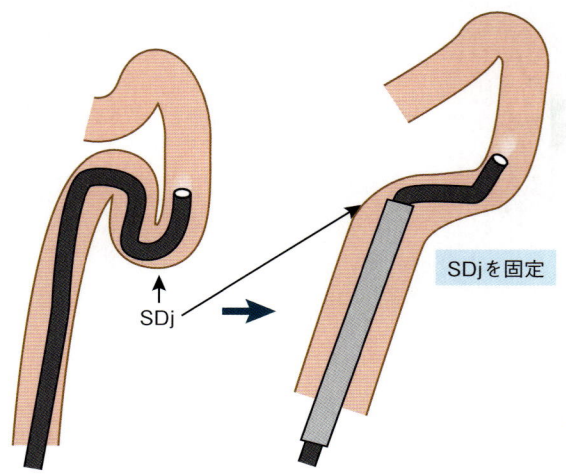

図2 ◆ SDjの通過困難例の対策
SDjが固定されず高位に移動する場合，スライディングチューブを利用して固定する

2）SDjが固定されていない場合

　SDjが固定されていない症例ではスライディングチューブが有用である．図2に示すようにSDjが上方に移動するような症例ではS状結腸の通過が非常に困難となる．そのような症例では，チューブをSDj近傍までスコープと一緒に挿入し，チューブでSDjの可動性を固定すると，解決することができる．

3）大きなポリープや異物を回収する場合

　大きなポリープの回収時，肛門部でポリープが通過できず直腸に脱落する場合，スコープにスライディングチューブを装着して再挿入し，ポリープをスライディングチューブ内に入れてスコープとチューブを同時に抜くとよいことがある．ただしチューブの径を超えるような大きな病変では無効である．また，大腸内異物の回収時，肛門を傷つける可能性のあるときにも同様にチューブ内に異物を入り込ませてからチューブを抜くとよいこともある．

＜文　献＞
1）五十嵐正広：大腸の多発ポリープの摘除と回収法．消化器内視鏡，12：920-921, 2000

Comment from Dr.Kashida

　スライディングチューブは，主にループ法での挿入時において，スコープ先端が下行結腸に達してループを解除したのち，S状結腸が再びループを形成するのを予防する目的で使用され，非常に有用であった．S状結腸通過中にS状結腸を短縮する目的で使用する内視鏡医も一部おられた．いずれにせよ，軸保持短縮法の普及，スコープ挿入性の改良，特に硬度可変式スコープの登場などにより，使用される頻度が激減している．「応用的な使い方」は現在でも有用である．

第1章 挿入法の基本

6 さまざまな工夫
❸ Water jet機能つき大腸内視鏡を用いた挿入法

河野弘志, 鶴田 修

Water jet機能つき大腸内視鏡を用いた挿入法は，無送気下でwater jetを用いた送水を行うことにより管腔を認識しながらスコープを挿入する方法である．この操作を行うことで腸管の屈曲・過伸展は防止され，腸管を直線化した状態で挿入することが可能となるため，被検者に与える苦痛が少ない．本法は経験の乏しい内視鏡医のみならず，挿入困難例においては経験の豊富な内視鏡医にとっても有用な挿入法と思われる．

1 はじめに

　大腸内視鏡検査の経験に乏しい内視鏡医にとって最初に立ちはだかる壁は，肛門縁から20 cmほどの距離で遭遇する屈曲，**直腸S状結腸移行部（RSj）**である．この壁は送気を行うことにより，スコープの進行方向である管腔を認識し，その方向へスコープを押し進めることで簡単に越えることができる．しかし，このようなスコープの挿入はRSjを頭側または腹側へ伸展させるため，必然的にS状結腸下行結腸移行部，いわゆるSD junction（以下SDj）の屈曲は鋭さを増し，結果として深部大腸への挿入を困難にする．このような事態を避けるためには，直腸S状結腸移行部をいかにして伸展せず，直線化した状態でスコープを通過させるか，ということが重要となる（**第1章-3**も参照）．

　しかし，経験に乏しい内視鏡医はRSjを伸展した状態で挿入せざるをえない場合が多い．その理由の1つとして，**送気による腸管の伸展**が挙げられる．管腔を認識するために，心ともなく送気ボタンを押してしまい，結果として腸管は拡張・伸展され（**図1a**），屈曲の程度が強くなる．このような状態でRSjを伸展せずにスコープを挿入することは困難である．このことから，腸管を伸展せず，直線化した状態でスコープを挿入するためには，送気量を少なくして管腔の方向を認識することが重要となる（**図1b**）．その具体的な方法として先端アタッチメントの装着[1]や注水法・浸水法[2)3)]が挙げられるが，本稿ではWater jet機能つき内視鏡を用いた無送気浸水法により，いかにして腸管を伸展させることなく直腸S状結腸移行部からSDjを越えるか，その実際について述べる．

2 無送気浸水法による挿入の実際

　Water jet機能つき内視鏡を用いた無送気浸水による挿入は，基本的に軸保持短縮法[4)]を用いた挿入法である．内視鏡画面奥に観察されるヒダをいかに腸管の伸展なく越えるかということが重要である．そのため，本法では管腔を確認する手段としてwater jet機能を利用した送水を行い，送

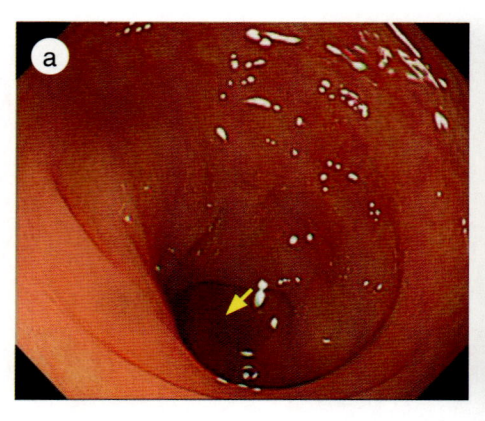

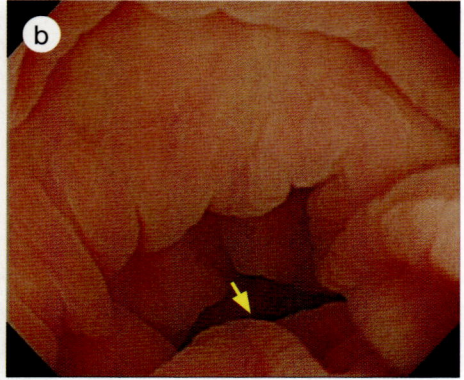

図1 ◆ 直腸S状結腸移行部（RSj）の内視鏡像
a) 通常の挿入法：送気により腸管はある程度伸展され，管腔の認識は容易である（→）
b) 無送気浸水法を用いた挿入法：無送気のため腸管は収縮しているが，浸水しているため管腔の認識は可能である（→）

気は無送気に設定してスコープを挿入する．water jet機能を利用した送水に関する詳細は**第1章NOTE4**に記載しているが，このスコープは鉗子出口と別に送水口を有しており，フットスイッチを踏むことでスコープと接続した自動送水装置に設置されたタンク内の水が，送水口を通って腸管内へ送水される．この場合の水は腸管の蠕動を亢進させないよう微温湯程度に温めておくことが望ましい．

　挿入の実際であるが，スコープ挿入中の体位はSDjを通過するまで左側面臥位とし，スコープがたわむ場合には仰臥位に体位変換してもよい．管腔を認識できる程度に適宜送水を行いながらスコープをゆっくり進める（図2a, b）．管腔が明らかでない場合には，半月ヒダの走行から管腔の方向を推察する．water jetを用いて送水を行いながら方向を確認し，アングル操作またはその方向へスコープの軸を回転させることによりゆっくり進める（図2c〜g）．そうすると，腸管を伸展することなく，画面のほぼ正面にS状結腸の管腔を観察することができる（図2h）．後は同じことの繰り返しでスコープを進めるのみである．

　ある程度管腔を認識できる場面では送水を行う必要はない．軸保持短縮法を試みても挿入が困難な場合には浸水法に固執する必要はない．また，本法は基本的に脾彎曲まで直線化した状態でスコープを挿入できればお役御免である．脾彎曲から盲腸までのスコープ挿入は，直腸からS状結腸までの挿入と比較して容易である場合が多いため，あえて浸水法を用いる必要はなく，むしろ少量の送気を用いたほうが短時間で盲腸までスコープを挿入できる．

3 おわりに

　Water jet機能つき大腸内視鏡を用いた無送気浸水法による挿入は，基本的には軸保持短縮法の挿入で，盲腸までの挿入にやや時間を要するが苦痛の少ない挿入法であり，経験の乏しい内視鏡医にとって有用な挿入法と思われる．

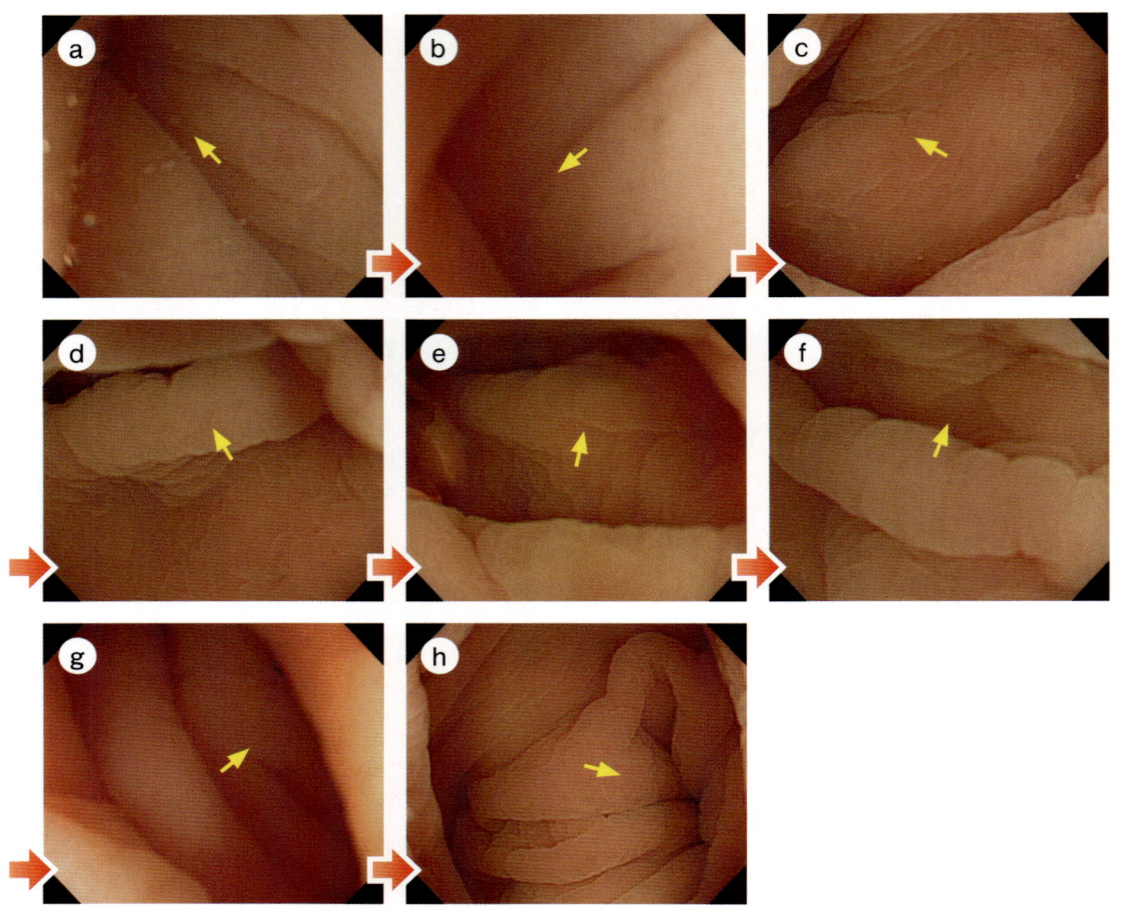

図2 ◆ 無送気浸水法を用いたRSjの挿入

まず，管腔は⇨で示すようにモニター画面の10時（a）から8時（b）へと反時計回転方向に認識される．その際のスコープ操作は，スコープの軸を左回転，アングル操作は左下方向に向け，ゆっくりと押し進めるようにする．次に管腔は再び10時（c）から2時（g）へと時計回転方向に認識される．その際のスコープ操作は，スコープの軸を右回転，アングル操作は右上方向に向け，ゆっくりと押し進めるようにする．するとほぼ正面にS状結腸の管腔が認識される（h）．

＜文　献＞

1) Harada, Y., et al.：Impact of transparent food on the performance of total colonoscopy：a randomized control trial. Gastrointestinal Endosc, 69：637-644, 2009
2) 酒井義浩：内視鏡による大腸の検査と診断. Gastroenterol Endosc, 30：2925-2927, 1988
3) Mizukami, T., et al.：Collapse-submergence method：simple colonoscopic technique combining water infusion complete air removal from the rectosigmoid colon. Dig Endosc, 19：43-48, 2007
4) 工藤進英：汎用内視鏡によるtotal colonoscopyの挿入法. 早期大腸癌, 4：9-15, 2000

第1章 挿入法の基本

6 さまざまな工夫
❹炭酸ガス送気

栗林志行，斎藤　豊

大腸内視鏡検査および大腸内視鏡治療における炭酸ガス送気の有用性については国内外より報告されているものの，通常の空気送気で行っている施設も少なくないが，近年新しい炭酸ガス送気装置が発売され，炭酸ガス送気を導入しやすくなった．多くの報告から炭酸ガス送気を用いることにより，検査・治療後の苦痛を軽減できることが示されている．また大腸内視鏡非熟練者では検査を完遂できず，上級医に交代するケースも少なくなく，検査時間が長くなる傾向があり，非熟練者ほど炭酸ガス送気を使用するべきと考える．

はじめに

　大腸内視鏡検査ではスクリーニングや内視鏡治療に加えてフォローアップも重要である．しかし，最初の検査時に苦痛を与えてしまうとその後のフォローアップを被検者が希望しなくなる可能性があり，実際に「以前に受けた大腸内視鏡検査が辛かったため，もう検査をしたくない」と被検者に言われてしまうケースもある．したがってわれわれが大腸内視鏡検査を行う際には，できるだけ被検者の苦痛を軽減できるように努力すべきである．大腸内視鏡検査時の苦痛は挿入に伴うもののみならず，挿入・観察時の送気による腹部膨満感も苦痛の原因となりうる．以前より大腸内視鏡検査の際の苦痛軽減に対する炭酸ガスの有用性が報告されていたにもかかわらず，一般的に普及していなかったが，近年新しい炭酸ガス送気装置が発売され，炭酸ガス送気を導入しやすくなった．ここでは炭酸ガス送気の安全性と有用性について記載する．

1 炭酸ガス送気と通常送気の比較

　1950年代より炭酸ガス送気によって，腸虚血のリスクの軽減や，大腸内視鏡検査中および検査後の痛みが軽減することが報告され，これらの報告をもとに2002年ノルウェーより通常送気と炭酸ガス送気の無作為試験の結果が発表された[1]．この報告で炭酸ガス送気を用いると検査中や検査後の痛みを軽減できることが証明された．またカナダでも通常送気と炭酸ガス送気の二重盲検無作為試験が行われたが，結果は同様であり[2]，本邦からも同様の報告がなされている[3]．

2 炭酸ガス送気の安全性

　炭酸ガス送気の際に被検者の血中炭酸ガス濃度が上昇してしまう危険性が懸念されるが，2002

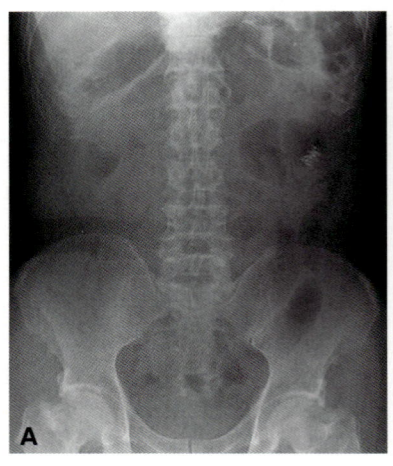

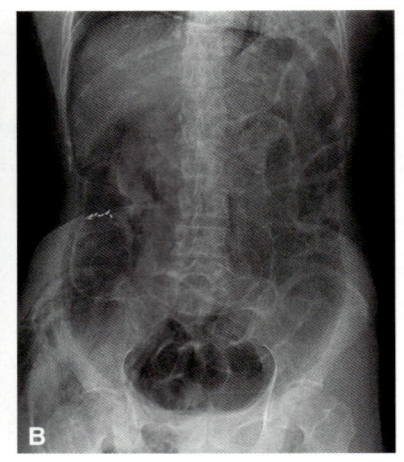

図1 ◆ ESD後の腹部X線
A) CO_2送気, B) 通常送気（文献4より転載）

年のノルウェーの試験では, 鎮静薬を使用していない被検者では炭酸ガス送気を用いても血中の炭酸ガス濃度は上昇しないことが報告され, カナダの報告でも偶発症は認められなかった. 一方, 鎮静薬を使用した場合の安全性についても無作為試験が行われ, 鎮静薬使用下で炭酸ガス送気を用いると血中の炭酸ガス濃度が僅かに上昇するものの, 通常送気に比べて血中の炭酸ガス濃度に有意差はなく, 安全に使用できることが報告されている.

当院からも, 大腸ESD（endoscopic submucosal dissection）のように長時間にわたるケースでも炭酸ガス送気は安全に使用でき, かつ上記のように被検者の苦痛も軽減できることを報告しており[4）5)], 基本的にすべての大腸内視鏡検査で炭酸ガスを使用している. ちなみに, 上部消化管のESD施行時にも炭酸ガス送気は安全に使用できることを報告している[6)]. ただし, 重度の呼吸機能障害をもつ患者はこれらの試験から除外されており, 肺気腫などの症例における安全性は証明されていない.

3 大腸内視鏡挿入時の炭酸ガス送気の利点

盲腸到達時間については, 多くの試験で炭酸ガス送気と通常送気で違いはないと報告されている. しかし, 炭酸ガス送気を用いた場合のほうが通常送気の際に比べて, 挿入困難例で術者を交代した際に挿入しやすい印象を複数の医師が感じている. 当院での検査交代後の盲腸到達時間について炭酸ガス送気導入前の2002年と導入後の2009年を比較した. 結果は2002年では交代後の盲腸到達時間の中央値（25％, 75％）は7（5, 10）分であったのに対して, 2009年は6（4, 9）分であり, 1分のみであるが有意に短くなっていた（p＝0.01）. スコープの性能が改善していることを考慮すると, この差は統計学的に有意であっても臨床的に有意かどうか判断に迷うが, 被検者の苦痛などを総合的に評価した場合には, やはり炭酸ガス送気の有用性が明らかになる可能性がある. 実際, 挿入困難例において大腸内視鏡非熟練者が検査を行った際に, 炭酸ガス送気を用いることにより被検者の苦痛が軽減できることも報告されており[7)], 炭酸ガス送気は大腸内視鏡非熟練者に, より有用である.

また, 上部消化管内視鏡と大腸内視鏡を同日に行う際には, 必然的に送気量が多くなるため, 炭酸ガス送気の使用がより効果的と思われる.

最後に

　大腸内視鏡検査時の苦痛軽減に炭酸ガス送気は有用である．特に大腸内視鏡検査非熟練者が検査を行うと検査時間が長くなる可能性があるだけではなく，挿入困難時には熟練者に交代する必要があることも考慮し，非熟練者にとって炭酸ガス送気は，より有用であると思われる．

<文　献>

1) Bretthauer, M., et al.：NORCCAP（Norwegian colorectal cancer prevention）：a randomised trial to assess the safety and efficacy of carbon dioxide versus air insufflation in colonoscopy. Gut, 50：604-607, 2002
2) Sumanac, K., et al.：Minimizing postcolonoscopy abdominal pain by using CO (2) insufflation：a prospective, randomized, double blind, controlled trial evaluating a new commercially available CO (2) delivery system. Gastrointest Endosc, 56：190-194, 2002
3) Yamano, H. O., et al.：Carbon dioxide insufflation for colonoscopy：evaluation of gas volume, abdominal pain, examination time and transcutaneous partial CO2 pressure. J Gastroenterol, 45：1235-1240, 2010
4) Saito, Y., et al.：A pilot study to assess the safety and efficacy of carbon dioxide insufflation during colorectal endoscopic submucosal dissection with the patient under conscious sedation. Gastrointest Endosc, 65：537-542, 2007
5) Kikuchi, T., et al.：Transcutaneous monitoring of partial pressure of carbon dioxide during endoscopic submucosal dissection of early colorectal neoplasia with carbon dioxide insufflation：a prospective study. Surg Endosc, 24：2231-2235, 2010
6) Nonaka, S., et al.：Safety of carbon dioxide insufflation for upper gastrointestinal tract endoscopic treatment of patients under deep sedation. Surg Endosc, 24：1638-1645, 2010
7) Uraoka, T., et al.：CO (2) insufflation for potentially difficult colonoscopies：efficacy when used by less experienced colonoscopists. World J Gastroenterol, 15：5186-5192, 2009

NOTE 4

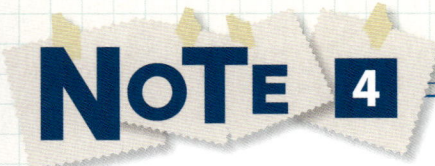

Water jet機能つき内視鏡

河野弘志, 鶴田　修

はじめに

　Water jetとよばれる自動送水機能（前方送水とも表現される）とは，送水を手動ではなくローラー式のポンプを用いて行うことである．このwater jetを使用することが可能な大腸内視鏡システムは現在，オリンパス，富士フイルム，ペンタックスの3社から販売されている．このシステムは自動送水装置と内視鏡本体およびスコープから構成されている．

1）Water jet機能のしくみ

　自動送水装置は送水ポンプ，送水タンク，フットスイッチおよび送水タンクとスコープとを接続する送水チューブから成り立っている（図1）．内視鏡本体に特別な仕様は設定されていない．自動送水装置に連結したチューブとスコープとの接続には2通りあり，1つは鉗子口に装着したアタッチメントとの接続，もう1つはwater jet専用スコープに取り付けられている自動送水専用口との接続である．アタッチメントに接続した場合は鉗子出口より送水される．一方，water jet専用スコープには送水専用のチャンネルが設けられているため，送水は鉗子出口とは別の送水専用口からなされ，鉗子口から処置具が挿入された状態でも専用口から送水を行うことが可能である．送水専用口の位置は各社およびスコープの機種により異なるが，主に内視鏡画面の下方，6時または7時方向に設定されている（図2）．この位置に送水口が存在することで，洗浄や止血操作などを行う際に，処置の対象物を画面の中心に位置することが可能となる（図3）．

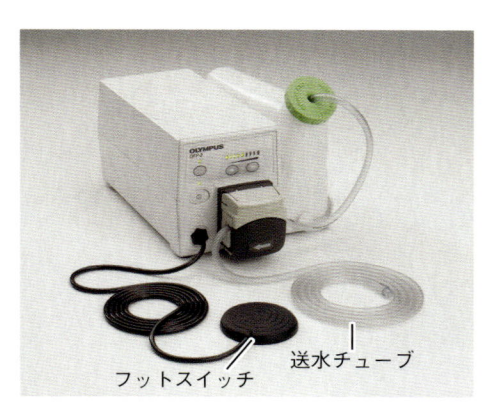

図1 ◆ 内視鏡用送水ポンプOFP-2（オリンパス社製）

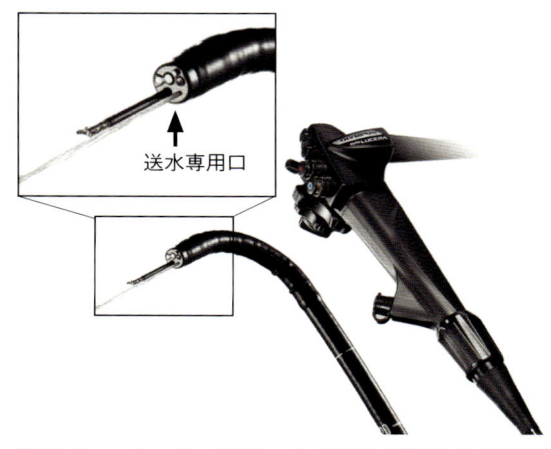

図2 ◆ water jet機能つき大腸内視鏡とその専用口（PCF-Q260AZI：オリンパス社製）

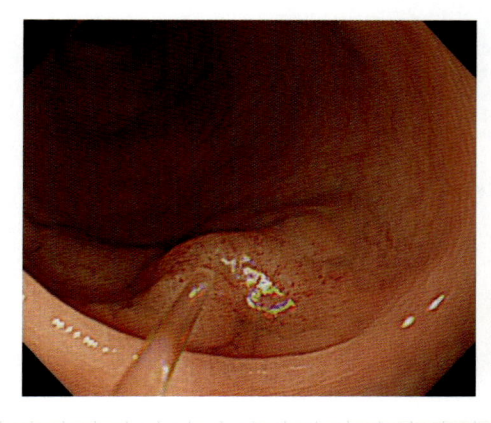

図3 ◆ water jet機能を用いた病変の洗浄
内視鏡画面の7時方向から，water jet機能を用いた自動送水により，病変を観察しながら洗浄を行うことができる

送水の実際であるが，スコープの種類に応じて自動送水装置とスコープを接続し，送水タンクに滅菌水を入れた状態で，フットスイッチを踏むとスコープ先端から送水される．送水の流量は送水ポンプのツマミで調整することが可能である．

2）Water jet機能の活用例

Water jetは，主に腸管内洗浄状態不良時の腸管内洗浄や，消化管出血時の出血部位の確認，止血操作時の視野確保などに有用である．また最近では，**第1章-6-3**で述べる浸水法による大腸内視鏡挿入時の送水にも用いられる．

まず，腸管内洗浄状態不良時の腸管内洗浄であるが，内視鏡観察時に便塊や線維などの食物残渣，便汁などが多量に存在すると十分な観察を行うことができず，病変を見逃す可能性がある．このような場合，鉗子口からの洗浄では幾度となく20〜30 ccの注射器を用いて腸管を洗浄する必要があり洗浄に時間を要するが，water jetを用いた場合にはフットスイッチを踏むだけで2 L程度の容量を有する洗浄タンクから送水され腸管の洗浄を行うことが可能であるため，洗浄時間の短縮にもつながる．

次に消化管出血時の出血部位の確認，止血操作時の視野確保に関してであるが，消化管出血時にはまず出血部位を特定し，その後止血を行う際には十分な視野が確保できずに出血部位を特定できないことや，ある程度の出血部位が特定されても出血量が多い際には出血部位をピンポイントで同定することが困難な場合がある．鉗子口から洗浄を行った場合は，腸管洗浄に時間を要し，出血部位を同定することが可能であっても，止血を目的とした処置具を鉗子口から挿入している間に，新たな出血で出血部位の同定が再び困難になる場合がある．そのような場合には鉗子口とは別の送水口を有したwater jet機能つき内視鏡を用いると，止血の処置具を鉗子口に挿入した状態で送水を行い，出血部位を確認しながら止血を行うことが可能となるため，操作が容易である．

以上のようにwater jet機能を有したスコープは，大腸内視鏡スクリーニング検査時の内視鏡挿入や観察，消化管出血に対する止血操作などの場面において非常に有用である．Water jet機能つき内視鏡は各社から数種類販売されており，それぞれにおいてスコープ径やチャンネル径，スコープの硬度が異なり，また拡大観察や自家蛍光観察などの付帯機能も異なる．そのため内視鏡検査時には，検査の目的に応じたスコープを選択することが望ましい．

第1章 挿入法の基本

7 トレーニングのコツ（コロンモデル，コロナビ）

松田耕一郎

> 反復練習が可能であるコロンモデルを用いて，短時間での挿入，少ない苦痛での理想の挿入法を習得すべく，パターン1〜6をマスターしたい．実際の挿入ではコロナビを併用して軸保持短縮による挿入法を心がければ，理想の挿入法を短時間で習得できるはずである．

はじめに

　もはや，大腸内視鏡挿入の達人が検査をたくさんこなしても解決できないほど，精密検査で発見する必要のある大腸癌の数が増加している．地域ごとに一般内視鏡医が二次検診としての全大腸内視鏡検査をこなす時代になってきている．

　現実には，被検者のなかには挿入困難例も存在し，疼痛を訴えられる場合も少なからず存在する．全症例に対して回盲部まで無痛で挿入することは不可能であると思われるが，術者因子による挿入困難症例を少なくすることは可能である．

　当院ではおもに後期研修医に対して全大腸内視鏡検査の習得にコロンモデルを併用して挿入方法を指導している．コロンモデルは挿入難度の変更が可能であり，体位の変換も可能で，苦手箇所を反復練習することもできる．カバーを外せばスコープの状態の把握も可能で，S状結腸のループ解除，軸保持短縮法による挿入の練習にもなり有用性が高い（図1）．コロンモデルのみで挿入法が上達するわけではなく，他稿で述べられている軸保持短縮による挿入法の考え方，送気の調節，体位変換，内視鏡のたわみ，ループの具合，用手圧迫の基礎知識や考え方は必須である．

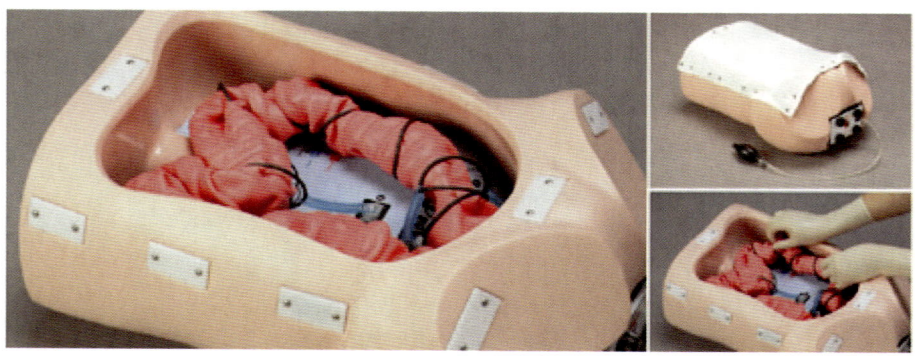

図1 ◆ 京都科学社製　コロンモデル

1 コロンモデルの特徴

　京都科学社製のコロンモデル（図2）は利便性を知ったうえであれば，挿入手技の上達，挿入時間の短縮に非常に役立つトレーニングモデルである．

　毎年指導を必要としている基幹病院などで，コロンモデルを購入していない施設は，若手内視鏡医勧誘のためにも是非購入を検討していただきたい．また内視鏡トレーニングモデルを所有していることにより研修医に対する教育に熱心であるとの印象も強くなる．

　コロンモデルはパターンにより難易度の設定が可能で，ほぼプッシュのみで回盲部まで到達可能であるパターンから非常に挿入が難しいパターンまでの6パターンある．

　以下に，それぞれの特徴，挿入時の練習方法を述べる．

●パターン1（図3）

　入門に適したパターンであり，S状結腸がもっとも短く，ほぼスコープのプッシュのみで回盲部に到達可能である．

●パターン2（図4）

　パターン1よりややS状結腸が長い状態である，S-top，SDjでのループの形成が少ないが若干のプル操作が必要なタイプであり，実際の挿入では，パターン1とともに，S状結腸切除後の状態に近い状態に当てはまる．

　パターン1，2はこれから実際に挿入を開始する前の研修向けであると考えていただきたい．

●パターン3（図5）

　このパターンは自然な挿入でS状結腸がαループを形成するパターンである．ループを解除して挿入する方法，もしくはループを形成しないように挿入することを目標とすべきである．多くの症例でこのパターンになることが多く，ループを容易に形成してしまうので，最初に軸保持短縮法を習得するうえでの難関となる．当院での研修で，最も時間を割いてコロンモデルで練習するパター

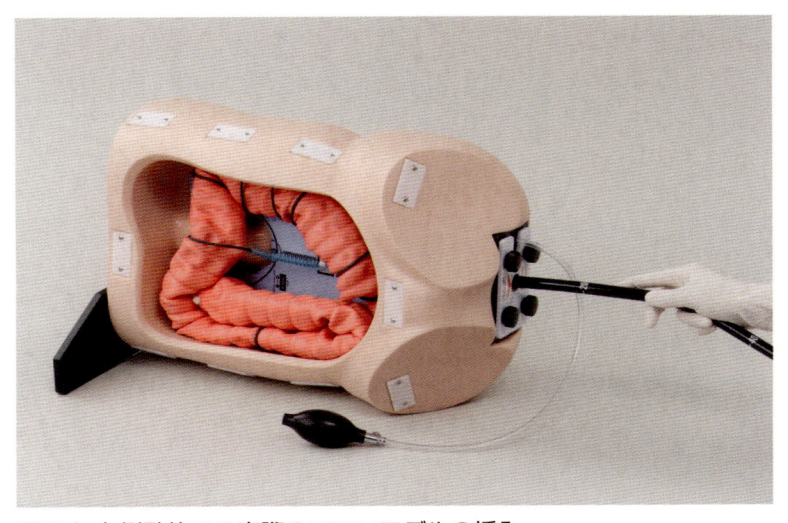

図2 ◆ 右側臥位での実際のコロンモデルの挿入

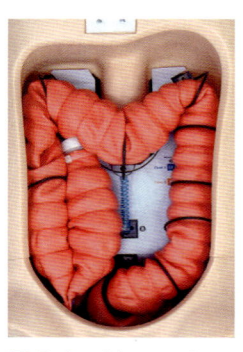

図3 ◆ パターン1
完全な初心者向け

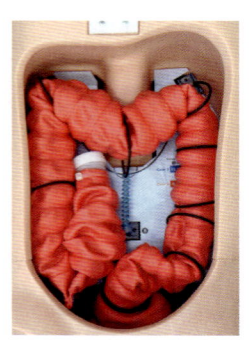

図4 ◆ パターン2
ややS状結腸が長いが，初心者向け

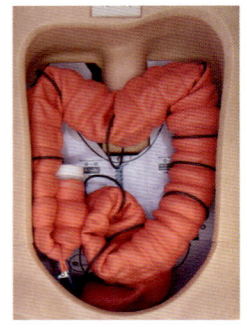

図5 ◆ パターン3
実際の挿入でも多くを占めるパターンであり，S状結腸のαループの解除，軸保持短縮法による挿入の練習には最適なパターン

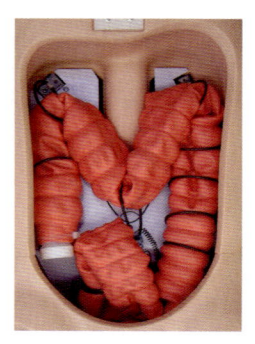

図6 ◆ パターン4
Nループを形成し，実際の挿入では苦痛を訴えやすいパターン

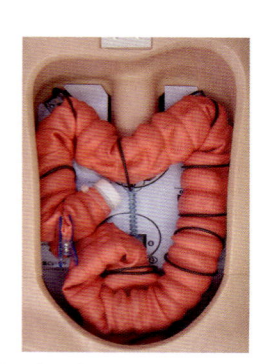

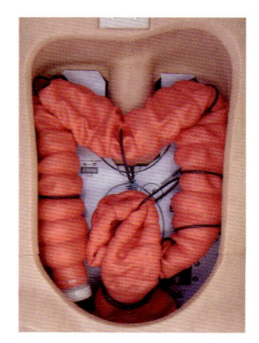

図7 ◆ パターン5
長いS状結腸のαループで，短縮，ループ解除がさらに困難である

図8 ◆ パターン6
逆αとなっているパターン，ひねり操作の感触の練習に

ンであり，このパターンを容易にこなすことができれば患者の苦痛軽減，時間短縮にもなり，術者の自信にもつながる．

　ループの解除の仕方，ループを作らない挿入法（**第1章-1参照**）はかなり実践形式に近く，SDjに引っかける方法，脾彎曲にスコープを引っかけて解除する方法の感覚をつかむにはもってこいであり，軸保持短縮法での挿入も，送気や抵抗感にやや違いがあるものの，実践に近い感覚をつかむことができる．

　以下のパターン4〜6は比較的上級者向けであり，実際の患者での挿入に比較的慣れた場合にお勧めする．

●パターン4（図6）

　このパターンはS状結腸がS-topで頭側に長く突き上げやすく，Nループを形成しやすい．さらに横行結腸も長めである．このパターンでは実際の挿入の際には被検者の苦痛を伴い挿入に難渋する場合が多い，反復して練習可能であるコロンモデルのメリットは大きい．

● **パターン5**（図7）

S状結腸がパターン3に比べて長く，αループを形成するパターンであり，短縮操作での挿入がより困難になっているため，より正確なスコープ操作とひねり操作が要求される．

● **パターン6**（図8）

S状結腸が逆αとなっているパターンであり，αループの解除法では挿入が困難となる．ひねり操作を加えながらαループ，逆αループのスコープの抵抗の違いを習得する必要がある．臨機応変に挿入操作が可能であれば，左回しでループ解除可能である．実際の症例では比較的頻度が少ないパターンである．

　以上のようにコロンモデルは，パターンを変更して挿入の反復練習が可能であり，さらにはスコープの位置の確認も容易である．しかしながらコロンモデルは空気量の調節，スコープとの抵抗感など，人間とは少し違うことを十分理解しておかなくてはならない．さらに全大腸内視鏡検査を始めた頃は挿入に重きを置きがちであるが，実際には観察が最も重要であり，疼痛なく回盲部まで挿入し，ゆっくり時間をかけて観察することが大事である．工藤らの提唱する軸保持短縮法による挿入は最も効率的かつ痛みが少ないと考えている．

　実際，われわれの施設では上級医の挿入，観察を十分観察のうえで，最初は回盲部からの観察の仕方から指導し，次にコロンモデルの挿入方法を訓練しながら，シグモイドスコープで実際の挿入を経験し，上級医の指導のもと，全大腸内視鏡検査の挿入に移行していく過程をとっている．

2 コロナビ

　コロナビは正式には挿入形状記憶装置（UPD，図9）と言い，X線を使用せずにスコープが腸の中でどのような形状を呈しているか確認できる装置である（図10，11）．X線の使用ができない限られた場所，X線被曝を最小限に抑えたい場合，ループを極力形成しないように挿入を心がける場合やループを解除しながら挿入する場合には有用である．初期モデルは比較的装置も大きいものであったが，2012年1月発売の新モデルUPD-3は挿入時のモニターのタイムラグも少なく，装置自体も小型化されている．実際に上級者の挿入手技のスコープ操作をコロナビで表示し手技の参考と

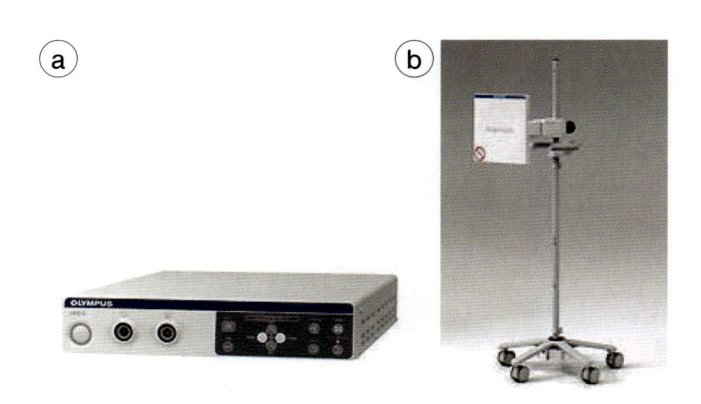

図9 ◆ UPD-3
より小型化されたコロナビ，挿入時に画面に反映されるタイムラグも解消された

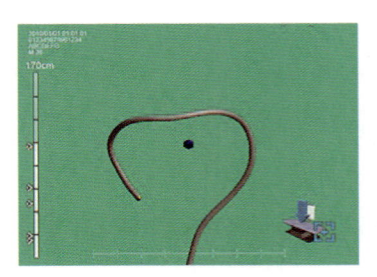

図10◆実際に挿入しているときのコロナビの画面

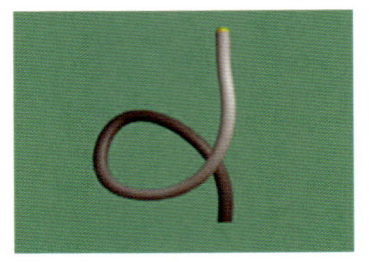

図11◆S状結腸でループ形成しているときのコロナビ画面

することもでき，大腸内視鏡検査数が増えにくいような施設などではコロンモデルで挿入の練習を積み，実際の挿入ではコロナビを併用し，挿入技術の向上に役立てることができる．コロナビは磁気で位置を確認するために，口径のやや太い専用のスコープが必要となる．一方で，通常のスコープでは鉗子孔に挿入して使用できる専用の挿入形状観測プローブが市販されているが，その場合には吸引がある程度犠牲になってしまう欠点がある．

Comment from Dr.Kashida

UPDには用手圧迫部位を表示する機能もついているので，介助者の用手圧迫の練習にも有用である．
UPDは，挿入手技のデモンストレーションや，初心者のトレーニングに有用であるが，実際の大腸内視鏡検査においてもルーチンに使用している内視鏡医がおられる．以前X線透視下に検査をしていたのと同様，ループ形状の確認に便利であり，ループ解除もUPDで見ながらすれば比較的容易かもしれない．しかしルーチンに使用すると，①UPDに頼るくせがつき，フリー感などの感覚を磨くのを妨げるおそれがある，②他の施設に出張した際にうまく挿入できない可能性がある，③UPD専用スコープ自体，挿入性や画質の点でやや劣っている，などの問題がある．

コツ！ See One, Do One, Teach One

いきなりコロンモデルで挿入手技をマスターするのはかなり困難であるので，上級者の挿入手技（理想は軸保持短縮法）を実際に目で見て，コロンモデルを使用して実際にやってみて，さらにある程度挿入手技が習熟した段階で後輩に教えることにより挿入方法をマスターしたことになる．すなわち，See One，Do One，Teach Oneである．

Pitfall コロンモデルで練習する際の注意

コロンモデルは痛みを訴えることはないため，常に実際に挿入しているのを想像しながら手技の習得に望むのが理想である．反復練習可能であるが，人工腸管のずれでどんどん挿入困難となることも念頭に置き，その都度，人工腸管の位置を直すことも重要である．

おわりに

　基本となる軸保持挿入法を習得し，繰り返すことによって症例をこなし，挿入困難例ではなるべく自身の得意な挿入パターンの型にはめて挿入するのが上達の近道と考えている．

　コロンモデル，コロナビで基本をしっかりと習得し自身で応用する術を身につけてほしい．

<文　献>

1)「大腸内視鏡挿入法―ビギナーからベテランまで」(工藤進英/著)，医学書院，1997
2)「大腸内視鏡ガイドライン 第3版」，医学書院，2006
3)「大腸内視鏡トレーニングモデル　練習の手引き」，京都科学（株）

NOTE 5
シミュレーターによるトレーニング

水谷孝弘，原田直彦

　近年，内視鏡的粘膜下層剝離術（ESD）など治療内視鏡の普及に伴い，診断・治療における内視鏡の需要は今後も増加することが予想される．消化器内視鏡医の育成教育は急務であるが，拙速な育成は医療事故を誘発する．特にリスクマネージメントが重視される今日，大腸内視鏡検査は侵襲性の高い手技であり，実際の患者を対象にした"練習"は許されない状況になりつつある．そこで内視鏡シミュレーターを利用したトレーニングシステムは，安全性の面からも有用な手段になりうることが期待される．内視鏡トレーニングにおけるシミュレーターの有用性は以前より報告されており[1]，当院でも臨床研修医を中心とした消化器内視鏡初期トレーニングにシミュレーターを用いたカリキュラムを作成し使用している．

1）内視鏡シミュレーターの機能

　当院では2006年に内視鏡トレーニングセンターを設立，内視鏡シミュレーターとしてCAE Healthcare社製Endoscopy VR（旧称：Endoscopy AccuTouch® System）を導入した（図1）．Endoscopy VRは人体データをベースに作られたコンピューターグラフィックを使い，フォースフィードバック技術などを駆使して開発されたバーチャルリアリティによる内視鏡シミュレーションシステムである．上部・下部消化管内視鏡に加えて，逆行性膵胆管造影（ERCP）や気管支鏡のトレーニングも行うことができる．各トレーニングに数症例ずつ用意されており，順を追って難易度や複雑さが変化するように設定されている．Haptics（触覚機能）により生体に近いリアルな感触が得られ，心拍・血圧などのモニターも可能である．また痛みを訴えたり咳き込むなどの音声フィードバック機能が備わっていることも特徴である．下部消化管モジュールのなかには，大腸内視鏡・S状結腸内視鏡の基本手技に加えて，生検やポリペクトミーのトレーニングも可能となって

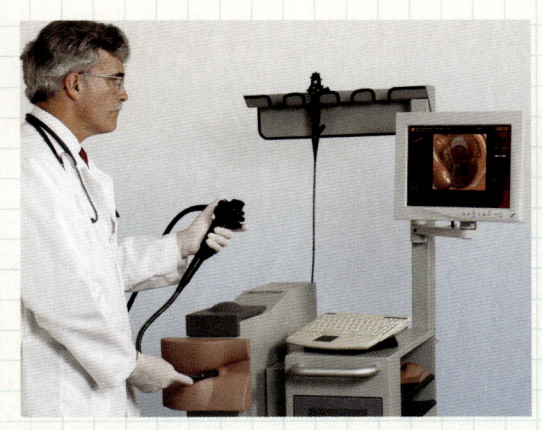

図1 ◆ Endoscopy VR（CAE Healthcare社製）

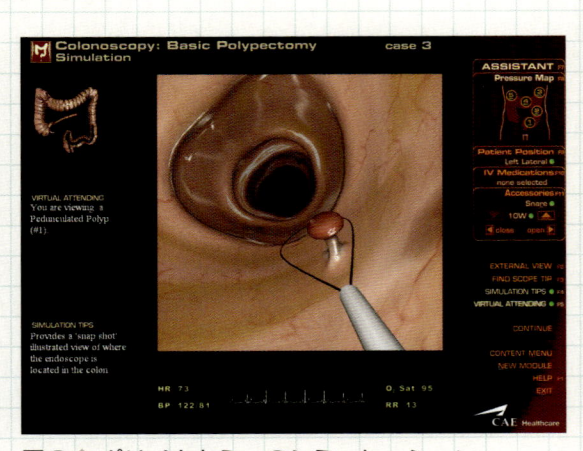

図2 ◆ ポリペクトミーのシミュレーション

いる（図2）．専用スコープを用いて行い，送気・吸引により腸管の形状がリアルに変化する．難易度の高いケースではαループを解除しないと深部挿入ができず，無理な挿入は穿孔を起こすように設定されている．External viewを用いると，リアルタイムに腸管形状の確認が可能であり，従来生体では透視下でしか確認できなかったスコープの挿入状態を立体的に把握することができる．また腹部圧迫や体位変換といった補助操作も再現されている．終了後には挿入時間，挿入距離，疼痛の度合い，合併症の有無など数十項目にわたるレポートが表示・記録され，セルフフィードバックのみならず，指導医が客観的に成績を評価することができ，これは内視鏡トレーニングにおいて非常に有用な機能であると思われる．

2) シミュレータートレーニングの有用性

内視鏡トレーニングにおけるEndoscopy VRの有用性は欧米を中心に数多く報告されている[2]．本邦では全国の大学病院などを中心に30以上の施設で導入されているが，まだ有効に利用されていない施設が多いのが現状のようである．当院ではシミュレータートレーニングを必須項目とした上部消化管内視鏡初期トレーニングおよびERCPトレーニングカリキュラムを作成し用いているが，大腸内視鏡に関してはまだトレーニングカリキュラムが確立していない．そこで今回，大腸内視鏡未経験のレジデント1人（A）と大腸内視鏡経験1,000例以上の内視鏡専門医1人（B）を対象に，大腸内視鏡シミュレーターを30回（6症例×5回）施行し，その成績を比較・検討した．その結果，合計操作時間（挿入から抜去まで）・最大挿入長・盲腸到達率に有意差は認めなかったが，挿入時間は（B）が有意に短く，大腸粘膜観察率は有意に高率であった．また最初と最後の6症例ずつを比較したところ，（A）の合計操作時間は有意に短縮，挿入時間も短縮傾向にあり，初心者においてより高い学習効果を得られることが示唆された．

大腸内視鏡未経験の消化器医を対象としたpilot studyで，シミュレータートレーニングを行った群では対象群に比べて，初期成績が有意に良好であり，被検者の疼痛も少なかったと報告されている[3][4]．一方，有効なフィードバックのないシミュレータートレーニングでは技術の向上が認められないとの報告もある[5]．大腸内視鏡初期研修において，シミュレータートレーニングは非常に有用であると思われるが，ただ漫然とこなすのではなく，適切な指導とフィードバックのもとに行うことが重要である．今後，本検討のもとにシミュレータートレーニング普及の一助となるような大腸内視鏡トレーニングカリキュラムを作成したいと考えている．

<文　献>

1) 鈴木武志，他：シミュレーションシステムを用いたトレーニングシステム．消化器内視鏡，19：395-401，2007
2) Long, V., et al.：AccuTouch Endoscopic Simulator：development, applications and early experience. Gastrointest Endosc Clin N Am, 16：479-487, 2006
3) Sedlack, R. E., et al.：Computer simulator training enhances the competency of gastroenterology fellows at colonoscopy：results of a pilot study. Am J Gastroenterol., 99：33-37, 2004
4) Sedlack, R. E., et al.：Computer simulation training enhances patient comfort during endoscopy. Clin Gastroenterol Hepatol., 2：348-352, 2004
5) Mahmood, T., et al.：The learning curve for a colonoscopy simulator in the absence of any feedback：no feedback, no learning. Surg Endosc., 18：1224-1230, 2004

第1章 挿入法の基本

8 IC，前処置，前投薬，モニタリングのコツ

金尾浩幸，田中信治

> IC：検査に先立って内視鏡検査の方法，必要性，危険性などについて患者によく説明し，同意を得る．
> 前処置：大腸内視鏡検査の精度維持には良好な前処置が必須である．
> 前投薬・モニタリング：大腸内視鏡検査の際に一般によく使用される薬剤は，セルシン®，ドルミカム®，オピスタン®などがある．静脈麻酔を行う場合は呼吸抑制に注意し，酸素分圧，脈拍，血圧などのモニタリングは必須である．

1 インフォームドコンセント（IC）

　検査に先立って内視鏡検査の方法，必要性，危険性などについて患者によく説明し，同意を得る．偶発症に関しては，発生頻度を具体的な数字を挙げて説明する．実際には術者の技量や患者の身体条件によって異なるために正確な数字を挙げることは難しいが，下記memoのような偶発症に関する全国調査の数字を参考にするとよい．

> **memo　大腸内視鏡検査の偶発症発生件数**
> 　日本消化器内視鏡学会の全国調査報告[1]で，2003年より2007年までの5年間で大腸内視鏡検査の偶発症発生件数は3,311,104件中2,567件（0.078％），死亡数28件（0.00082％）であった．また，腸管洗浄液に関連した死亡が8例に認められており，その原因はイレウス，誤嚥によるものであった．しかし，これらの数字は日本消化器内視鏡学会の指導施設を対象としたアンケート調査であり，実際にはさらに多くの偶発症が発生しているものと予想される．

> **Comment from Dr.Kashida**
> 　腸管に高度の狭窄を有する被検者が一気に腸管洗浄液を飲用すると，腸閉塞や穿孔をきたすことがある．最近急に増悪した便秘や腹部腫瘤触知など，狭窄を疑う症状がないかどうか予め確認することが重要である．洗浄液服用にも関わらず反応便排出がない，あるいは腹痛が出現した場合は，すぐに報告するよう，被検者に連絡先を教えておく．その他前処置に伴う偶発症には，嘔吐，誤嚥性肺炎，マロリーワイス症候群，虚血性腸炎，電解質異常や腎不全などがある．

2 前処置

1) 前処置法の歴史

　大腸内視鏡検査の精度維持には良好な前処置が必須である．不良な前処置では，内視鏡挿入の難易度が高くなるばかりか，病変の拾い上げ診断，精密診断，そして内視鏡治療など，すべてにおいて不利な状況が生じる．

　1980年にDavisら[2]が硫酸ナトリウムとポリエチレングリコールを主成分とした経口腸管洗浄液（Golytely液，次ページ参照）を考案したが，本邦でも1985年に上野ら[3]が紹介して以来，Brown変法を主体としたそれまでの前処置にとって代わり，現在本邦では，Golytely 2L法（ニフレック®法）が大腸内視鏡検査の前処置法の主役となっている[4,5]．Golytely液は大量に服用しても腸管から吸収されず，腸液分泌を刺激することもなく，体液への影響も少ない優れた前処置法である．本項では，Golytely法を中心に，Golytely法以外の各種方法についても解説する．

2) 前処置法の種類と実際[6]

　前処置法としては以下のようなものがあるが，実際には種々の方法を組み合わせて行うことも少なくない．

a）ニフレック®法（図1）

　硫酸ナトリウムとポリエチレングリコールを主成分とした経口腸管洗浄液（polyethylene glycol-electrolyte lavage solution：PEG-ELS, Golytely液）を用いる方法である．Golytely液は現在，味の素ファルマからニフレック®（図2）として市販され保険適応となっており，その使用は容易である．本剤は，飲用しても腸管で吸収されないため体液組成・尿量など循環動態にはほとんど影響を与えない[7]．ニフレック®法の原理は，腸管に吸収されないGolytely液を大量に服用し，消化管内の食物残渣や便を体外に排出させようというものである．問題は，その服用量にあるが，ニフレック®法単独で前処置を行う場合約2Lが現在妥当であるとされている．実際には，大腸内視鏡検査の約3～4時間前から飲用を開始し，排便（排液）が無色～黄色透明になった段階で前処置完了とする．これにより，従来のBrown変法では得られない残便のないきれいな前処置が得られる．

　本法の長所は，①検査前日の食事制限が不要，②検査前日の下剤投与が不要，③循環動態に影響がないため，心不全や腎不全の患者に対しても安全に使用できる，④残便のないきれいな前処置が得られるため高い検査精度が得られる，などである．

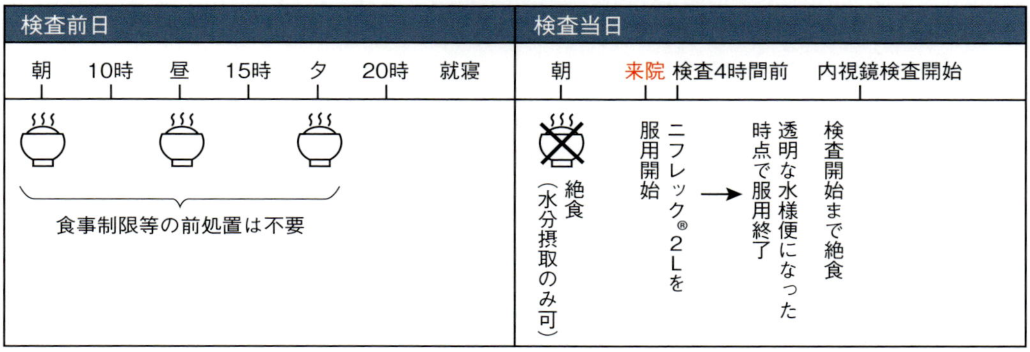

図1 ◆ ニフレック®法

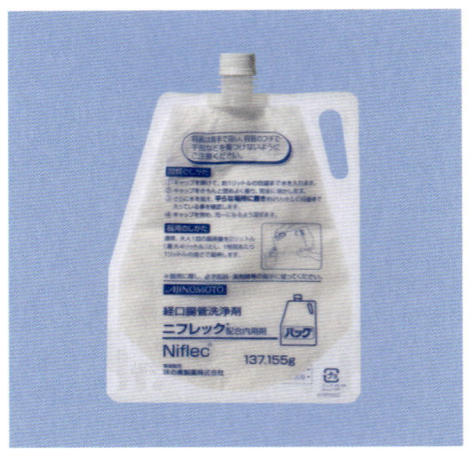

図2 ◆ ニフレック®

図3 ◆ 在宅ニフレック®法

　一方短所としては，①少し薬品臭がかった海水のような味で飲用しにくい，②味の問題や飲用量が多いため必要量を服用できない患者がいる，などであるが，味に関してはフレーバーの使用や冷やすことで対応している．しかし，服用量も多く，大腸内視鏡検査自体よりもニフレック®液2Lを飲用する方が辛いという患者は少なくない．服用量に関しては，後述の検査食，経腸栄養剤，下剤などを併用することによって減量することが可能である．

b）在宅ニフレック®法（図3）
　ニフレック®法は大変有用な前処置法ではあるが，そのために患者は長時間病院に拘束される．また，施設によってはトイレの確保が困難であったり，飲用する場所の問題もある．これらを解消する目的で在宅ニフレック®法が試みられ，その有用性が証明されている[8]〜[10]．本法は過去に病院でニフレック®法の経験がある患者のうち，高齢者や遠隔地在住者を除いた者が対象となる．来院途中の排便が問題となることはきわめて少なく，病院でのニフレック®法の経験や来院時間の調整で対応可能である．

c）大量マグコロール®P法
　マグコロール®P 100g（図4）を水で溶解し1,800mLとして，ニフレック®法と同様に全量を服用してもらう．この濃度で腸液と等張になり大腸洗浄効果が得られる．ニフレック®法と比較すると腸管洗浄力はやや劣るが，スポーツドリンクのような味で飲用しやすい．

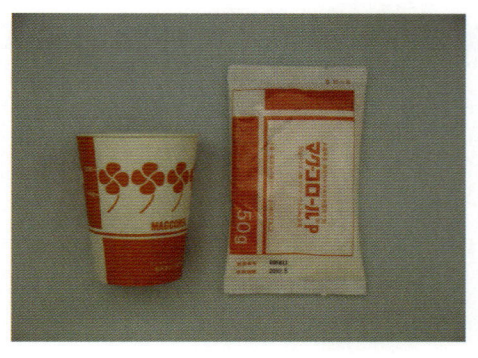

図4 ◆ マグコロール®P

図5 ◆ 検査食併用ニフレック®法

d) 検査食併用ニフレック®法（図5）

　大腸X線検査用の検査食として，ボンコロン®，エニマクリン®PO，ダルムスペース®など数社からレトルトパウチ食品（アルミ箔の袋で滅菌・加圧されたもの）が1,500円前後で市販されている．検査前日の検査食と下剤投与（プルゼニド®，ラキソベロン®，マグコロール®Pなど）を行うことで，検査当日のニフレック®液の服用量を約1Lに半減でき，また，検査当日の前処置に要する時間を1〜2時間に短縮することが可能である．

　本法は，検査前日にも制限がかかること，検査食が医薬品扱いでないため別に買ってもらわねばならず，患者に1,500円前後の負担がかかるなどの欠点はあるが，女性・高齢者など大量の水分摂取を好まないため通常のニフレック®法が行いにくい患者，あるいは通常のニフレック®法では前処置が不十分な患者に対して有用である．当科ではこの方法を頻用しているが，飲みにくい前処置薬を半量にできるのなら，前日の食事制限は気にならないという患者がほとんどである[4)5)]．

e) 経腸栄養剤を用いた前処置法

　頑固な便秘のために通常のニフレック®法では，十分な前処置が得られない患者や，食欲低下のために摂食不良状態の患者には，半消化態栄養剤の投与を数日前から行うことが有用である．

f) 下剤

　頑固な便秘のために通常のニフレック®法で十分な前処置が得られない患者には，前日に下剤（プルゼニド®，ラキソベロン®，マグコロール®Pなど）を追加投与する必要がある．また，これらの下剤とニフレック®法を併用することで，ニフレック®液の量を減じる試みもなされている．

図6 ◆ ビジクリア®法

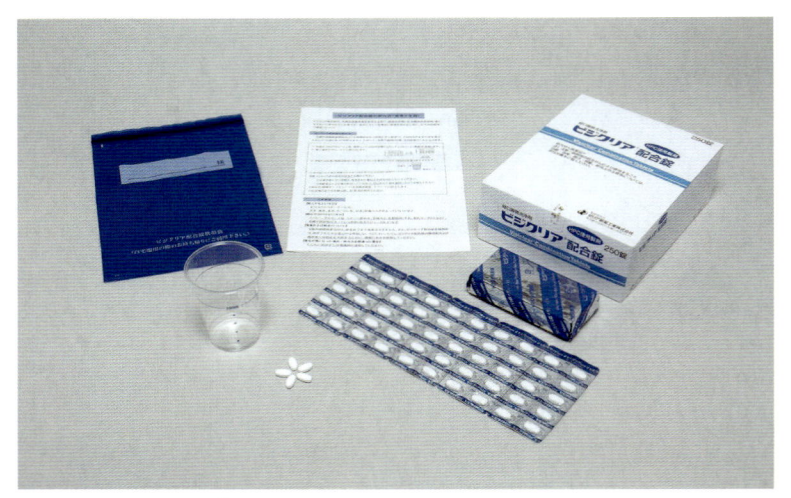

図7 ◆ ビジクリア®配合錠

g）消化管機能調律薬

　消化管機能調律薬（セレキノン®，ガスモチン®など）で腸内容物の輸送を促進させることで，便秘の患者に対応できるだけでなく，下剤の副作用を減じることも可能である．

h）新しい経口腸管洗浄剤（図6）

　ビジクリア®錠（図7）は，大腸内視鏡検査の前処置における腸管内容物の排除を目的として2007年6月にゼリア新薬工業社から発売された医薬品で，国内で初めて承認された錠剤タイプの経口腸管洗浄剤である．ビジクリア®錠は有効成分であるリン酸二水素ナトリウムの配合によりpH緩衝能を有し，消化管の局所刺激の低減とともに優れた腸管洗浄効果を示す．50錠を2Lの水を用いて服用する．

Comment from Dr.Kashida

　ポリエチレングリコール系経口腸管洗浄液はすぐれた洗浄効果を有するが，腸内の泡が多くなるのが欠点である．消泡剤であるジメチコン（ガスコン®ドロップ）を洗浄液と共に飲用すると泡が軽減する．

3 前投薬・モニタリング

1）抗コリン薬

　抗コリン薬を投与したほうが腸管の収縮が少ないためスコープの挿入や観察が容易である．抗コリン薬が禁忌（虚血性心疾患，緑内障，前立腺肥大など）の患者にはグルカゴン®を用いる場合がある．

2）静脈麻酔

　欧米では全例に静脈麻酔を行っているが，わが国では施設によって使用状況や使用薬剤の種類が異なっている．

a）使用薬剤

　大腸内視鏡検査の際に一般によく使用される薬剤は，ジアゼパム（セルシン®），ミダゾラム（ドルミカム®），オピオイド（オピスタン®）などがある．

> **Comment from Dr.Kashida**
>
> 静脈麻酔薬のうち，ベンゾジアゼピン系は催眠作用が強いが鎮痛作用は弱い．被検者が痛がった場合，鎮静剤をむやみに追加しても，鎮痛効果が乏しいばかりか，逆に不穏になることがある．さらに投薬が過剰になると呼吸抑制をきたす可能性もある．超高齢者には静脈麻酔使用を避けるべきである．

b）施行時の注意

　静脈麻酔を行う場合は呼吸抑制に注意し，酸素分圧，脈拍，血圧などのモニタリングは必須である．心疾患を有する患者では，心電図のモニタリングも必要になる．万一に備えて内視鏡室内に救急カートの準備をし，挿管に必要な道具を日頃から点検しておく．また，フルマゼニル（アネキセート®）などの拮抗薬を用意しておくことも大切である．検査終了後はリカバリー室で十分休ませ，当日は車や自転車の運転は避けるように注意する．

> **Comment from Dr.Kashida**
>
> 被検者が痛がる場合，鎮痛薬のみに頼るのではなく，自分の挿入法に問題があることを反省し，対処すべきである．

＜文　献＞

1）芳野純二，他：消化器内視鏡関連の偶発症に関する第5回全国調査報告—2003年より2007年までの5年間．Gastroenterol Endosc, 52：95-103, 2010
2）Davis, G. R., Santa, C. A., Morawski, et al.：Development of a lavage solution associated with minimal water and electrolyte absorption or serection. Gastroenterology, 78：991-995, 1980
3）上野文昭，荒川正一，岩村健一郎，他：非吸収性，非分泌性経口腸管洗浄液を用いた大腸内視鏡検査前処置法の検討．消化器内視鏡の進歩，27：197-201, 1985
4）田中信治，梶山梧郎：安全な内視鏡検査のために—下部消化管．前処置法（1）一般的注意．臨床消化器内科，11：1685-1690, 1996
5）田中信治，春間　賢：検査のための前処置．1. Golytely法．その他．「大腸内視鏡検査ハンドブック」（丹羽寛文/編），39-43，日本メディカルセンター，1999
6）田中信治：大腸内視鏡検査の前処置．「動画で学ぶ大腸内視鏡挿入法トレーニング—研修者から指導者まで—」（五十嵐正広，津田純郎/編），日本メディカルセンター，2007

7）岡部治弥, 吉田　豊, 平塚秀雄, 他：大腸内視鏡検査前処置における経口腸管洗浄剤MGV-5の臨床的研究. 薬理と臨床, 17：333-349, 1989
8）富樫一智, 小西文雄, 岡田真樹, 他：在宅で行う腸管洗浄液（PEG-ELS）による大腸内視鏡検査前処置法の検討. 日本大腸肛門病学会誌, 47：622-627, 1994
9）城　浩介, 塚本純久, 後藤秀美, 他：在宅大腸内視鏡検査前処置法の検討. Ther Res, 16（Suppl 2）：379-382. 1995
10）瀬古　章, 天野和雄, 高木晶一, 他：大腸内視鏡検査前処置における経口腸管洗浄液（PEG液）自宅服用法の検討. 新薬と臨床, 44：119-127. 1995

第2章

部位別攻略法

1. 肛門からRSjを越えるまで ……………………………………………… 74
2. SDjを越えるまで ………………………………………………………… 78
3. 横行結腸中部まで ………………………………………………………… 84
4. 盲腸まで …………………………………………………………………… 88
5. 回盲弁（バウヒン弁）の通過 …………………………………………… 93

第2章　部位別攻略法

1　肛門からRSjを越えるまで

樫田博史

1　大腸スコープの挿入前にすべきこと：直腸指診

直腸指診には，下記のような意義がある．
　①肛門部にキシロカイン®ゼリーを塗布して局所麻酔する．
　②スコープ挿入前に肛門括約筋を弛緩させる．
　③肛門・直腸下部に異常がないか確認する．
　指をいきなり肛門に挿入すると被検者が驚き，肛門括約筋も精神的にも緊張して，疼痛に対する閾値が下がってしまう．必ず先に被検者に声をかけてから行うことが必要である．指を挿入してすぐ抜くのではなく，ゆっくり左右に180度ずつ回転させて触診し，同時に肛門管を広げて，肛門括約筋を弛緩させるようにする．

2　肛門へのスコープ挿入（図1）

スコープにもキシロカイン®ゼリーを塗布する．スコープを，示指を伸ばしてペンのような感じで持ち，スコープの屈曲部を示指の先端で支えつつ，肛門に先端の角をそっと滑り込ませる（図2）．

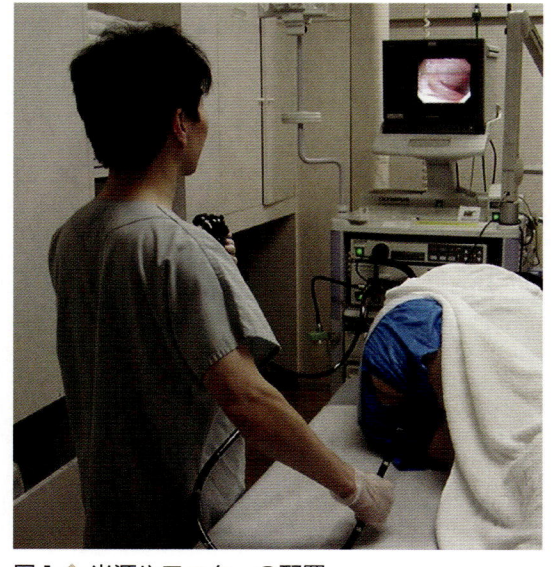

図1 ◆ 光源やモニターの配置

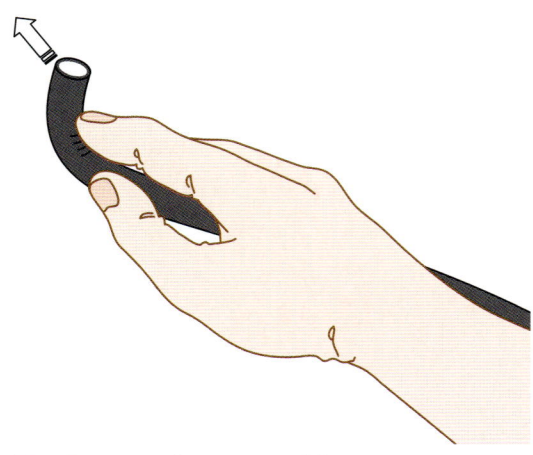

図2 ◆ スコープの肛門への挿入

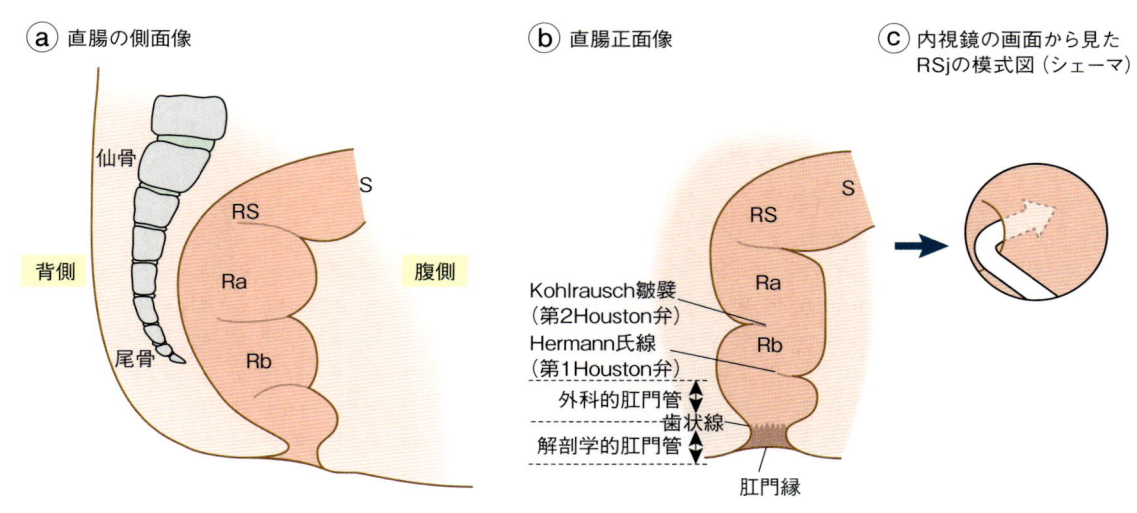

ⓐ 直腸の側面像　　　　　　　　ⓑ 直腸正面像　　　　　　　ⓒ 内視鏡の画面から見た
　　　　　　　　　　　　　　　　　　　　　　　　　　　　　　　 RSjの模式図（シェーマ）

図3 ◆ 直腸の解剖から見たRSjの越え方
S：S状結腸，RS：直腸S状部，Ra：上部直腸，Rb：下部直腸

3 直腸内ですべきこと

　スコープが肛門管を通過したら，手を持ち替えて，スコープの先端から30cmくらいの部分を握る．直腸内ではあまり送気せず，むしろ貯留した液体や残渣をよく吸引する．
　送気しなければすぐRSjに達する．

> **memo　直腸の解剖（図3）**
> 　直腸（R）：解剖学的には腸間膜を失った第2仙椎下縁の高さ以下であるが，外科的には直腸
> 　　　　　　S状部を含み岬角の高さより恥骨直腸筋付着部上縁までとする．
> 　直腸S状部（RS）：岬角の高さより第2仙椎下縁の高さまで
> 　上部直腸（Ra）：第2仙椎下縁の高さより腹膜反転部まで
> 　下部直腸（Rb）：腹膜反転部より恥骨直腸筋付着部上縁まで
> 　注：RaとRbは腹膜翻転部で区別される．a，bは，aboveとbelowの頭文字である．腹膜
> 　　　翻転部は，内視鏡検査の際に直腸内腔で，ほぼKohlrausch皺襞（第2Houston弁）の
> 　　　位置に相当する．
> 　肛門管（P）：恥骨直腸筋付着部上縁から肛門縁までの管状部をいう．

4 RSjの越え方

　RS部は被検者の体の右後方に屈曲している．RSjは一見盲端のように見えるが，内視鏡画面の向かって右（被検者の体では左）にヒダが存在する．RSjの手前でアップアングルをかけて左にひねり（このときスコープの先端は，やや体の右背側に向いている）スコープを少し引き戻すと，直腸が短縮され，RSjが鈍になる．その場でスコープを右にひねると（こうするとスコープ先端は体の左腹側に向くことになる），前方にRS～S状結腸の内腔が見えてくる．そのまま右へ右へとひねるだけで，吸い込まれるように，粘膜面を滑るように（slide by the mucosaという），S状結腸に入っていく（図4，5）．

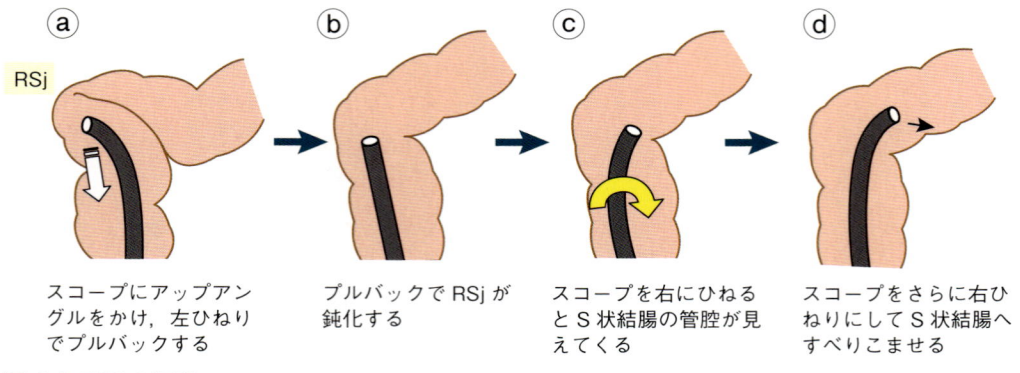

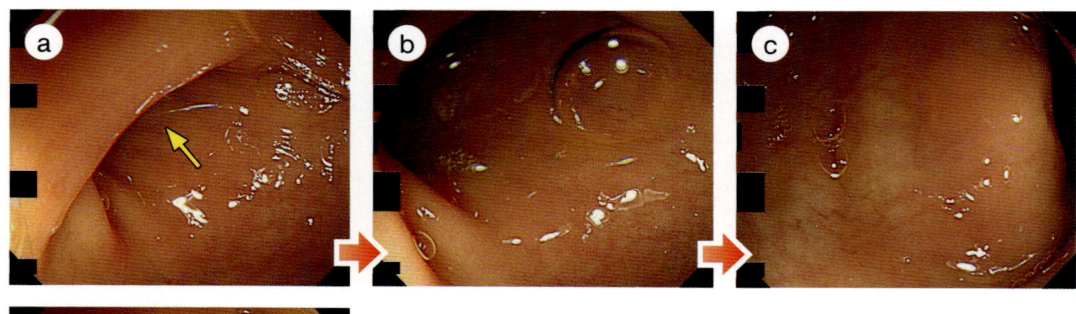

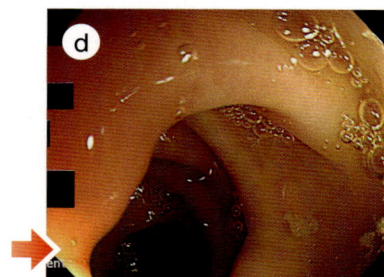

a	b	c	d
スコープにアップアングルをかけ，左ひねりでプルバックする	プルバックでRSjが鈍化する	スコープを右にひねるとS状結腸の管腔が見えてくる	スコープをさらに右ひねりにしてS状結腸へすべりこませる

図4◆ RSjの通過

図5◆ RSjの越え方
a) 前方にRSjが見える（⇒），向かって左に屈曲している
b) RSjに接近し，アップアングルをかけ，左に回旋しながらプルバックする
c) 右方向に管腔がかすかに見えたら，今度は右回旋に切り返す
d) 粘膜をかすめたあと，S状結腸の内腔が見えてくる

Pitfall 直腸では送気を控える
　直腸で送気し過ぎると直腸が伸びてRSjが急峻になってしまう．

コツ "櫓を漕ぐ動き"でRSjを越える
　スコープを小舟の櫓に見立てると，RSjのヒダの越え方は，櫓を漕ぐ動きに似ている．すなわち，スコープを手前（検者の体側）に引き寄せると左にひねることになり，スコープを向こうへ倒すと右にひねることになる（図6）．

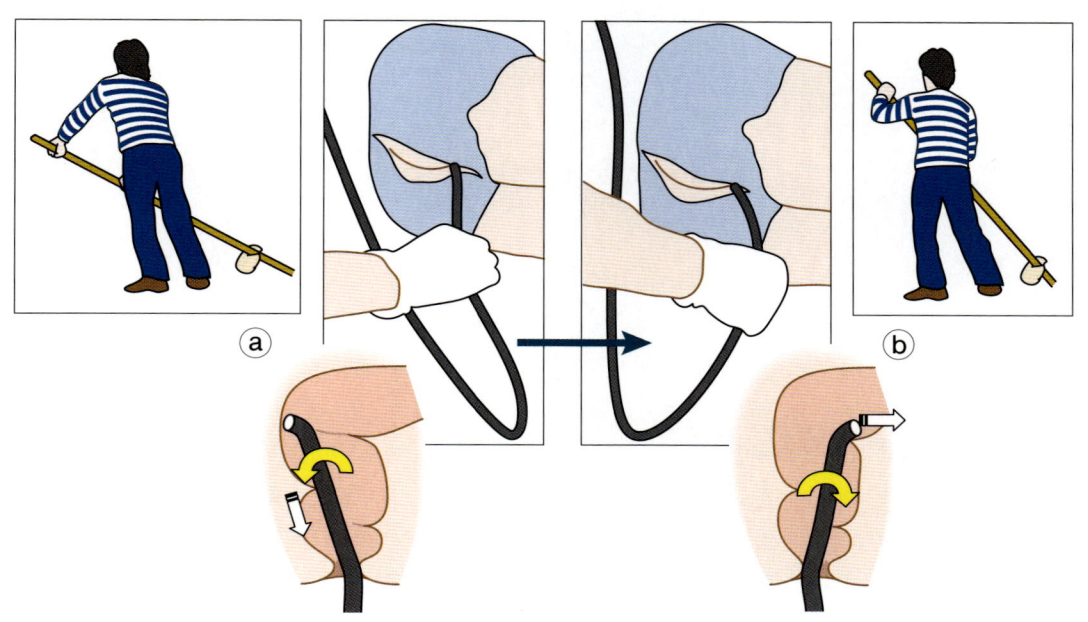

図6 ◆ RSjの通過は櫓で舟を漕ぐ動きに似ている（Gondola movement）

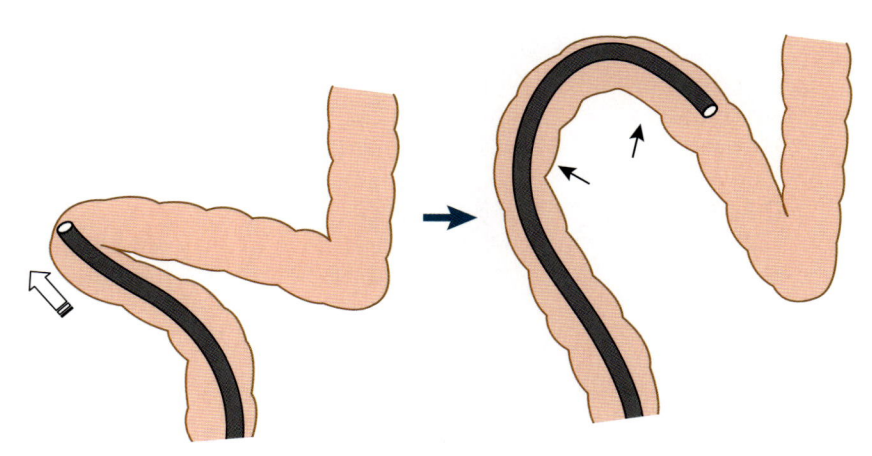

図7 ◆ RSjをプッシュして越えるとS状結腸が伸びる

Pitfall ★ RSj通過の際，プッシュは厳禁

　　　RSjで不用意にスコープをプッシュすると，S状結腸が右頭側へ引き伸ばされ，大きなループを形成してしまう（図7）．こうなると後ほどSDjが急峻となり，通過が困難になる．RSjの通過の仕方で勝負が決まると言っても過言ではない．

第2章 部位別攻略法

2 SDjを越えるまで

樫田博史

1 S状結腸内での進み方

　S状結腸では，極力送気を避け，スコープに軽くアップアングルをかけ，右にひねりながら少しプルバックする動作を繰り返す（図8）．管腔が常時画面の右下に展開するようであれば理想的である（図9）．この動作によって，S状結腸を少しずつ手繰り寄せ，短縮していく．これを**狭義のright turn shortening**という．言い換えれば，柔らかい濡れタオルを絞ると硬く真っ直ぐになる状況に少し似ている（図10）．

> **Pitfall** 土管のようなS状結腸は要注意
> 　S状結腸の管腔がいわゆる「土管」状にまっすぐ見えたり，画面の左へ左へと展開したりする時は，一見順調に前進しているように見えても，S状結腸がすでに伸展し始めており，そのまま挿入を続けるとαループを形成しやすい（図11）．
>
> **こんなときはS状結腸が伸びている**
> 　スコープを押したのと同じ距離だけ進まない，あるいはSDjに達する前にスコープの挿入長が45～60cmになっている際は，S状結腸が伸びていると悟るべきである．

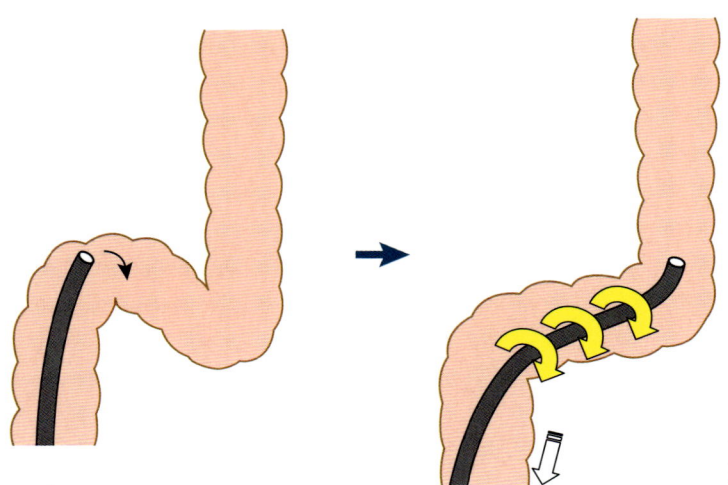

図8 ◆ S状結腸の通過の仕方
右ひねり，プルバックをくり返す

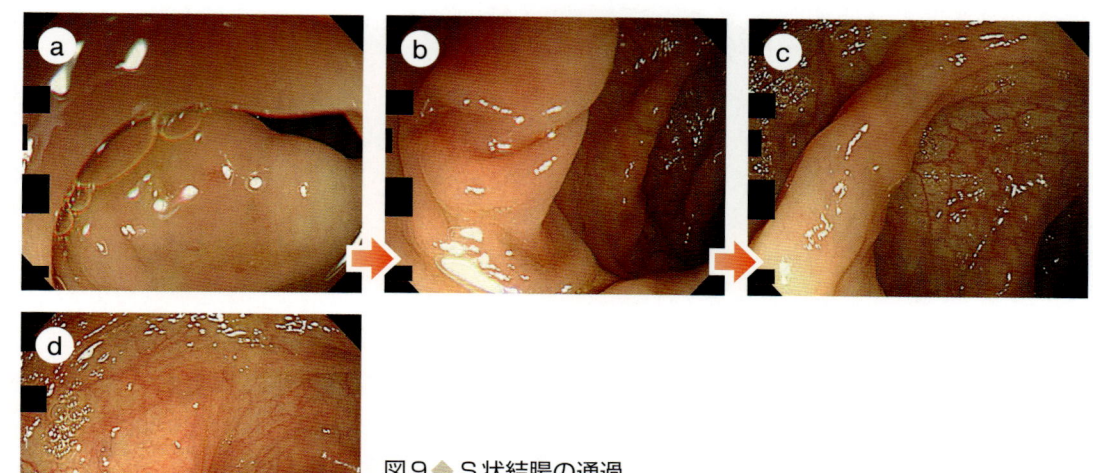

図9 ◆ S状結腸の通過
a) アップアングルをかけて右回旋し，少しプルバックする
b) 内腔が右下方向に展開する．右回旋とプルバックを小刻みに繰り返す
c) S状結腸が十分短縮されていると，SDjの屈曲が目立たない
d) アップアングルと右回旋で下行結腸に滑りこませることができる

ⓐ 短縮前　　　ⓑ 短縮後

図10 ◆ 短縮前と短縮後のS状結腸

内視鏡画面では内腔が左へ左へと展開する

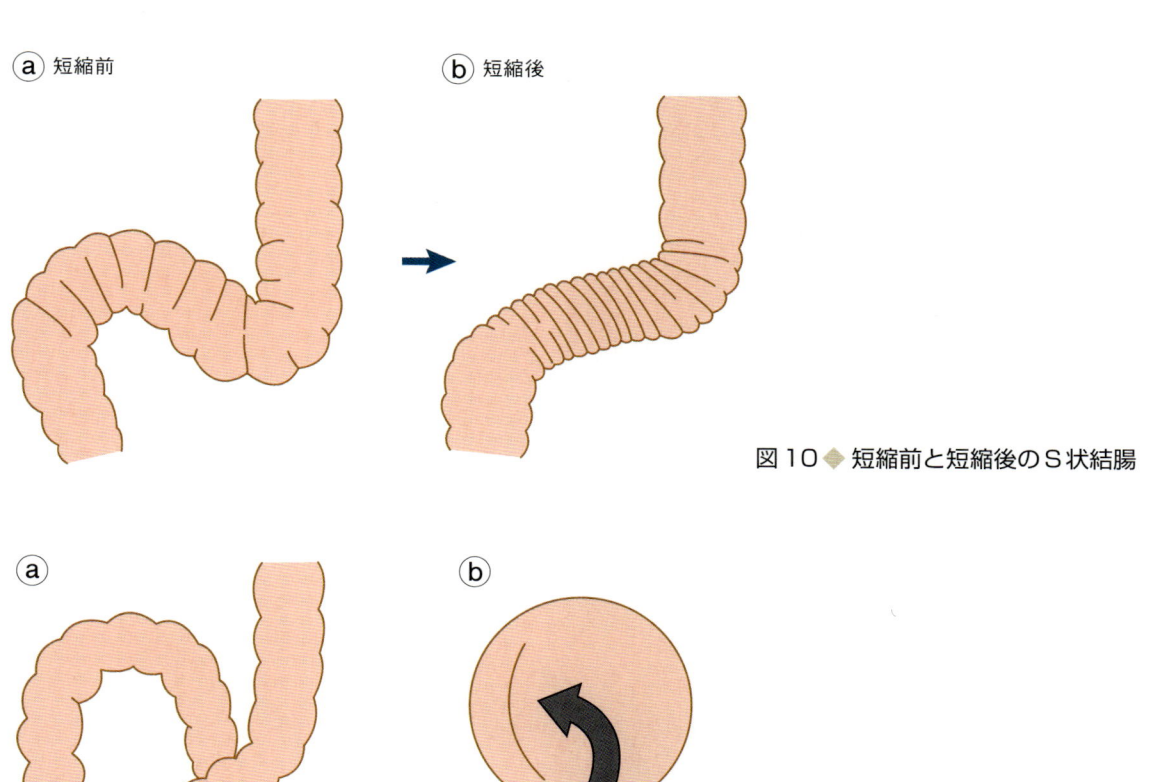

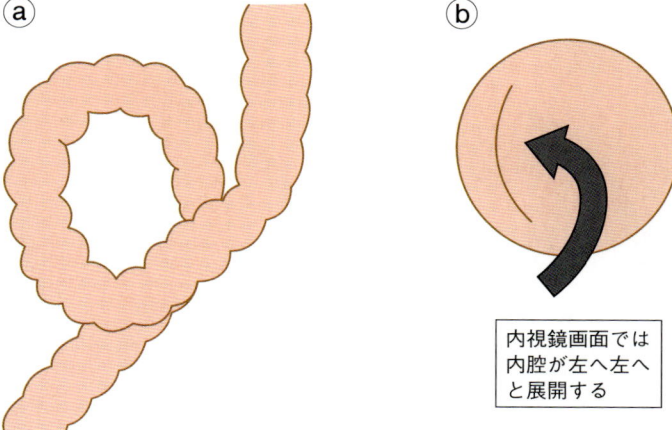

図11 ◆ αループ

2 いわゆるS-topの克服法

　症例によってはS状結腸が頭側に伸び，中央部分がテント状に折れ曲がったようになることがある．このようにして形成された屈曲点を，いわゆるS-topと呼ぶ（図12a）．内視鏡モニター上でスコープの前方の屈曲が急峻になり，スコープを押しても屈曲がますます強くなるばかりでなかなか進まない．そもそも最初から極力S-topを形成しないように挿入するほうがよい．S-topを形成してしまった場合は，スコープを右ひねりで引き戻し，屈曲をゆるやかにする必要がある（図12b）．

Pitfall　無理なプッシュはNループ形成のもと
　S-topでスコープを無理にプッシュすると，S状結腸が頭側へ伸びてしまい，Nループを形成しやすい．そのまま挿入を続けると後ほどSDjが急峻となり，通過が困難になる．

コツ　圧迫でS状結腸の伸展を防ぐ
　再び押した際にまたS状結腸が伸びてしまう場合は，患者の頭側から左下に向かって介助者に下腹部を圧迫してもらうと，S状結腸が伸びにくくなることがある（図12c）．

S状結腸を越える際の体位変換
　筆者は，用手圧迫よりも体位変換を頻用している．S状結腸が少しでも伸びていると感じる際は，左側臥位より仰臥位，仰臥位より右側臥位にする方が進みやすい．なぜならば，S状結腸が自らの重さでスコープの上を滑り，スコープを押さなくても相対的に進むことができるからである（図13）．

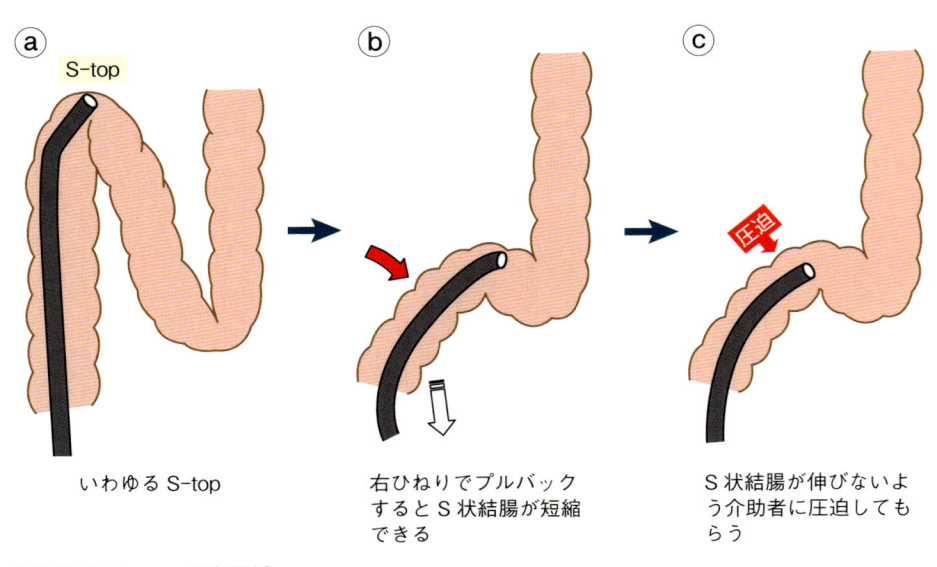

図12 ◆ S-topの克服法

a　いわゆるS-top
b　右ひねりでプルバックするとS状結腸が短縮できる
c　S状結腸が伸びないよう介助者に圧迫してもらう

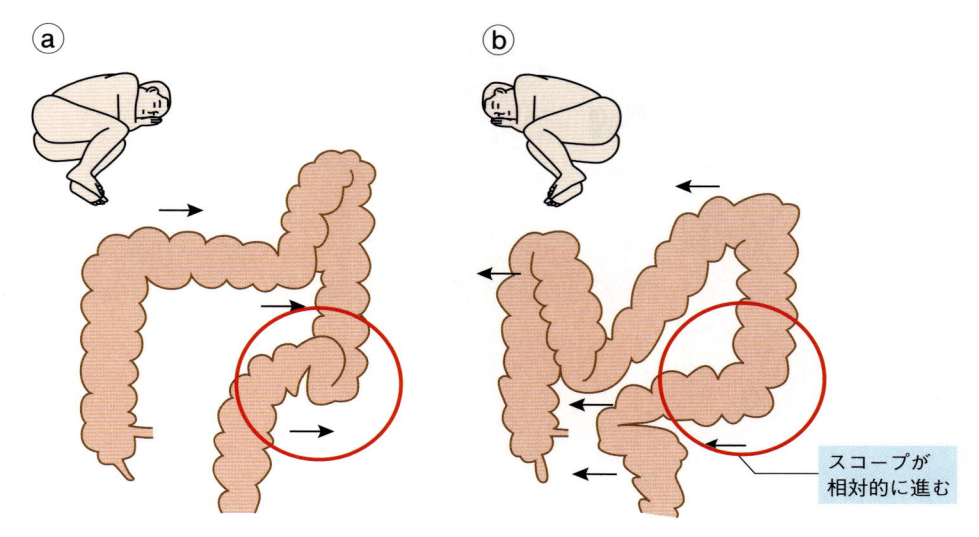

図13◆体位変換によるS状結腸の移動とSDjの形態変化
a) 左側臥位　b) 右側臥位
⟶：重力の方向

> **memo**　挿入の工夫には，体位変換と用手圧迫があるが，特に痩せている被検者に有用である．①痩せているとSDj，脾彎曲，肝彎曲などの屈曲が急峻なので体位変換で鈍化する方が挿入が容易になる，②痩せていると腹筋や腸間膜脂肪の発達が乏しく，腸がたわみやすいので，圧迫でたわみを予防する，③幸い，痩せている方が用手圧迫しやすい．
> 　太った被検者の場合は，用手圧迫しにくいので体位変換を利用せざるを得ないが，太りすぎていると体位変換も容易ではないことがある．

3　SDjの越え方

　S状結腸を伸展させずにSDjに達した際は，肛門からの距離がほぼ25〜30cmのはずであり，SDjの角度がゆるやかで通過したことを気づかない場合すらある（図9）．
　通常SDjではやや屈曲が強くて前方の管腔が見えないことが多い（図14a, b）が，右に強めにひねりながらプルバックすると，屈曲がゆるやかになり，ヒダを跨ぐように越えることができる（図14c）．急に視野が前方にまっすぐに広がり，右手の抵抗感が無くなって，スコープが吸い込まれるように下行結腸に入っていく（図14d）．

> **コツ！　S状結腸が伸展している場合のSDjの越え方**
> 　もしNループのままSDjに達した場合は，S状結腸が伸び切り，SDjは非常に急峻になってしまっている．無理に越えようとせず，SDjの手前で右にひねりながらできる限りプルバックし，最後の短縮を試みる（図15）．S状結腸の畳みこみやSDjの鈍化のためには，左側臥位より仰臥位が，仰臥位より右側臥位の方が容易である（図13）．

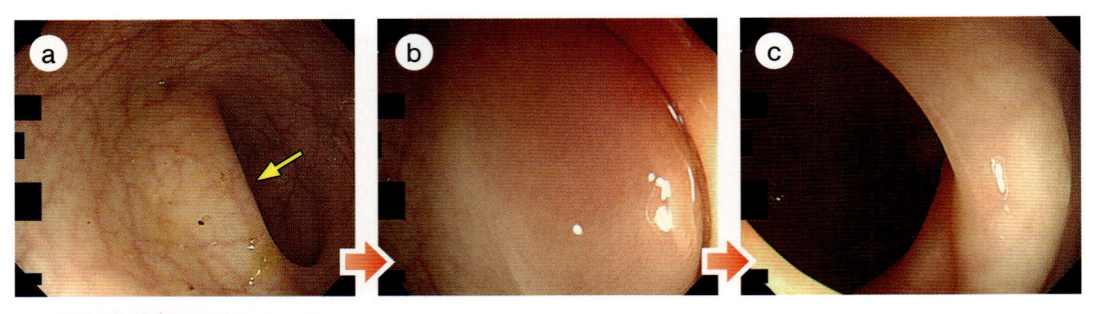

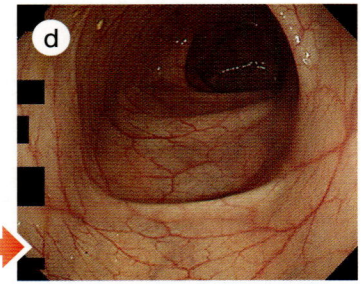

図14 ◆ SDjの越え方①
a) 前方にSDjが見える
b) 吸引でSDjに接近
c) アップアングル右回旋をかけてプルバックし、ヒダを跨ぐようにすると、下行結腸内腔がわずかに見える
d) アップアングルとプルバックを少しゆるめると、下行結腸に吸い込まれるように入っていく

Pitfall 先端だけが下行結腸に入った場合の注意点

どうしても短縮が困難な場合、スコープに強いアップアングルをかければ、先端だけは下行結腸に入ることが多い。しかしこの方法は、①患者が痛がる、②穿孔をきたす危険がある、③先端だけ入っても、そのまま押すとS状結腸がたわむだけで結局進まない、などの大きな問題がある。先端だけ入った場合、そのままプッシュしてはならず、スコープを慎重にプルバックして、S状結腸を短縮・直線化する必要がある。うまく短縮できれば右手の抵抗感がスッと軽くなる。

ループ法について

むしろ積極的にループを形成させるような挿入法（いわゆるループ法）を推奨する内視鏡医もおられるが、S状結腸が伸展する分、患者に苦痛を与え、また後ほどループを解除する手間も増えるので、筆者は好まない。

コツ 別のスコープに変更する

SDjが急峻な場合は、太くて硬いスコープより、細くて軟らかいスコープの方が越えやすい。前者で上手くいかない場合、スコープを変えることも考慮する。

memo

本書の所々に「通常径」「細径」「太径」「細いスコープ」「太いスコープ」という言葉が登場するが、それらの違いについて特に定義は存在せず、筆者によって若干異なる。オリンパス社製の場合「PCF」は「細径」を意味するが、製品のバリエーションが増えた結果、「PCF」でも先端部9.2 mmから11.7 mmまで幅広い。逆にかつてのように極端な「太径」はほとんど存在せず（AFI対応機種のみ）、かつての「通常径」が今では相対的に太い部類に属する。個人的には、おおまかに11 mm未満を「細径」、11〜13 mm未満を「通常径」、13 mm以上を「太径」と捉えている。

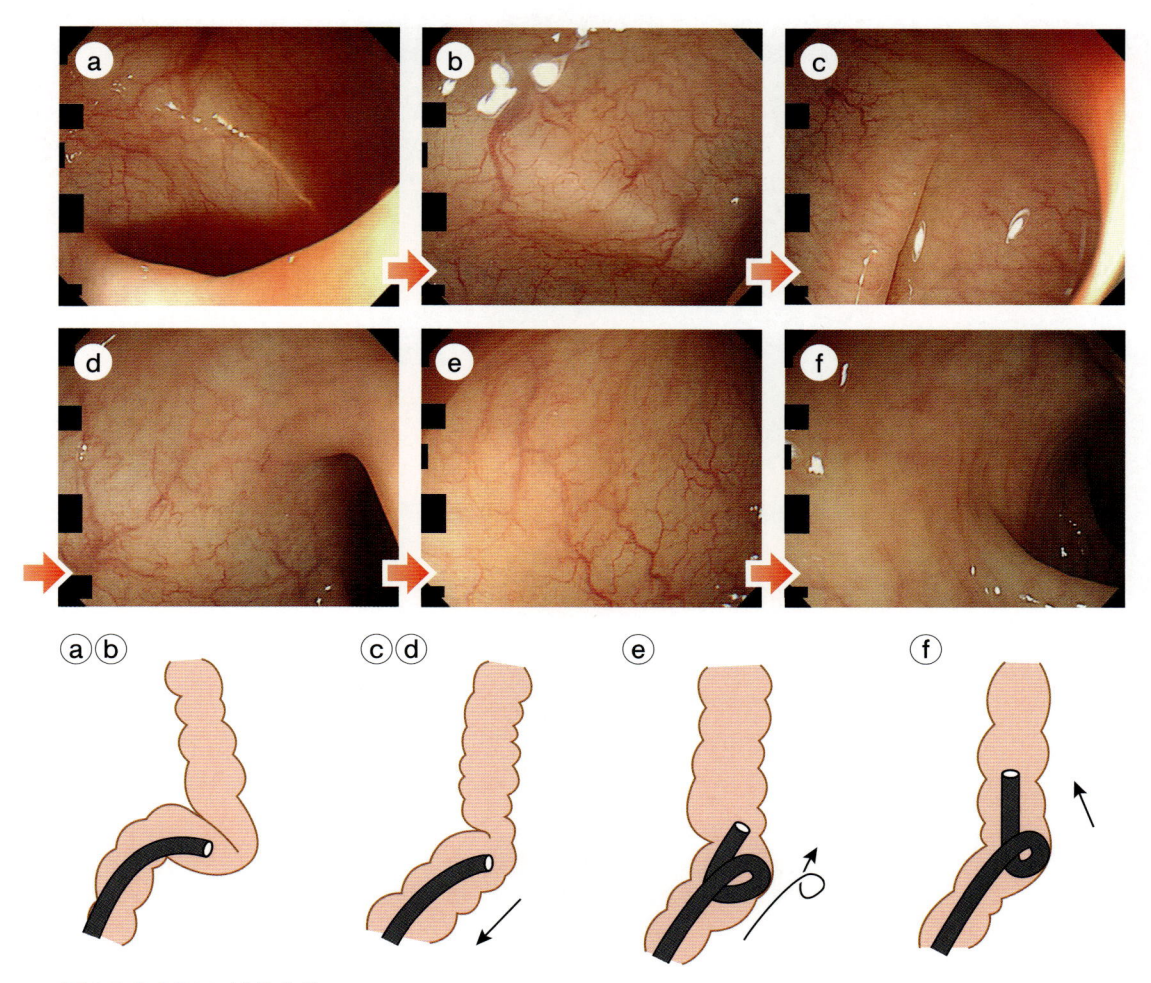

図15 ◆ SDjの越え方②
a) S状結腸が少し伸びているとSDjが急峻になり，つっぱっているように見える
b) 吸引でSDjに接近
c) アップアングル右回旋をかけてプルバックする
d) SDjが少し鈍化する
e) さらなるアップアングル・右回旋・プルバックで，粘膜をかすめる
f) 下行結腸に吸い込まれるように入っていく

第2章 部位別攻略法

3 横行結腸中部まで

樫田博史

1 SDjを越えてすぐにすべきこと

　管腔の形状（直線的）や残液の貯留状態で，下行結腸に入ったことがわかる．通常は右ひねりを心がけながらS状結腸を通過するので，下行結腸に入った時点でスコープは右にねじれていることが多い．そこでスコープを左にひねってねじれを解消する（図16a）．S状結腸が直線化されていれば，管腔はまっすぐであり，スコープは自らの形状記憶で元に戻ろうとするので，スコープの回転は容易である（図16b）．

　もしαループを形成したままSDjを通過してしまった場合，そのまま横行結腸まで進もうとするとループが大きくなり患者に苦痛を与えてしまうので，下行結腸でループ解除を試みる．スコープを思い切りよく右方向にひねり，十分にプルバックする（図17a）．これを**広義の** right turn shortening という．

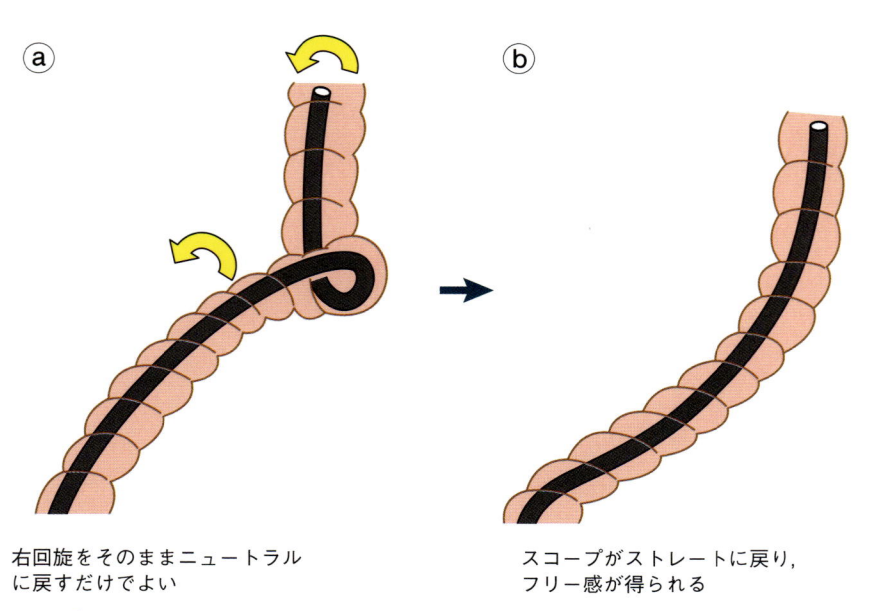

ⓐ 右回旋をそのままニュートラルに戻すだけでよい

ⓑ スコープがストレートに戻り，フリー感が得られる

図16 ◆ SDjを越えてからのねじれの解消

ⓐ ⓑ

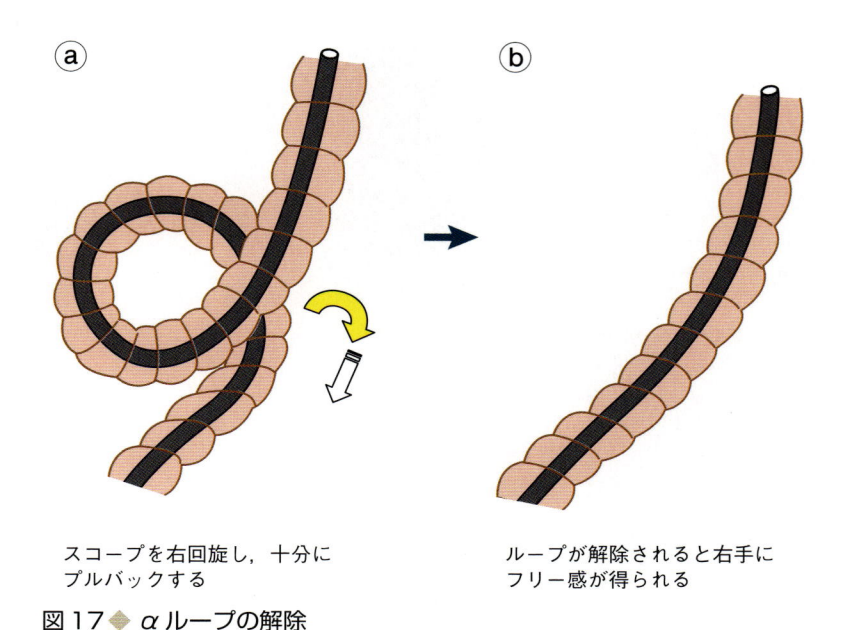

スコープを右回旋し，十分に
プルバック する

ループが解除されると右手に
フリー感が得られる

図17 ◆ αループの解除

> **コツ** **フリー感がループ解除の目安**
> ループが解除されると右手の抵抗感がなくなってスッと軽くなる（図17b）．そういう「右手が軽くなる感覚」，すなわちフリー感が得られるところまでスコープをプルバックする必要がある．

> **Pitfall** **中途半端なループ解除はダメ**
> ループが完全に解除されないままプルバックをやめると，次にプッシュした際，再びループが大きくなってしまう．

2　脾彎曲の越え方

　通常，脾彎曲は左方向への屈曲部として認識され，それ自体の通過は特に問題ないことが多い（図18）．三角形の内腔が現れれば，スコープ先端は横行結腸に入っている．スコープをダウンアングル気味にして（被検者の体では頭側に向かう）横行結腸中部まで進める．

> **Pitfall** **ステッキ現象に注意**
> スコープは先端硬性部とシャフトの境界で屈曲するように作られているが，右手のプッシュがスコープ先端に伝わらず，スコープの屈曲部で脾彎曲を突き上げるような形になることがある（いわゆるステッキ現象，図19）．こうなると患者は疼痛を訴え，いくらプッシュしてもS状結腸が伸びるばかりで，先端は進まない．

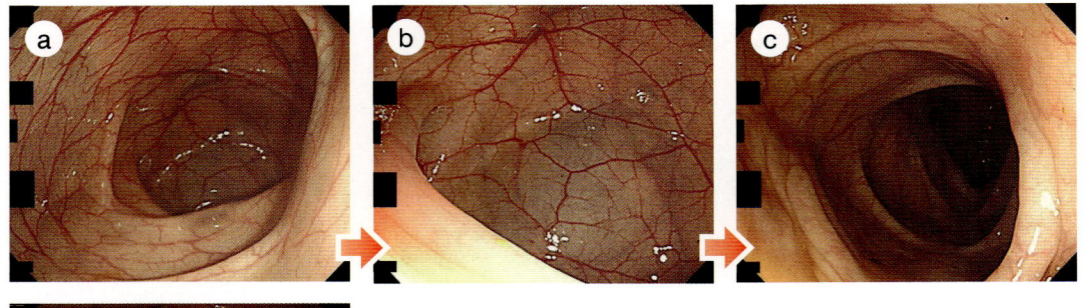

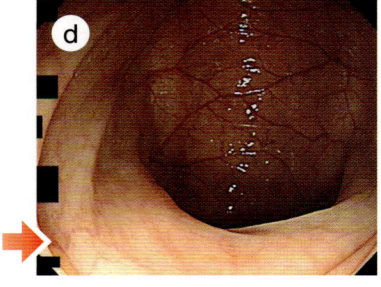

図18 ◆ 脾彎曲の越え方
a) 前方に脾臓によるブルースポットが見える
b) 吸引で脾彎曲に接近する．左回旋してアップアングルをかける
c) スコープをちょっとプッシュすると，横行結腸が見えてくる
d) 被検者に吸気させ，右トルクをかけながらプッシュすると横行結腸中部に達する

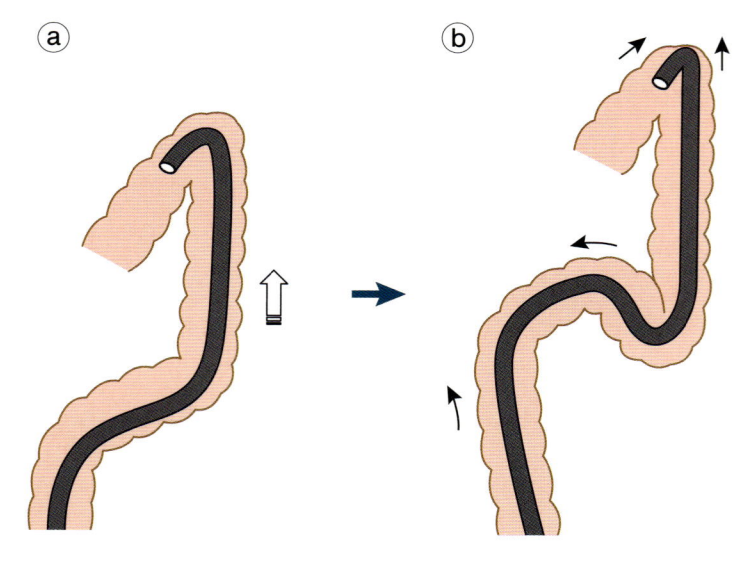

脾彎曲を越えかけたところでプッシュする

スコープの先端屈曲部で脾彎曲をつき上げ，さらにプッシュしてもS状結腸がたわむだけでスコープの先端は進まない

図19 ◆ 脾彎曲でのステッキ現象

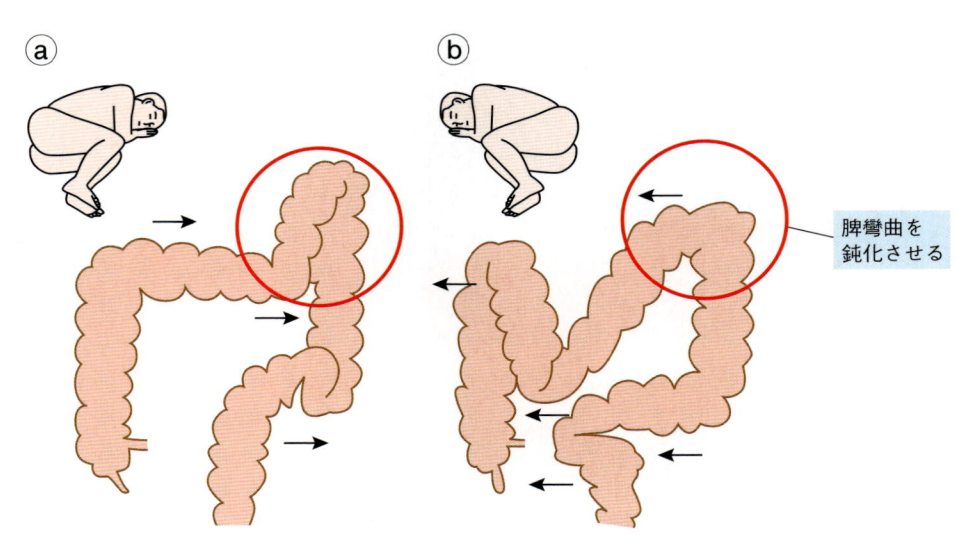

図20 ◆ 体位変換による脾彎曲の形態変化
a) 左側臥位　b) 右側臥位
→：重力の方向

脾彎曲を鈍化させる

> **コツ！　脾彎曲通過のテクニック**
>
> いくつかのテクニックがある．①スコープに少しひねりのトルク（通常やや右ひねり）をかけて，S状結腸がたわまないようにする．②可変式スコープでは硬度を上げ，S状結腸をたわみにくくする．③体位変換：右側臥位にして脾彎曲を鈍化させる（図20）．④被検者に深吸位の状態で息を止めさせ，脾彎曲を鈍化させる．⑤用手圧迫：右側腹部から左方向へ押して，S状結腸が伸びないようにする．左季肋部に指をあてがい，脾彎曲を押し下げる．①，②，③，④または⑤を併用するのもよい（④と⑤は同時にはできない）．

第2章 部位別攻略法

4 盲腸まで

樫田博史

1 横行結腸中央部の越え方

　横行結腸中央部はV字型に屈曲していることが多い．スコープにアップアングルをかけ，屈曲部をひっかけて（hooking the fold）左にひねりながら，あたかも魚釣りのような感じでプルバックする．この動作により，下垂した横行結腸を頭側へ引き上げ，畳みこみ，短縮・直線化することになる（図21，22）．

Pitfall 体位とスコープ硬度に注意
　脾彎曲で右側臥位にしていた場合は，横行結腸中部の屈曲部に達した時点で仰臥位に戻さないとγループになりやすい．また，可変式スコープでは硬度を戻すほうがよい．

コツ 超肥満体型には腹臥位が有効
　どうしても腸がたわんでしまってスコープが進まない場合，超肥満体型の被検者では用手圧迫も有効でないことがある．超肥満体型被検者には，腹臥位にさせ，被検者自身の体重で腹部圧迫し，腸が伸びないように工夫している．

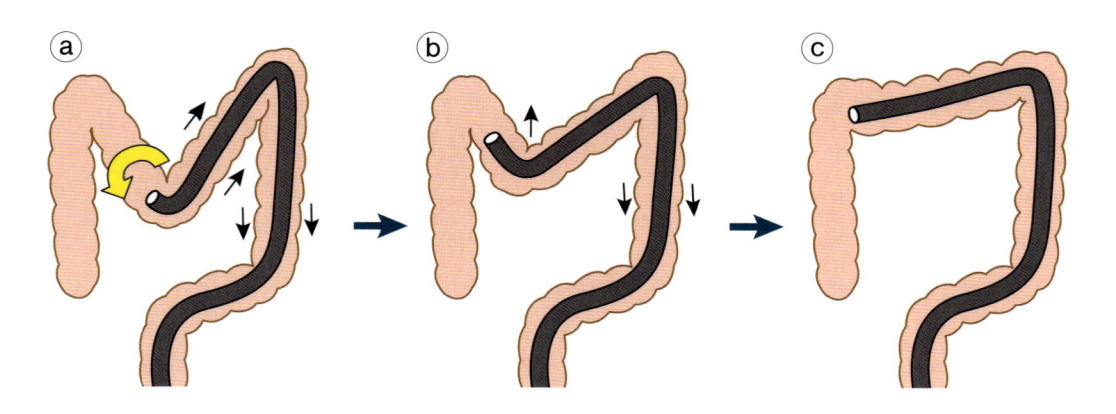

a 横行結腸中部でアップアングル・左回旋でプルバックする

b 横行結腸が頭側へ引き上げられ，スコープ先端が進む

c さらにプルバックし吸引すると，横行結腸が短縮，直線化され，スコープ先端が肝彎曲に接近する

図21 ◆ 横行結腸の通過

2 右半横行結腸の進み方

　横行結腸の直線化がうまくいった場合は，右手の抵抗感がなくなる．これ以上引いたらスコープが抜けてしまう，というぎりぎりまでプルバックし，スコープのひねりを左から少し右へ戻すと，右半横行結腸の内腔が見えてくる（図21）．ここで空気を吸引すれば，それだけで肝彎曲の手前まで簡単に達することが多い（いわゆる**相対的挿入**，図22）．

　肝彎曲は，横行結腸中央の屈曲部を直線化して通過後すぐに見えてくる場合と，その手前に1～2カ所の屈曲部が存在する場合がある．屈曲部は原則的にアップアングルでひっかけ，左ひねりでプルバックし，たぐり寄せる．肝彎曲は，肝臓が透けて見えるブルースポットと，ヒダが縦に並んで見えるのが特徴である（図23）．

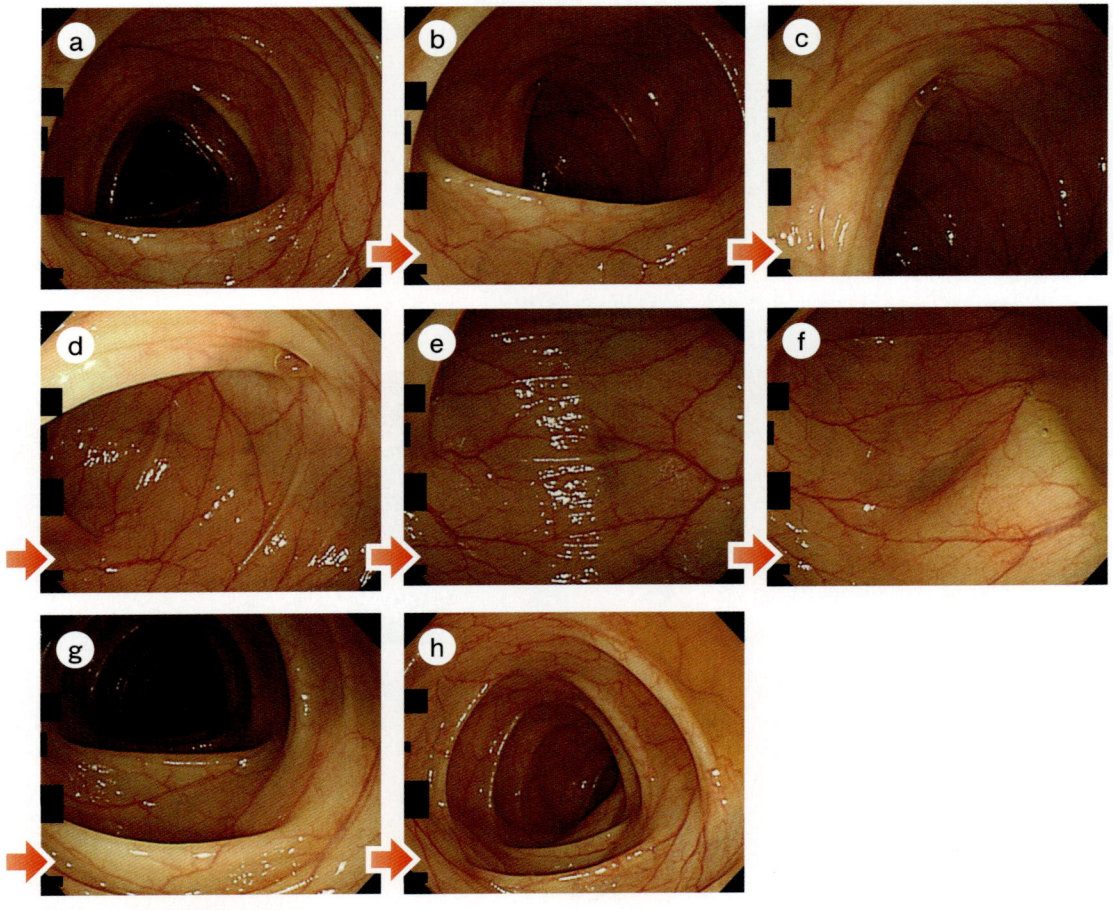

図22 ◆ 横行結腸の通過
a) 脾彎曲から横行結腸が見えている
b) 被検者に吸気させ，右トルクをかけながらプッシュすると横行結腸中部に達する
c) 内腔は左下方向に屈曲している
d) アップアングル左回旋をかける
e) アップアングル左回旋のまま，プルバックする
f) 上記の動作をさらに続ける
g) 少し右回旋に切り返すと，右半横行結腸の内腔が見える
h) アップアングルのまま吸引すると，肝彎曲に接近する

> **コツ！** 右半横行結腸はプルバックと吸引で
> プルバックしてもスコープ先端が進み（paradoxical movement），吸引脱気で相対的挿入の醍醐味を最も楽しむことができるのが，この部位である．一度味をしめるとやみつきになるはず．

3 肝彎曲の越え方

上行結腸は通常，画面右にスリット状に見える（図23b）．スコープにアップアングルをかけ，右ひねりで屈曲部のヒダをかすめるように越え（slide by the mucosa），上行結腸に滑り込ませる（図23c～e）．ヒダを少し越えたら，少しプルバックしながらアップアングルを緩めると上行結腸の管腔が見えてくる（図23f）．肥満体型などで横行結腸が伸びている場合，上行結腸が画面左方向に見えることもある．その際は左ひねりで越える．

> **Pitfall** Paradoxical movement
> 大腸がたわんでいるとスコープの先端に力が伝わらず，プッシュしてもたわみが増すだけで，スコープの先端は逆に後退する（paradoxical movement）．ぎりぎりまでプルバックして，脱気で肝彎曲を引き寄せ，挿入長が60cm程度の状態で上行結腸を狙う．

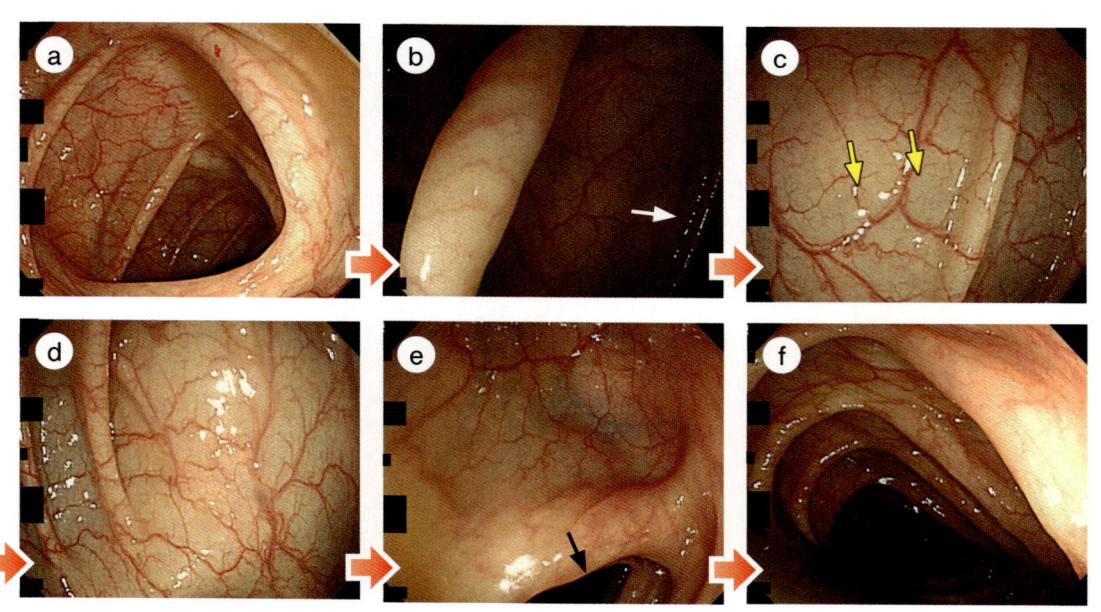

図23 ◆ 肝彎曲の越え方
a) 横行結腸中部を越えたところから，右半結腸の内腔が見える
b) アップアングルのまま吸引すると，肝彎曲に接近する．内腔は右下方向に屈曲している
c) アップアングルのまま，少し吸引・プルバックしながら右回旋する（⇨は肝臓によるブルースポット）
d) 上記の動作を続ける
e) 粘膜をかすめ，上行結腸内腔が見えてくる（→）
f) スコープをすべりこませたのち，アップアングルと右回旋をゆるめると，上行結腸内腔がよく見えるようになる

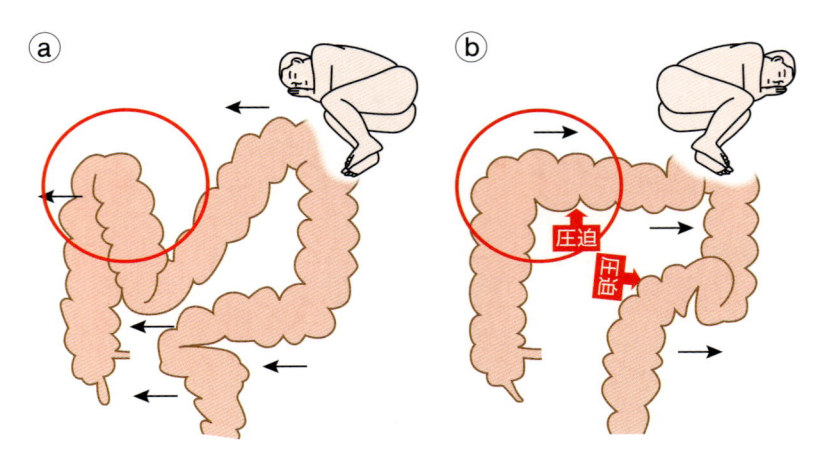

図24 ◆ 体位変換および圧迫による肝彎曲の形態変化
a) 右側臥位，b) 左側臥位，──▶：重力の方向

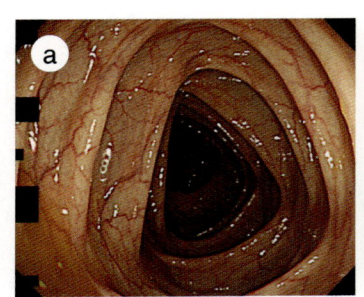

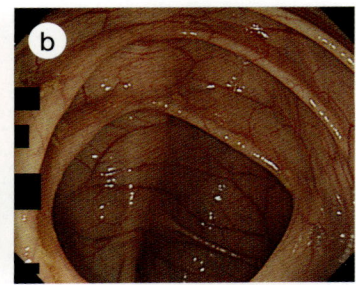

図25 ◆ 上行結腸の通過
a) 肝彎曲を越えたあと，上行結腸内腔が見えている
b) 吸引や深吸気で盲腸に接近する

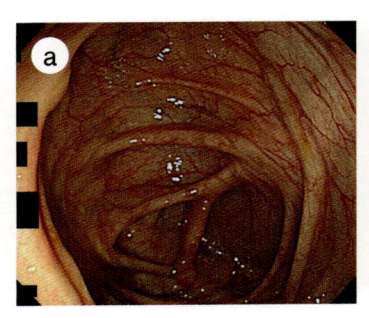

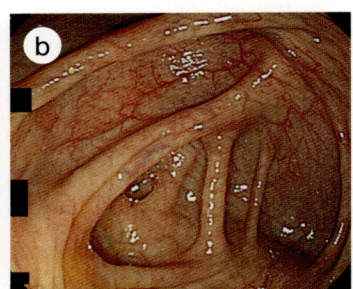

図26 ◆ 盲腸の観察
a) バウヒン弁と盲腸
b) 盲腸と虫垂開口部

> **コツ！**
>
> ### 腸が伸びて肝彎曲を越えにくい場合
>
> 　肝彎曲を越えにくいときは左側臥位にして屈曲を鈍化するか，臍の上あたりを用手圧迫してもらって，横行結腸の下垂とS状結腸の伸展を予防する（図24b）．超肥満体型などでどうしても腸が伸びてしまう場合，右側臥位にすると，肝彎曲が外側から圧迫されたり，空気が移動して腸が縮んだりするためか，逆にうまくいく場合がある．
>
> ### 肝彎曲でのスコープの硬さ
>
> 　一般的に軟らかいスコープより硬いスコープの方が，腸がたわみにくく，肝彎曲を越えやすいが，硬度可変式スコープの場合，肝彎曲では硬度を下げる方がスムーズな印象がある．

4　上行結腸から盲腸へ

　肝彎曲を通過した後，盲腸へは通常容易に到達する（図25）．上行結腸は下行結腸と並んで残液や残渣の多い箇所であるため，十分に吸引する．必ず虫垂開口部や回腸末端を観察して，間違いなく盲腸であることを確認する（図26）．盲腸への挿入長は約70cmである．

> **Pitfall　盲腸が遠いとき**
> 　腸がたわんでいる場合，遠目に盲腸が見えていても，プッシュで接近できないことがある．

> **コツ　盲腸に近づくコツ**
> 　いくつかのテクニックがある．①肝彎曲をプッシュぎみに越えた場合はプルバックしてたわみを解除する．②左側臥位で肝彎曲を越えた場合は仰臥位にする．③脱気する．④患者に深吸位をとらせ横隔膜を押し下げる．⑤肥満ぎみの被検者の場合は介助者に両脇を挟むように圧迫してもらう．①，②，③，④または⑤を併用するのもよい（④と⑤は同時にはできない）．

第2章 部位別攻略法

5 回盲弁（バウヒン弁）の通過

樫田博史

　通常バウヒン弁は，画面の左に見える．虫垂開口部を観察したのち，スコープを少しプルバックし，左方向にひねって回盲弁の開口部に先端を当てがい，わずかにプッシュすると回腸末端に挿入できる（図27）．回腸末端への挿入は必須ではないが，①確かに盲腸まで挿入したことを確認できる，②最近増加している炎症性腸疾患など，回腸末端は病変の好発部位である，③バルーン小腸内視鏡のトレーニングにもなる，などの理由から，ルーチンに行うことを推奨する．

> **Pitfall** バウヒン弁通過の際の注意点
> バウヒン弁に接近しようとしてスコープをプッシュしすぎると，反転ぎみになり，スコープの屈曲部がステッキのように曲がり，かえって回腸に挿入しづらくなる（図28a）．

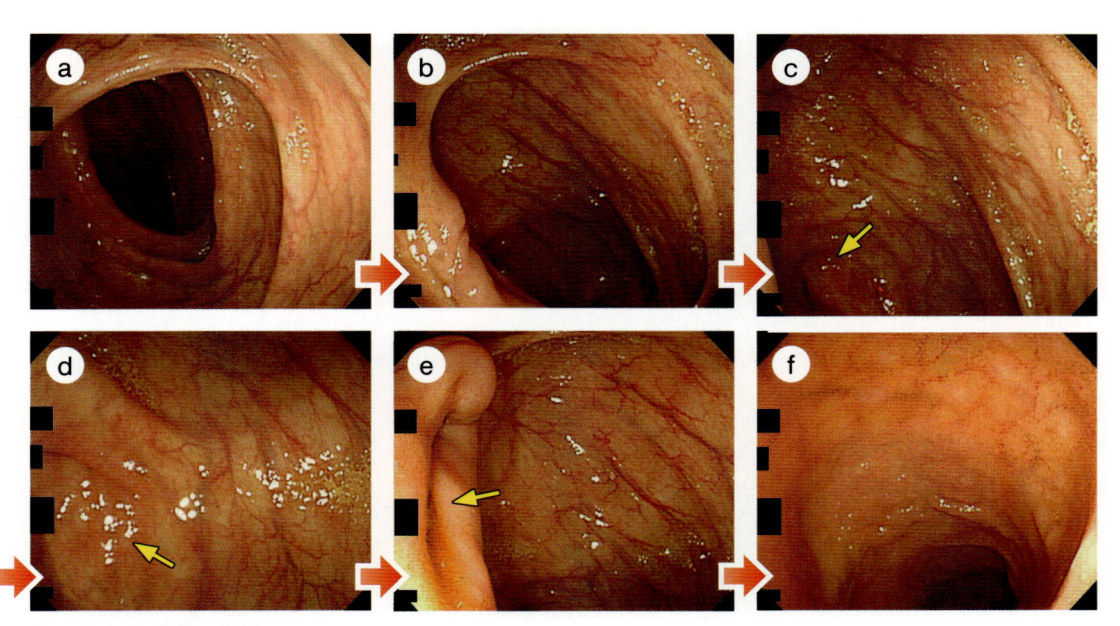

図27 ◆ 回盲部の観察
a) バウヒン弁が見えているが，やや遠い
b) 吸引や深呼気でバウヒン弁に接近する
c) さらなる吸引や深呼気で盲腸に接近すると，虫垂開口部が見えてくる（→）
d) 盲腸・虫垂開口部（→）を近接で観察
e) 少しプルバックし，スコープ先端をバウヒン弁にあてがう（→）
f) 左アングルをかけると回腸末端に入る

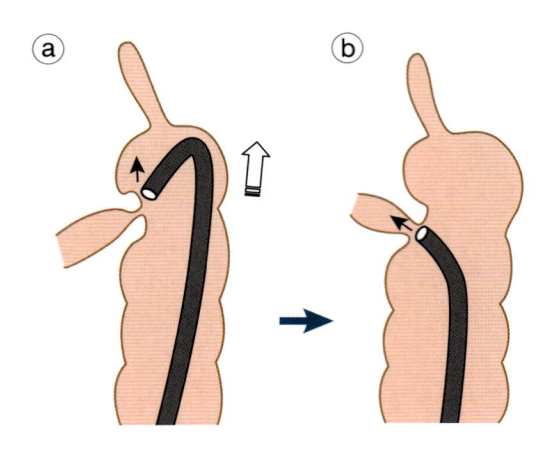

図28 ◆ バウヒン弁の通過
a) スコープをプッシュしすぎるとステッキのようになって，かえって回腸末端がスコープの軸に対して鋭角になる
b) スコープをプルバックするとバウヒン弁を正面視しやすく，また回腸末端の走向がスコープの軸に対して鈍角になる

> **コツ！ 回腸末端に挿入しやすくする方法**
>
> スコープをむしろプルバックぎみにする方が回盲弁を正面視しやすく，また回腸末端の角度がスコープの軸に対して鈍角となり，挿入しやすくなる（図28b）．上行結腸内の空気は脱気する方がよい．仰臥位で困難な場合は，左側臥位にする方が挿入しやすくなる．

<文　献>

1) 「大腸内視鏡挿入法—ビギナーからベテランまで」（工藤進英/著），医学書院，1997
2) 藤井隆広，田村文雄，尾田　恭，他：大腸内視鏡における腹壁圧迫と体位変換．消化器内視鏡，8：189-193，1996
3) 樫田博史：大腸内視鏡挿入のイメージトレーニング．臨牀消化器内科，14：65-78，1999
4) 樫田博史：大腸内視鏡挿入法の基本的なコツ．「大腸内視鏡　挿入手技の基本」（臨床消化器内科編集委員会/編），pp75-88，日本メディカルセンター，2003
5) 樫田博史：前処置．「大腸内視鏡検査法」（五十嵐正広，田中信治/編），pp48-49，日本メディカルセンター，2004
6) 樫田博史：セデイション．「大腸内視鏡検査法」（五十嵐正広，田中信治/編），pp72-74，日本メディカルセンター，2004
7) 樫田博史：直腸への挿入．「大腸内視鏡検査法」（五十嵐正広，田中信治/編），pp124-125，日本メディカルセンター，2004
8) 樫田博史：Rs-S junction の越え方．「大腸内視鏡検査法」（五十嵐正広，田中信治/編），pp142-143，日本メディカルセンター，2004
9) 樫田博史：SD junction の越え方．「大腸内視鏡検査法」（五十嵐正広，田中信治/編），pp158-161，日本メディカルセンター，2004
10) 樫田博史：横行結腸での進め方．「大腸内視鏡検査法」（五十嵐正広，田中信治/編），pp188-190，日本メディカルセンター，2004
11) 樫田博史：挿入困難例への対策　1）術後癒着例．「大腸内視鏡検査法」（五十嵐正広，田中信治/編），pp222-223，日本メディカルセンター，2004
12) 樫田博史：観察のポイント．「大腸内視鏡検査法」（五十嵐正広，田中信治/編），pp282-283，日本メディカルセンター，2004
13) 樫田博史：直腸での反転観察．「大腸内視鏡検査法」（五十嵐正広，田中信治/編），pp302-303，日本メディカルセンター，2004
14) 樫田博史：スコープ挿入法の基本手技．消化器内視鏡，22：605-610，2010
15) 樫田博史：軸保持短縮法を基本としたS状結腸攻略法．消化器内視鏡，23：1476-1481，2011

第3章

被検者別攻略法

1. 非常に痩せている　……………………………………………　96
2. 極端に太っている　……………………………………………　102
3. 腹部手術の既往が複数回ある　………………………………　107
4. 便秘がひどい　…………………………………………………　111
5. 高齢で腰が曲がっており，体位変換も困難な被検者　………　115

第3章　被検者別攻略法

1 非常に痩せている

津田純郎

非常に痩せた症例では，極端に腹腔が狭いことが主な原因で，腸管を伸展させながら挿入すると，先に進めなくなることがある．そのため，スコープ操作に加えて，腸管内空気の脱気，用手圧迫など，挿入を補助する手段を用いて，腸管を短縮しながら挿入する方法が最適である．しかし，短縮しながら挿入できない症例もある．そうした症例には，挿入部が細く軟らかいスコープが有用となる．

1 非常に痩せた症例への挿入は何故難しいか

　非常に痩せた症例は，極端に腹腔が狭く，腸管周囲の脂肪も少ない．そのため，折りたたまれて腹腔内に収まっている腸管をプッシュ操作（挿入部を押し進める操作）で伸展させて挿入すると（図1a），伸展可能な屈曲部（例えばS状結腸途中の屈曲）でも，スコープ挿入部（以下，挿入部）が屈曲部を通過できる弧を描くことができないために，スコープ先端彎曲部（以下，先端彎曲部）が途中でつかえて先に進めなくなる（図1b）．もし進めても，その先に存在する固定された屈曲〔例えばS状結腸下行結腸接合部（SDj）〕は鋭角になる（図1c），あるいはねじれを生じて挿入ができなくなる（図1d，図2）．そして，被検者の苦痛も増大する．さらに，腹腔を囲む筋肉（以下，腹筋）の力が強いと腹腔内での挿入部の可動範囲は制限されるため，挿入は難しくなる．癒着が加わると挿入は不可能になりやすい．これが非常に痩せた症例への挿入が難しい理由である．一方，高齢者に多くみられるように，腹筋の力が極端に弱いと，挿入部や先端彎曲部が腹壁を押し上げ突出するため，スコープ操作が難しくなる．

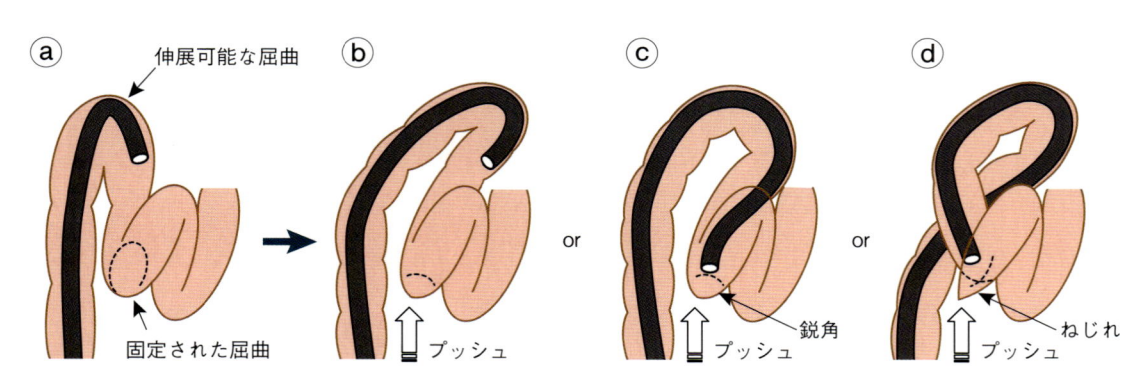

図1 ◆ 腸管を伸展させながらの挿入

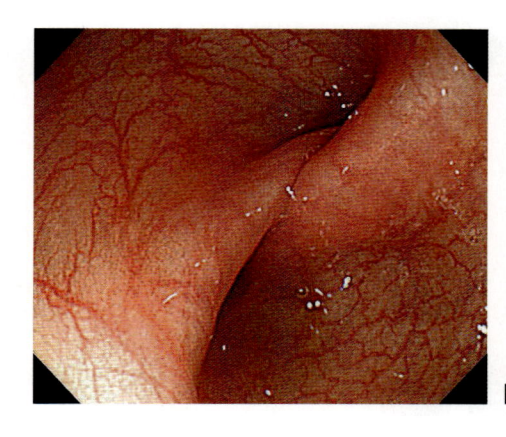

図2◆ 固定された屈曲部で生じたねじれの内視鏡像

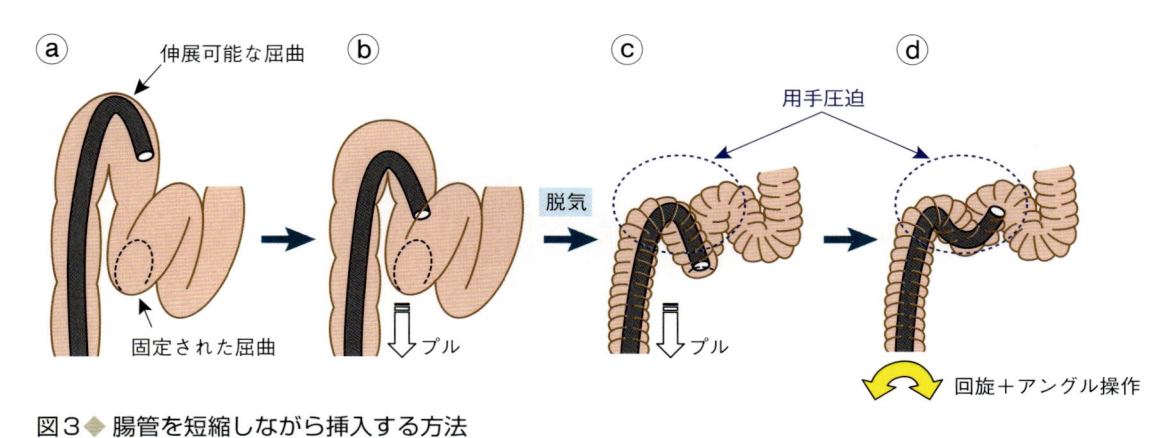

図3◆ 腸管を短縮しながら挿入する方法

2 非常に痩せた症例への最適な挿入法

　非常に痩せた症例には，腸管を伸展させず，屈曲部も鋭角にしない挿入がよい．そうすれば，被検者の苦痛もない．そのためには，腸管を短縮しながら挿入する必要がある．

　伸展可能な屈曲部は，挿入部へのプル操作（挿入部を引く操作）で，次の屈曲部に先端部を近づける（図3a, b），同時に腸管内空気の脱気により腸管をちぢませることで腸管を短縮し（図3c），回旋操作（挿入部の軸を右方向あるいは左方向に回す操作）とアングル操作で挿入部先端彎曲部を屈曲部口側へ挿入する（図3d）．また，挿入部のプル操作と脱気で挿入できない場合は，用手圧迫で腸管を押しつぶし，先端彎曲部が挿入できるよう補助する（図3c, d）[1]．この操作を繰り返しながら挿入を続けると，腸管を短縮しながら挿入できる．

　この一連の挿入では，スコープ先端を腸壁にできる限り近接させ，先端部でヒダをかき分けながら屈曲の口側を探す細かい操作が必要である（図4a, b）．用手圧迫は，背臥位に体位変換すると行いやすい．腹筋の力が極端に弱く挿入部や先端彎曲部が腹壁を押し上げ突出する場合は，手掌全体で突出部を軽く圧迫し，スコープ操作の補助をすることが有用である．

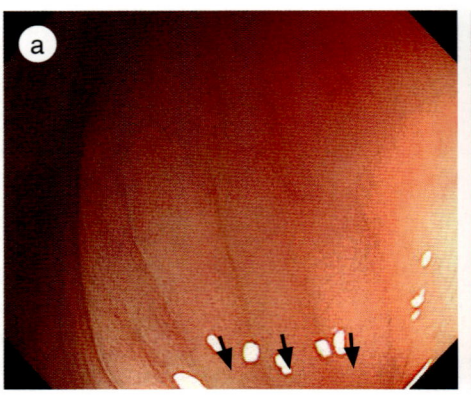

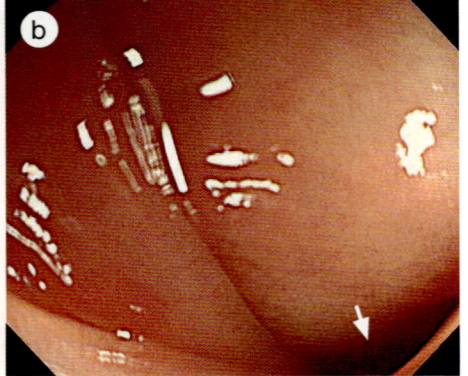

図4 腸管を近接しながら挿入している状態の内視鏡像
アングル操作と挿入部の回旋操作でヒダを押さえ込みながらスコープ先端を⒜の黒矢印の方向に向けると，⒝の白矢印で示す管腔が見える

> **コツ** 腸管を短縮しながら挿入する方法を会得するコツ
>
> 非常に痩せた症例に限らず，すべての症例に対して，腸管を過伸展させる挿入は可能な限り避け，腸管を短縮しながら挿入することを心掛ける．そうすることによって，アングル操作でのヒダのかき分け，回旋操作のタイミング，脱気の要領，用手圧迫のポイントや方法などを自ずと会得できる．そして，挿入困難もしくは不可能になりやすい非常に痩せた症例に対する挿入も可能になる．

> **Pitfall** S状結腸下行結腸接合部（SDj）挿入時の注意点
>
> 大腸内視鏡検査後しばらくの間，左下腹部に痛みを訴える被検者がいる．また，自発痛はなくても，精密検査や治療のために再検査が必要になる場合，再検査までの期間が短いと，スコープ先端部がSDjに近づいただけで，被検者は激しい痛みを訴えることがある．原因は，SDjを無理矢理プッシュ操作で通過したために漿膜側で炎症を起こしたと推察される．特に，鎮静薬などにより眠った状態で検査すると，被検者は痛みを訴えないために無理な挿入が行われることがある．乱暴な挿入は避けるべきである．

3 新しい機能を搭載した細くて軟らかいスコープ

腸管内空気を脱気してちぢませ，さらに用手圧迫を駆使しても屈曲部の口側へ先端彎曲部を挿入できない場合は（図5a～c），腸管を伸展させる挿入法を選択しなくてはならない（図5d）．しかし，そうした場合は，狭い腹腔内で小さな弧を描き，同時に屈曲部を円滑に挿入できるスコープが必要となる．よって本稿では，その条件を満たすスコープ，すなわち，細く軟らかい挿入部に受動彎曲と高伝達挿入部という新しい機能を搭載し，さらに先端彎曲部の長さが短いスコープ（PCF-PQ260：オリンパス社）[2)3)]の仕様，新しい機能，挿入への有用性を簡単に紹介する．

ⓐ 伸展可能な屈曲　ⓑ　ⓒ 用手圧迫　ⓓ

固定された屈曲　↓プル　↓プル　↑プッシュ

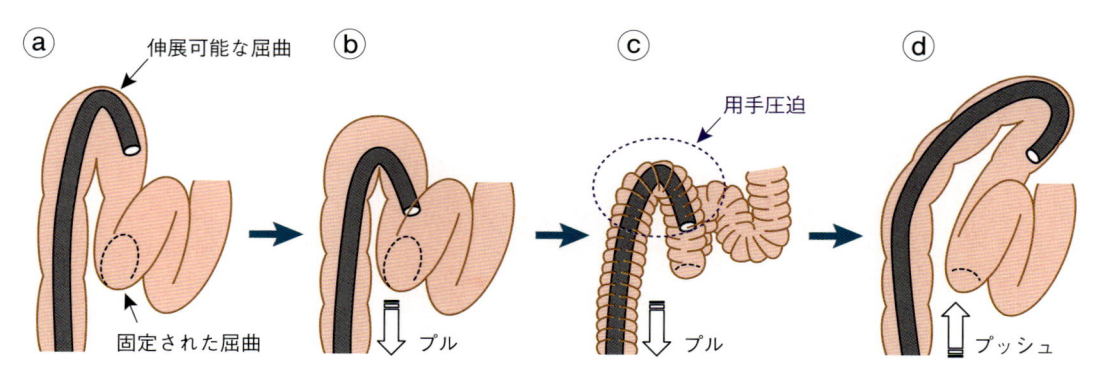

図5 ◆ 腸管を短縮しながら挿入しても成功しない状態

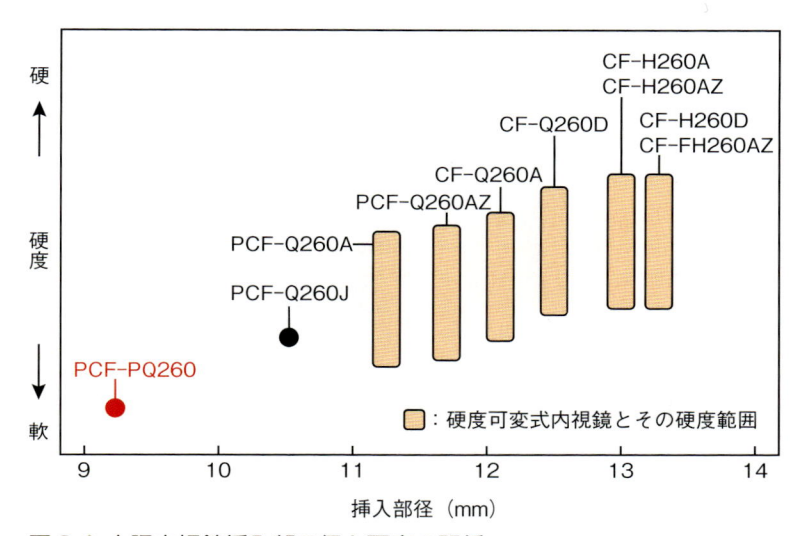

図6 ◆ 大腸内視鏡挿入部の径と硬度の関係
図提供：オリンパスメディカルシステムズ社，2011年11月

1）PCF-PQ260の仕様（他機種との比較）

　PCF-PQ260と同社から発売されている260シリーズの大腸スコープの挿入部の径と硬度の関係を見ると，PCF-PQ260は他のスコープに比較して最も細く軟らかい（図6）．また，汎用されている細径内視鏡（PCF-Q260A），太径内視鏡（CF-H260A）と主な仕様を比較すると，PCF-PQ260の挿入部径は9.2 mmで，PCF-Q260A，CF-H260の径に比較して明らかに細い．先端彎曲部長も約95 mmと短い．一方，視野角，観察深度は他機種と同じ仕様である．ちなみに画質はハイビジョン（H）ではないが，PCF-Q260Aと同等の高解像度画像（Q）で，観察への劣性はない．鉗子チャンネル径は2.8 mmを確保し，処置や治療に支障をきたさない．硬度可変機能は搭載していないが，回盲部までの挿入が可能なスコープとして仕上げられている（表）．

表◆ PCF-PQ260とPCF-Q260，CF-H260の主な仕様の比較

	PCF-PQ260	PCF-Q260A	CF-H260A
挿入部径	Φ 9.2 mm	Φ 11.3 mm	Φ 12.9 mm
先端彎曲部長	約 95 mm	約 101 mm	約 108 mm
視野角	140°	←	←
観察深度	5〜100 mm	←	←
鉗子チャンネル径	Φ 2.8 mm	Φ 3.2 mm	Φ 3.7 mm
硬度可変機能	×	○	○
受動彎曲	○	×	×
高伝達挿入部	○	×	×
挿入部長　（L長/I長）	1,680 mm/1,330mm	←	←

（文献2，3より改変）

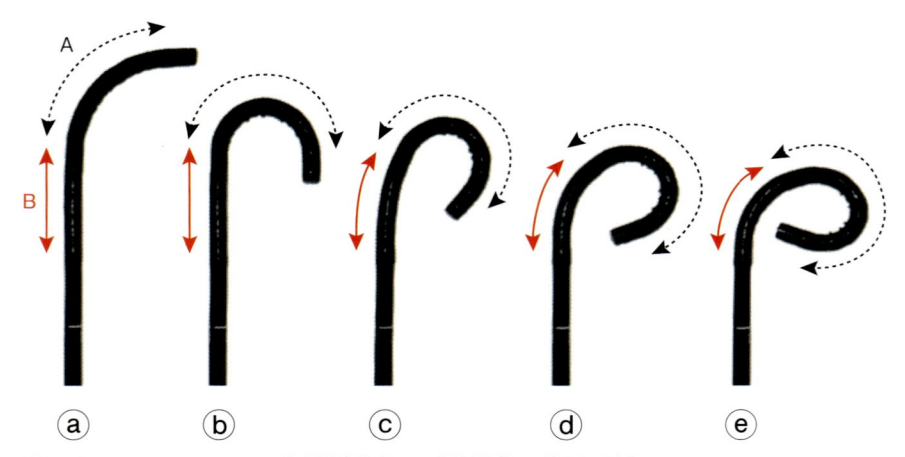

図7◆ PCF-PQ260の先端彎曲部と受動彎曲の位置関係
［写真提供：オリンパスメディカルシステムズ社］
A：先端彎曲部，B：受動彎曲
ⓐ，ⓑ：先端彎曲部の曲がりの状態
ⓒ，ⓓ，ⓔ：受動彎曲の曲がりの状態

> **memo** スコープ挿入部径と硬度，先端彎曲部長の関係
>
> 　スコープ挿入部が硬いと，腸管を伸展させて挿入する場合，腸管伸展時に腸管にかかる負荷が大きくなるうえに，固定された屈曲部を鋭角にする．また，先端彎曲部が長いと鋭角な屈曲部への挿入は難しくなる．スコープ挿入部の径は，挿入部や先端部に内蔵される機器に影響される．そして，スコープ挿入部径が太くなるほど硬度は高くなる傾向がある（意図的に設計されてはいない）．先端彎曲部長も，スコープ挿入部が太いほど長く仕上げられている．そのため，非常に痩せた症例で腸管を伸展させて挿入する場合は，挿入部径の細いスコープが有利なことが多い．

2）新しい機能の受動彎曲と高伝達挿入部

　他の機種と同じく上下・左右アングルノブで可動させる先端彎曲部の後方約5cmの範囲に，もう1つの彎曲部である受動彎曲を設置した（図7）．受動彎曲はアングルノブで曲がりを制御できない

ⓐ 伸展可能な屈曲　ⓑ　ⓒ　ⓓ

固定された屈曲　プッシュ　アングル　プッシュ

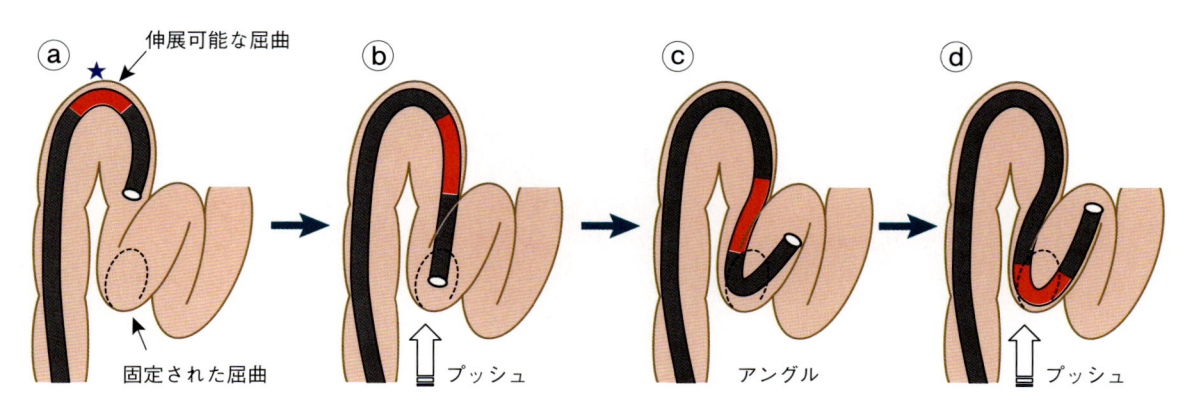

図8 ◆ PCF-PQ260による挿入
受動彎曲を赤色で表した

が，軟らかく外力だけで簡単に曲がるように設計されている．この受動彎曲の存在により，屈曲部を通過する際，腸管の伸展程度も最小限に抑えて円滑になる．さらに，より鋭角な屈曲部の通過にも貢献する．

細く軟らかい挿入部では，挿入中に生じるたわみの解消ができなくなることがある．しかし，手元側で加えた力を先端部まで伝える力を失わせないように設計された高伝達挿入部により，たわみを解消し回盲部までの挿入が行える．

3) 挿入への有用性

伸展可能な屈曲部をプッシュ操作で挿入部を進めても，受動彎曲により屈曲部への抵抗力が減弱し（図8a：★印），さらに後方の挿入部が軟らかいため，他のスコープに比較して腸管を過伸展させることなく小さな弧を描きながら次の屈曲部へ進める（図8b）．そのため被検者の苦痛も小さい．固定された屈曲部は，肛門側の腸管の伸展程度が小さいために鋭角な屈曲やねじれを生じにくい．たとえ鋭角な屈曲やねじれが生じても，PCF-PQ260の先端部彎曲部の長さが短いため，口側へ先端彎曲部を挿入しやすい（図8c, d）．さらに受動彎曲の存在により，その屈曲をプッシュ操作で進めることも容易になる．非常に痩せた症例で腸管を伸展させながら挿入しなければならない場合には，現状，最適なスコープと思われる．なお，PCF-PQ260は腸管を短縮しながら挿入することも可能である．

<文　献>

1）津田純郎：症例における内視鏡挿入のポイント．「動画で学ぶ大腸内視鏡挿入法トレーニング」（大腸内視鏡挿入法検討会/編著），日本メディカルセンター，143-152，2007
2）津田純郎，斉藤裕輔：画期的な新しい機能を搭載した細径大腸内視鏡 – OLYMPUS EVIS LUCERA PCF-PQ260．臨牀消化器内科，26：249-257，2011
3）津田純郎：画期的な新しい機能を搭載した細径大腸内視鏡（OLYMPUS EVIS LUCERA PCF-PQ260）によるS状結腸の挿入．消化器内視鏡，23：193-196，2011

第3章　被検者別攻略法

2　極端に太っている

尾田　恭

極端に太っている被検者の内視鏡挿入を困難にする現象は，腹腔が大きく，固定されていない腸が伸びやすいということにつきる．すなわち，S状結腸，横行結腸をいかにコントロールできるかにかかっている．初めから腸を過伸展させないように基本に忠実な挿入が望まれる．特に以下の項目に留意したい．
①腸が過伸展しないように，短いセグメントごとにしっかりたたみ，こまめに直線化する．
②用手圧迫，体位変換，スライディングチューブで，腸の過伸展を事前に予防した挿入を心掛ける．
これらのポイントを解説する．

1　困難例に対処するための，どの体型の被検者にも共通する大腸内視鏡挿入の基本

1）スコープのねじり・たぐりよせ，前後運動の協調動作

　大腸は，固定されている部位と，固定されずいろいろな曲線を描いて収まっているS状結腸と横行結腸に分かれる．

　大腸挿入の基本は，スコープのねじりとたぐりよせ，前後運動の協調動作によって，固定されていない腸をたたみこみ，最終的に固定された腸をてこにすることで，固定されていない腸をタオルをしぼるように直線化し，スコープを押す力の多くがスコープ先端への推進力となり，より容易にさらに奥に入っていくことに他ならない（図1）．

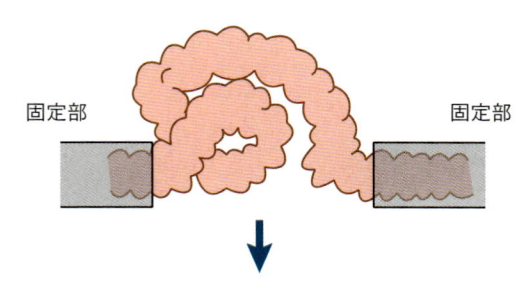

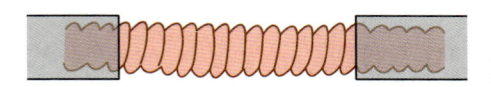

図1　腸をたたみこみ，直線化する

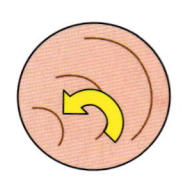

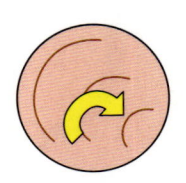

図2 ◆ スコープの回転（ねじり）操作
管腔の回転している方向にスコープを回転させ直線化させる．
スコープ操作では，回転（ねじり）操作が最も重要

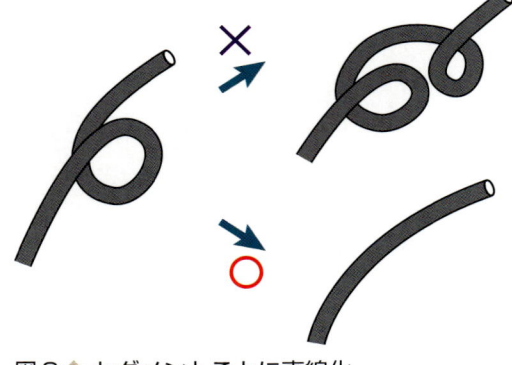

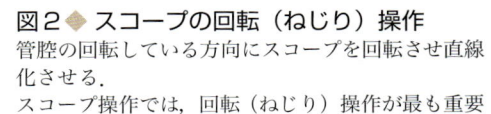

図3 ◆ セグメントごとに直線化
ループを1つ形成したらすぐ解除．右手スコープ操作でループ形成を感知し，二重ループを形成させない

　腸を真っ直ぐなトンネルに仕立てるための，スコープのねじり，ひっかけ，前後運動の協調動作のなかでも，最も重要となるのがねじりである．
　固定されていない腸は，左回転，右回転の大小のセグメントを組み合わせたトンネルと想定される．そのため，回転している方向にスコープをねじりながら，管腔を真ん中にもっていくことを基本に，たぐりよせ，前後運動を協調的に行うことで，自然と腸がたたみこまれ直線化されていき，最終的に右ねじりで，真っ直ぐな腸のトンネルに仕上げるのである（図2）．
　中に入った軟性の棒によるトルクと前後運動によって，曲がりくねった腸のトンネルをたたみこみ，真っ直ぐなトンネルに仕立て直すことで，トンネルの外から押す力がトンネルの中の先端に多く伝達され，奥に進みやすくするのである．

2) ループ形成を避けるために，小さなセグメントごとに直線化！

　もうひとつ，真っ直ぐな腸のトンネルを効率よく仕上げるのに重要なことは，ループの形成をできるだけ避け少しずつ腸を直線化することである．挿入された腸が直線化していることをスコープのねじりと前後運動にて確認後，次のセグメントへ挿入することでループを形成しにくくする．直線から孤状を描く程度でスコープを進めることに努め，ループの形成をできるだけ少なくすること，ループ形成してもひとつのループを解除した後で次のセグメントに進むことは，挿入時間短縮の点でも，被検者苦痛軽減の点でも重要となる（図3）．

3) 一度たたみこんで直線化した腸が，再びたわまないための3つの工夫！

　一度たたみこんで直線化した腸が，スコープを押して深部挿入する過程で再度たわまないための工夫は大きく3つある．
　1つ目は**腸をしっかりしぼりこむこと**である（図1）．スコープのねじりトルクと小さな前後運動を維持しながら押すことでたわみにくくなる．
　2つ目は**用手圧迫**である．腸がたわもうとする方向に壁をつくることで，横に広がろうとする力を推進力に変える．
　3つ目は**体位変換**である．体位を変えることで直線化した腸をしぼる力が強くなり，押す力が横に広がることを軽減する．あるいは，体位変換によって鋭角に屈曲していた腸が鈍角になることで，スコープの推進力が増す．

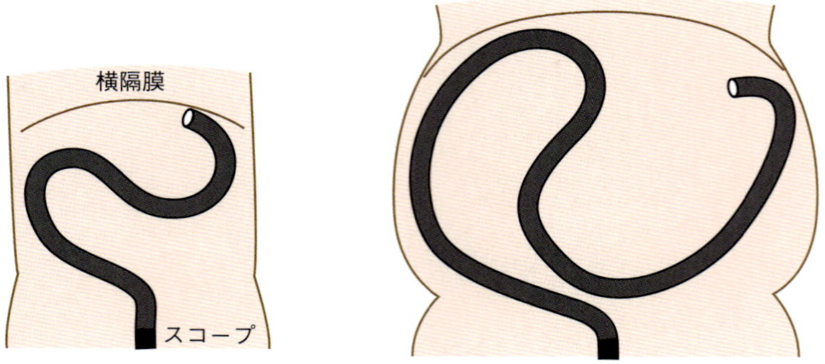

図4 ◆ 腹腔スペースによるスコープの走行の違い
腹腔スペースが大きい分，大きな弧，ループを形成しやすい

2 極端に太っている被検者の特徴

　極端に太っている被検者の内視鏡挿入を困難にする現象は，固定されていない腸，すなわちS状結腸，横行結腸のコントロールがしにくいことに起因する．
　2つの理由が想定される．
①腹腔スペースが大きいため，固定されていない大腸，すなわちS状結腸，横行結腸が，普段から大きな弧やループを形成しており，プッシュで入れるとどんどん伸びて，さらに大きなループを形成しやすい（図4）．
②極端に太っている被検者は内臓脂肪が多く，腸間膜に大量の脂肪が沈着しており，腸自体に相対的に重みがある．

　それゆえ，S状結腸ではセグメントごとに腸をたたみこみにくく，ループを形成してしまい，深部挿入が困難になりやすい．一度たたみこみ直線化したS状結腸は，スコープをプッシュすると再度たわみやすく，横行結腸左側への挿入が困難になりやすい．横行結腸では大きな腹腔の中で腸が垂れ下がり，たたみこみ直線化しにくいなどの現象が起きやすい．

3 極端に太っている被検者への対策の基本姿勢

1）挿入の基本をより忠実に守る

　腸をたたんで直線化しにくい，直線化してもたわみやすい特徴があるので，まず上記の挿入基本をより忠実に守ることが肝要になる．そのうえで，以下の対策を利用する．

2）挿入を補助する操作・手技

a）スコープの選択

　重い腸をしっかり直線化するには，径の太いスコープを選択することが望ましい．また，硬度可変などの機能によって直線化したスコープをたわみにくくする．

b）用手圧迫

一度腸をたたみこみ直線化した後，そのトルクを維持したまま前後運動をし推進力をつける過程で，腸がたわむのを防ぐためにその方向に壁をつくることが用手圧迫のポイントとなる（**第1章-4**も参照）．仰向けでなく側臥位にして腹圧がかからないようにした状態で，手掌で面状に押さえるというよりも，壁を作るように指先で押さえるとよい．用手圧迫はまず試すべき挿入補助手段であるが，極端に太っている被検者への効果的な用手圧迫は難しい．スコープがお腹のどこを走行しているのかわかりにくいので，筆者は通常よりも外側から押さえることで，スコープがたわんでも用手による壁が有効になるように心掛けている．有効な壁を作ることを意図し，強く押しすぎる傾向にあるが，被験者に苦痛を与えてもいけないので，他の手段との併用をすることが多い．

c）体位変換

左側臥位を基本とする挿入の場合，腹筋が緩みやすく用手圧迫がやりやすくなるメリットがある一方，太っている被験者に対しては，腹筋の緩みが有効腹腔空間を大きくし，腸の移動スペースが大きくなり，たわみやすいというデメリットがある．

- S状結腸から下行結腸に至る部分→仰臥位
- 脾彎曲から横行結腸中部に至る部分→必要に応じて，右側臥位
- 横行結腸中部から肝彎曲さらに上行結腸に至る部分→仰臥位

にすることで，腸の鈍角化，直線化がより容易になり，トルクをかけながら押し引きすることで，推進力が増し，挿入が容易になる（**第1章-3**も参照）．

> **Comment from Dr.Kashida**
>
> 極端に太っている被検者における用手圧迫は，厚い脂肪に跳ね返されてしまって，なかなか効果が得られないことがある．そういう場合の裏ワザとして腹臥位が有用である．すなわち，被検者自らの体重を利用して，腸が伸びないようにするのである．特に，脾彎曲から横行結腸の通過の際，S状結腸や横行結腸が体の前方へ伸びるのを阻止するために有効である．この際，枕や被検者の腕が胸の下にあると，体が浮いてしまって腹部圧迫が不十分になるので注意が必要である．

d）スライディングチューブ

上記の基本操作，補助手技を利用しても，挿入がうまくいかない場合は，迷わずスコープを抜去してスライディングチューブを装着することで，難なく挿入ができることがある．スコープ操作にてS状結腸を直線化した後スライディングチューブを挿管してS状結腸を完全固定をすることで，たわみやすい2つの部位である脾彎曲から横行結腸に至る左背中へ伸びる部分，横行結腸中部が下腹部へ伸びる部分に集中することができる．スライディングチューブの使い方は別稿に譲るが（**第1章-6-2**参照），スコープ操作のみでS状結腸を直線化できない場合は，S状結腸の中で回転方向の同じセグメントごとにスコープで直線化しその部分のみをチューブで支える場合と，チューブに伸びた腸をたぐりよせる場合がある．S状結腸を遠位側から少しづつ固定し，直腸と連続に固定する感覚であり，効果的である（**図5**）．

4 極端に太っている被検者への挿入（イメージ）

❶被検者を左側臥位にして，スコープに20cm程度（短長サイズ）のスライディングチューブを装着する．

❷肛門にスコープ先端を挿入し，右手で60cm前後を持つことで，腹腔内でのスコープのループ形

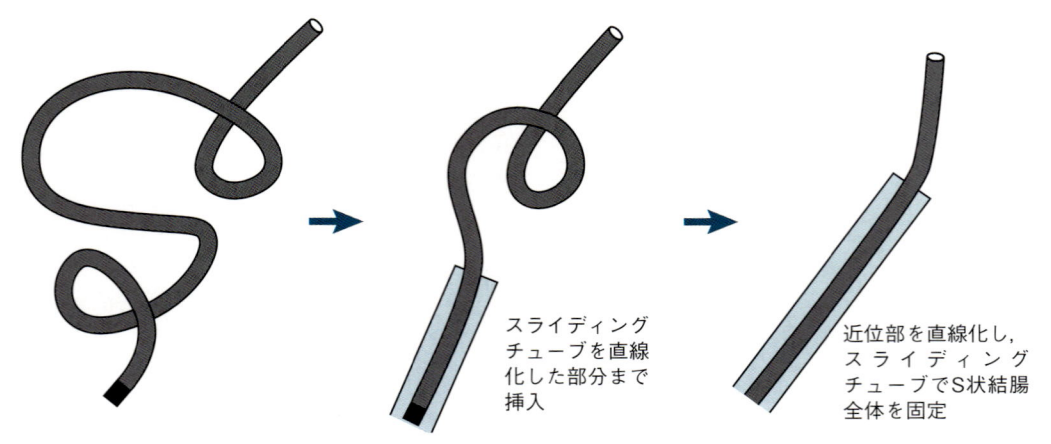

図5 ◆ スライディングチューブによる再ループ形成の抑制

（図中ラベル）
- スライディングチューブを直線化した部分まで挿入
- 近位部を直線化し，スライディングチューブでS状結腸全体を固定

成を右手に感じやすい状態で，挿入開始．

❸腸の回転する方向にスコープをねじり，同時にスコープにてS状結腸を手繰る感覚で，手前にたたみこみながら，押しては引く動作にて，入っていく．

❹途中，押すときにループを形成するような大きな弧を描く場合は，下腹部を左右外側から正中へ圧迫し，S状結腸全体のたわむスペースを小さくすることで，たたみこみを補助する．

❺直線化した腸が再度，ループを形成し，S状結腸全体の直線化が困難な場合は，たたみこんだ部分のみスライディングチューブで支え，次の固定していないS状結腸をチューブにたぐりよせ，最終的にS状結腸全体をスライディングチューブで固定する．

❻固定された下行結腸を過ぎ，脾彎曲に至り，横行結腸遠位部が左背部にたわまないように，左側腹部を用手圧迫するか，あるいは，仰臥位，右側臥位にして，横行結腸中部に至る．

❼横行結腸左側を右側方向へかかえて，前下方へ垂れ下がった横行結腸を直線化し，右側結腸への挿入を容易にする．スコープによる横行結腸の直線化と相まって，肝彎曲に近づくと，さらに肝彎曲が寄ってくる部位を用手圧迫で探し，上行結腸へ至る．

❽最後に盲腸に至るには，用手圧迫とともに，スコープのねじりトルクと前後運動の協調作用を繰り返し，大腸全体を絞り，スコープの推進力を増すことが有効である．

第3章 被検者別攻略法

3 腹部手術の既往が複数回ある

長坂光夫,平田一郎

大腸内視鏡検査は安全で苦痛なく確実に検査が施行されることが重要である.
複数回の腹部手術による腸管高度癒着症例では,以下の事項が重要である.①検査前の患者情報収集,②細径スコープを用いる,③送気は最小限に止める(可能であればCO_2送気),④前投薬や鎮静薬の使用は時に有用であるが,過度な鎮静には注意を要する,⑤挿入時や短縮時にスコープに過度な緊張を加えず体位変換や用手圧迫を用いる,⑥被検者が疼痛を訴える場合には直ちに検査を中断して上級医に交代するか,検査を中止する,⑦スコープに緊張をかけずにゆっくりと無理のない優しい挿入を心がける.

はじめに

　消化器外科,婦人科,血管外科,泌尿器科などの複数回の腹部手術による腸管高度癒着症例は,大腸内視鏡挿入困難例のなかでも,大腸憩室炎による高度の腸管癒着症例や婦人科・泌尿器科領域など他臓器の放射線治療後の高度の腸管癒着症例と並び,最難関と考えられている.時にどんなに熟練した上級レベルの検査実施医であっても深部大腸への挿入が困難な"挿入不能例"も存在し,無理な挿入による穿孔のリスクも高いと考えられている.これらの症例に対しては一定の挿入法はなく,上級者の基本挿入法である軸保持短縮法[1)2)]などの理論が当てはまらないことも多いため,個々の症例によって検査施行医の経験に基づき挿入法を工夫せねばならない.

1 注意すべきこと

　安全で苦痛なく確実に検査が施行されることはすべての大腸内視鏡検査に共通であるが,特に複数回の腹部手術による腸管高度癒着症例では留意すべき事項である.胃癌手術と婦人科手術など多臓器に亘る手術歴やCrohn病による複数回の小腸切除術の既往で挿入困難が予測される症例などでは,大腸内視鏡検査に固執することなく注腸造影検査など他の検査法を考慮する.
　注腸造影検査が困難な症例や注腸造影検査で異常を認め大腸内視鏡検査が必要な症例に対しては,細くて軟らかい細径スコープを用いて,スコープの過度なプッシュや,過度なプルによる腸管短縮を慎み,無理のない挿入を心がけ,少しでもスコープに抵抗を感じる場合や被検者に異変を認める場合には直ちに検査を中断・中止する勇気が必要である.初心者～中級者において,検査時間ばかりを費やして同じ部位からスコープが進まない状況を多々見受けるが,そのような状況下では直ちに熟練した上級医に交代するべきである.医療安全の観点からも,このような挿入困難が予測され

る症例では，初めから大腸内視鏡検査に習熟した検査医が施行すべきである．また，前処置不良による視野不良症例では，検査を中止して前処置を強化したうえで再度内視鏡検査を試みることも重要である．

2 腸管高度癒着症例での挿入のコツ

複数回の腹部手術による腸管高度癒着症例に共通した克服法の一部を具体的に示すと以下の7点が挙げられる．

1）検査前の患者情報収集

検査の前に患者情報収集を詳細に行い，腹部手術の既往がある場合には手術の時期と原疾患，術式，さらには腹部の視診，触診も行うべきである．そのうえで癒着の部位と程度を予測して大腸内視鏡検査に臨む必要がある．特に上腹部正中切開の胃癌手術では横行結腸から肝・脾彎曲にかけて癒着を生じることが多く，肝・胆道系の手術では横行結腸から肝彎曲に高度の癒着を生じ，下腹部の正中切開による手術ではS状結腸の癒着などが想定される．

2）細径スコープを用いる

既往歴で高度の癒着が想定される症例では予め細くて軟らかい細径スコープ〔オリンパス社製 PCF-Q260AZI（先端径11.7 mm），PCF-Q260AI（先端径11.3 mm），など〕を用いると過度な緊張が腸管にかからず安全に挿入ができる可能性がある．

3）送気は最小限に止める

検査中の送気は最小限に止め，可能であればCO_2送気[3]で検査を施行する．送気量が多いと腸管の形態が変化して〔腸管の直線部は伸展して腸管長が延長し，さらに屈曲部位はより屈曲が鋭角となり（図1～3）〕，挿入がより困難となる．

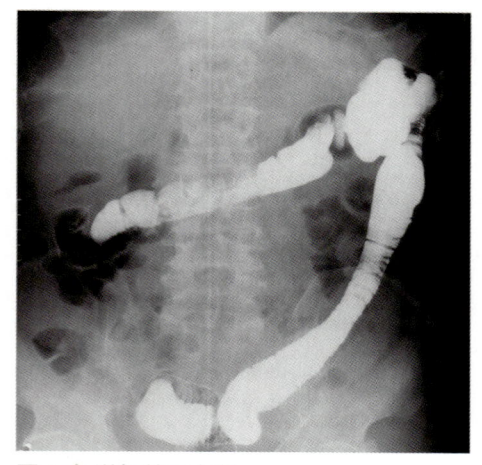

図1◆送気前の大腸
S状結腸〜下行結腸は直線に近く全体に短縮した状態

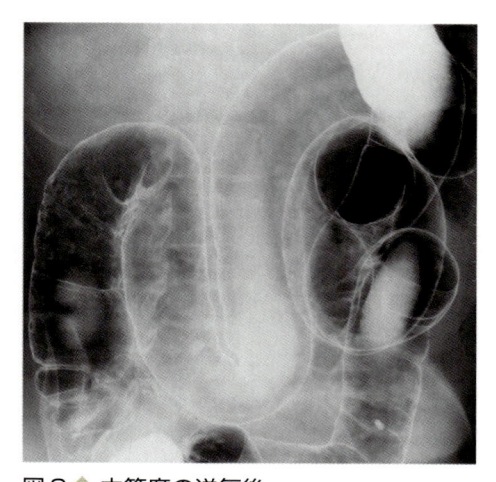

図2◆中等度の送気後
下行結腸上部〜脾彎曲の屈曲部は鋭角になり複雑化している

> **コツ！** 高度癒着症例への挿入の基本
> 高度の癒着が想定される症例では細径スコープを用いて検査中の送気は最小限に止める．

4）前投薬・鎮静薬の使用

挿入時の疼痛による過度な腹部の緊張を和らげる意味で，抗コリン薬などによる前投薬やジアゼパム，フルニトラゼパム，ミダゾラムなどの鎮静薬の使用は時に有用であるが，過度な鎮静による被検者の疼痛に対する反応の減弱と呼吸状態の悪化には注意を要する．鎮静薬は血管確保の後，経静脈的投与が有効であり，検査中および検査後1～2時間はパルスオキシメータによるモニタリングが必要である．また鎮痛作用のある塩酸ペチジン，ペンタゾシンなどの薬剤との併用も時に有効である．検査中の過剰鎮静への対処として拮抗薬の用意は必要である．ベンゾジアゼピン系の鎮静薬に対する拮抗薬としてフルマゼニル，モルヒネ・ペンタゾシンなどの鎮痛薬に対する拮抗薬として塩酸ナロキソンを常時備えておく必要がある．

5）体位変換や用手圧迫を駆使する

挿入時や短縮時にスコープに抵抗を生じる場合（図4）にはそれ以上に過度な緊張を加えず，緊張を解除したのちに体位変換や用手圧迫を用いて再度挿入を試みる．決してスコープに過度な緊張をかけないように心がけることが安全上最も重要である．

6）検査の中断・上級医への交代のタイミング

スコープに過度な緊張をかけなければ癒着部位を通過できない状況や，被検者が過度に疼痛を訴える場合には，直ちにスコープの緊張を解除し，検査を中断して経験豊富な上級医に交代するか，検査を中止する必要がある．

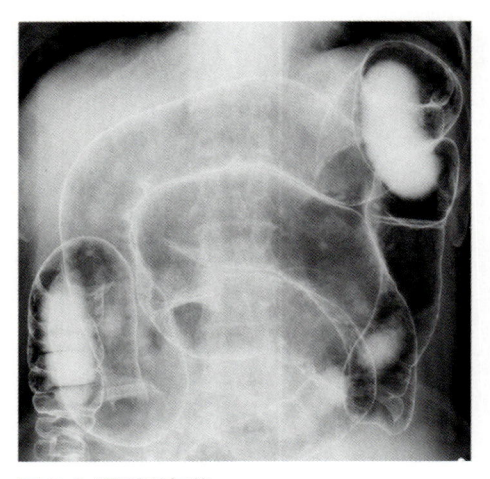

図3◆過剰送気後
S状結腸は頭部側にせり上がり腸管が延長し，更に屈曲部は鋭角となり複雑化している

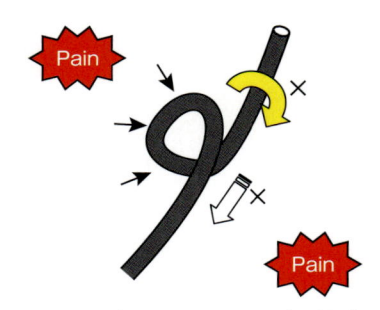

図4◆癒着が強いとループの解除・スコープの短縮が困難！

> **Pitfall** スコープに過度な緊張をかけない！
> 少しでもスコープに抵抗を生じる場合や被検者に異変を認める場合は，直ちに検査を中断・中止する勇気が必要である！

7）ゆっくり，無理のない，優しい挿入が重要

　検査には多少の時間を要しても，スコープに緊張をかけずにできるだけゆっくりと無理のない優しい挿入を心がけることが重要である．時間を焦って無理に挿入しても，検査時間は数十秒〜数分の短縮である．無理な挿入で穿孔などの偶発症をきたした場合はその後の処置や緊急手術などに膨大な時間を要する．何よりも被検者への身体的・精神的侵襲は計り知れないものがある．

　最後に繰り返しになるが，すべての大腸内視鏡検査は①安全で②苦痛なく③確実に検査が施行されることが重要である．

＜文　献＞
1）「大腸内視鏡挿入法−ビギナーからベテランまで」（工藤進英/著），医学書院，1997
2）工藤進英：汎用内視鏡による total colonoscopy の挿入法．早期大腸癌，4：9–15，2000
3）Bretthauer, M., Thiis-Evensen, E., Huppertz-Hauss, G., et al.：NORCCAP (Norweian colorectal cancer prevention)：a randomized trial to assess the safety and efficacy of carbon dioxide versus air insufflation in colonoscopy. Gut, 50：604–607, 2002

Comment from Dr.Kashida

　手術既往が複数回あれば，高度の癒着の存在が疑われる．個々のケースで癒着の部位や程度に差があるので，オールマイティのテクニックなど，ありはしない．通常より多くの固定点が存在することが特徴である．試行錯誤するしかないが，①PQ260や小腸スコープなど，できるだけ細く軟らかいスコープを選択する，②固定点での屈曲を鈍化させるためには極力送気を避け，ぜひCO_2送気を選択すべきである，③通常より小まめに体位変換し，空気の移動や重力を利用して固定点での屈曲を鈍化させる，などの工夫が有用であろう．

第3章 被検者別攻略法

4 便秘がひどい

金尾浩幸, 田中信治

ひどい便秘患者であっても挿入法の基本は変わらないが, より基本に忠実に挿入することが重要である. 便秘がひどい被検者における挿入時の留意点としては以下の3点が考えられる. ①通常の前処置を行っても, 前処置が不良となりやすい. ②また, S状結腸と横行結腸が過長な症例が多い. ③腸管のトーヌスが低い症例が多い. 本稿では, 大腸内視鏡挿入の基本的事項を述べたうえで, 便秘がひどい被検者に対する挿入のポイントを解説する.

はじめに

　日常臨床において, 便秘を主訴に大腸内視鏡検査を受けることは比較的多いと考えられる. 便秘がひどい被検者における挿入時の留意点としては以下の3点が考えられる. ①通常の前処置を行っても, 前処置が不良となりやすい. ②また, S状結腸と横行結腸が過長な症例が多い. ③腸管のトーヌスが低い症例が多い.

　ただ, 便秘がひどい被検者であっても大腸内視鏡挿入法の基本は変わらない. 以下に, 大腸内視鏡挿入の基本的事項を述べたうえで, 便秘がひどい被検者に対する挿入のポイントを解説する.

1 大腸内視鏡挿入の基本的事項[1)2)]

- 大腸内視鏡挿入法の基本は「短時間で安全かつ苦痛の少ない挿入」である.
- 一人操作法の基本は, スコープの軸を大腸の軸に一致させ全腸管にわたる短縮直線化を行う「軸保持短縮操作[3)]」である.
- 大腸の走行や解剖学的特徴を理解しておく（第2章-1図2～4など参照）. 上行結腸, 下行結腸, 直腸Rbは腹腔外に固定されており, 横行結腸とS状結腸は腹腔内で腸間膜のみに支持されたフリーな状態にある. また, 上行結腸, 下行結腸は後腹膜にあり, 体内では背側に位置する.
- 軸保持短縮操作によるスコープ挿入長の目安は, RS 15cm, S状結腸下行結腸移行部（SDj）30cm, 脾彎曲部40cm, 肝彎曲部60cm, 盲腸70cmである.
- 左手のみでスコープのアングルを操作し, 右手はスコープの出し入れと軸の回転のみに使用する. 具体的には, スコープのフリー感（右手のスコープの動きが忠実にスコープ先端に伝わる状態）を常に感じるように短縮操作を繰り返す.
- 可能な限り送気を避け, 空気を可能な限り吸引して腸管腔をつぶし, ヒダをかき分けながらスコープを進める「hooking the fold technique[3)]」や, スコープを常に直線化しフリー感を維持

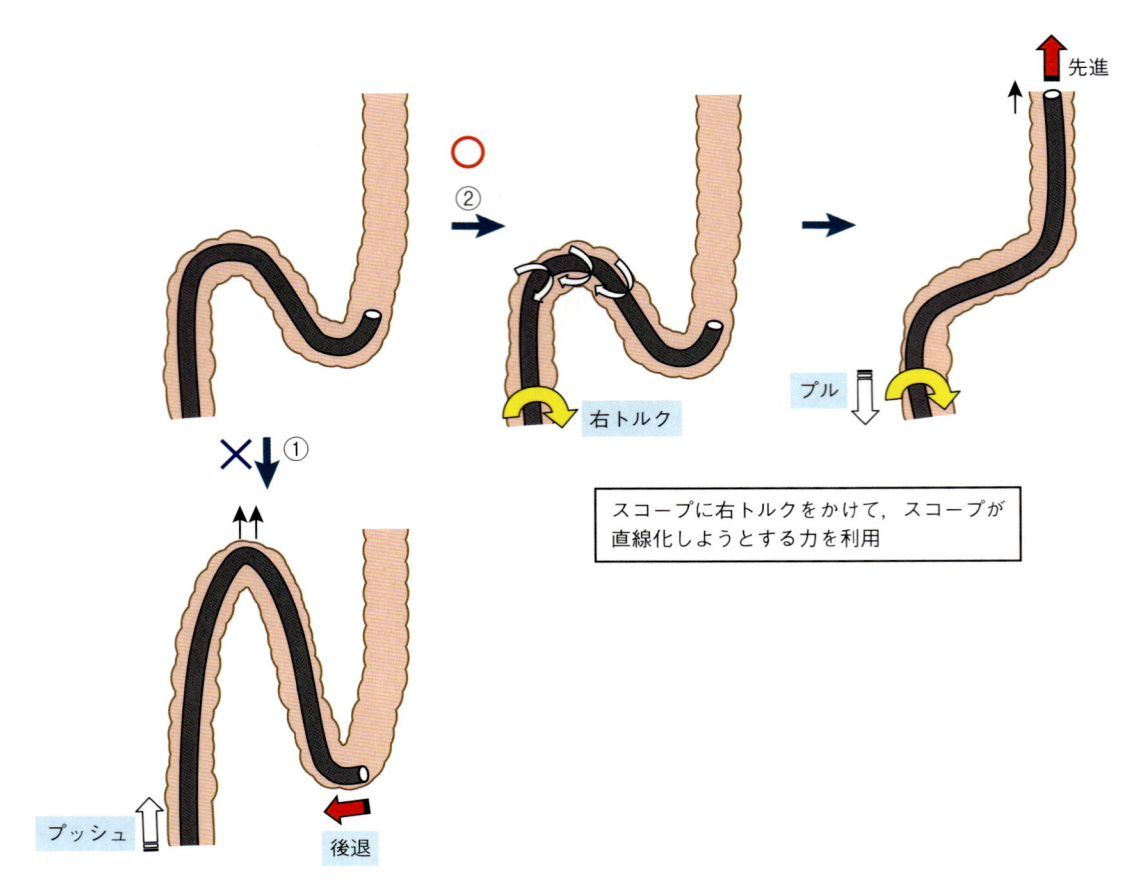

図1 ◆ right turn shortening technique
最初の状況から①のようにスコープを押すとS-topの位置が上に上がるのみで，むしろスコープは後退してしまう．②のように右にトルクをかけて少し引き戻す操作を行うと，スコープ自体が直線化しようとする力を利用でき，スコープを押さなくてもスコープ先端は前進する

スコープに右トルクをかけて，スコープが直線化しようとする力を利用

するようにする「right turn shortening technique（図1）[3]」が有用である．

- 挿入中の送気量は極力少なめにする[2]．腸管を伸展させず屈曲を鈍化させるために挿入中の空気量を極力少なめにすることが大腸内視鏡挿入法の大原則であり，「腸管の屈曲は吸引によって引きつけて，プッシュではなく内視鏡の旋回・プルバック操作によって蛇腹状にたたみ込む」という感覚がきわめて重要である．
- 挿入が困難になる原因の1つとしてループ形成があるが，その予防には，ループを形成する前の用手圧迫（図2）や体位変換が重要である（ループ形成後の用手圧迫はあまり効果がない）．
- スコープ挿入時に強い抵抗を感じる場合は，決してそれ以上スコープをプッシュで挿入してはならない（無理な挿入は穿孔の原因になりうる）．
- 癒着などによって通常径スコープによる挿入が物理的に困難な場合には，無理をせず細径スコープに変更したり，ダブルバルーン式内視鏡を用いることで挿入できることが多い．

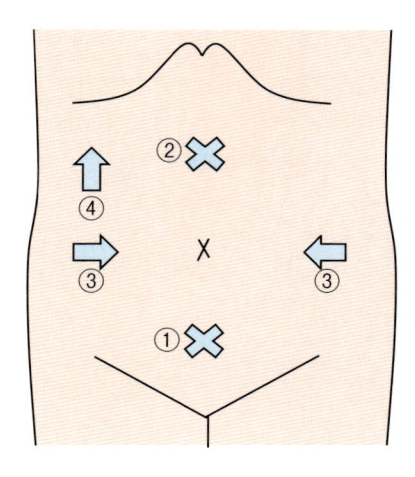

図2 ◆ 一般的な圧迫点
①ここを圧迫することによってS-topが上がらないようにする，②横行結腸が下垂しないように圧迫する，③S状結腸が伸びやすい場合に有効なことが多い．④肝彎曲が下垂するときに有効

2 ひどい便秘患者に対する挿入のポイント

　ひどい便秘患者であっても挿入法の基本は変わらないが，より基本に忠実に挿入することが重要である．便秘は一般的に表1のように分類される．なかでも，大腸内視鏡挿入時に特に問題となるのは，痙攣性便秘と弛緩性便秘であると思われる．

1）痙攣性便秘患者の場合

　痙攣性便秘の患者は大腸が過緊張状態にあることが多く，内視鏡挿入時に痛みが生じやすく，腸管攣縮解除をしようとして過送気になりがちである．極力プッシュ操作を避け，送気量を少なくして，こまめに吸引・短縮操作を繰り返し，必要に応じて抗コリン薬を追加静注して，軸保持短縮を特に意識して挿入することが重要である．

2）弛緩性便秘患者の場合

　逆に，弛緩性便秘の患者は大腸壁の緊張性が低下しており，S状結腸が伸びやすく，ループを形成しやすい．やはり基本通り軸保持短縮を心がけるが，やむを得ずループを形成してしまう場合もある．このような場合，なるべくループを小さくすることを心がけ，常にスコープを短縮するタイミングをはかり，できるだけ早くスコープをストレートにして挿入することが重要である．
　また，横行結腸が過長な症例も多く，この場合，横行結腸の中央部で強い屈曲を形成することがある．この屈曲部の通過には，S状結腸と同じように腸管の短縮直線化が必要である．多くは，左に回転させながらプルバックする[3]．腸管の短縮化が困難な場合プッシュ操作で進むこともあるが，その場合は必ず用手圧迫を行い，極力ループが大きくならないようにする．一旦横行結腸で大きなループを形成してしまうと解除困難な場合があり，注意が必要である．また，左側臥位や腹臥位にすることでプッシュせずに通過できる局面も多く，プッシュ操作を行う前に手間を惜しまず体位変換をする．過腸結腸であることがあらかじめわかっている場合は，CO_2送気を用いることにより過送気を避けることができる．
　また，前処置不良であると挿入の難易度が高くなるので，高度の便秘患者であることを問診で把握，または前回検査時の前処置状況を確認し，前処置不良が予想される場合はあらかじめ前処置の

表1 ◆ 便秘の分類

A. 機能性便秘	1. 一過性単純性便秘
	2. 常習性便秘
	a. 単純性便秘
	1）弛緩性便秘
	2）直腸性便秘
	b. 痙攣性便秘
B. 器質性便秘	1. 腸の通過障害によるもの
	2. 腸以外の腹部臓器による影響
	3. 内分泌，代謝，神経，薬剤によるもの
	4. 先天性の形態異常によるもの

文献4より引用

表2 ◆ 大腸内視鏡挿入に際しての心構え

1）軸保持短縮挿入理論を理解しておく
2）可能な限り最小限の空気量による送気を心がける
3）プッシュ操作中心の挿入にならないようにする
4）何としても自力で盲腸まで挿入したいという願望（第三者の目）を捨てる（人の目を気にしない）
5）挿入困難時には上級者に早く代わる

工夫をすることが重要である．実際には，数日前から半消化態栄養剤を投与したり，前日に下剤の投与を行ったり消化管機能調律薬の投与などを行い［第1章-8 前処置の稿を参照］，良好な前処置で検査が開始できるよう努める．

3 大腸内視鏡挿入に際しての心構え[3]（表2）

- 大腸内視鏡挿入手技の向上には，すでに確立されている挿入理論と挿入技術をいかに効率よく習得できるかが重要である．
- 第三者の目を気にするばかり，時間がいくらかかってもとにかく自力で盲腸まで到達したいという願望は捨て，挿入困難時には上級者に早めに交代し，上級者の手技を見学する．
- そして，上級者がどのように対処するか（特に操作部の左手とスコープを把持している右手の連動操作）を学習し，次の自分の挿入の際にフィードバックすることが上達への早道である．
- 右手のトルク操作および左手のアングル操作の協調運動で自由自在にスコープがコントロールできるようになることは，大腸内視鏡挿入はもとより内視鏡診断・治療を行うためのファーストステップである．

文　献

1）田中信治：軸保持短縮法における挿入時の空気量．「ワンポイントアドバイス 大腸内視鏡検査法」，78-79，日本メディカルセンター，2004
2）岡　志郎，田中信治，金子　巌 他：硬い大腸スコープによる安全な内視鏡挿入法．消化器内視鏡，19：1305-1307，2007
3）「大腸内視鏡挿入法—ビギナーからベテランまで」（工藤進英/編），医学書院，1997
4）伊藤　漸，家崎桂吾：14) 慢性便秘．「内科学第7版 III 消化器・肝・リウマチアレルギー・腎」（小俣政男，杉本恒明/総編集），910-912，朝倉書店

第3章 被検者別攻略法

5 高齢で腰が曲がっており，体位変換も困難な被検者

斉藤裕輔

- 内視鏡検査の適応が十分か吟味する．また，検査前に全身の他臓器合併症の有無，抗血栓薬の服用の有無，慢性便秘の有無について確認する．
- 特に高齢者ではsedationによる呼吸抑制，血圧低下など重篤な副作用が出現しやすく，使用は最小限度に留める．
- 手技は少ない空気量で細心の注意を払いながらゆっくり行い，異常な抵抗を感じたら検査を中止する勇気も必要である．
- 使用機種は体型に応じて選択し，必要に応じて細径の硬度可変機種や軟性細径スコープ（オリンパスPCF-PQ260など）を用いる．

1 一般的な高齢者に対する大腸内視鏡検査における注意点

　一般的に高齢者では，通常成人における検査に比較して予測不可能なことが起こる場合があり，注意が必要である．高齢者の検査を依頼されたときには，まず大腸内視鏡の適応が十分あるか考慮することが重要である．検査前には呼吸，循環，腎機能などの全身合併症の有無，特に抗血栓薬服用の有無と共に慢性便秘の有無について必ず確認しておく．内視鏡治療が必要な場合には可能であればあらかじめ抗血栓薬を中止する．高齢者における偶発症として，大きく，前処置やsedationによる偶発症と，検査手技による偶発症に大別される．

1）高齢者の前処置について

　前処置による偶発症として，慢性便秘を有する高齢者で，腸管洗浄液の服用による腸管破裂などによる死亡例もみられており，患者の検査前の排便状態の確認は重要である．問診上，腸管狭窄や閉塞が疑われる例，診察時に腹部膨満などが認められる例では，検査前に必ず腹部の単純X線写真や腹部超音波検査，必要に応じて腹部CT検査を行い，少しでも腸管狭窄・閉塞の疑いがある症例では緩下剤や腸管洗浄液を使用しての検査は避けるべきである．前処置なし，または浣腸のみにて検査を行うべきである（浣腸すら禁忌になることがある）．

　われわれの施設では腸管狭窄や閉塞疑いのない慢性便秘患者に対しては検査3～4日前から便通に応じた緩下剤と腸管運動刺激剤の投与を行っている．

　また，高齢者では腸管洗浄液による前処置も負担になることが多く，虚血性心疾患を誘発・悪化させないような配慮が必要である．例えば，冠拡張薬や降圧薬などは検査当日の朝も通常通りに服用させる．

　さらに，高齢者では多量の腸管洗浄液の飲用が困難な例も多いので，事前に多量の液体の飲用が

可能かどうか問診し，自信がない患者の場合は腸管洗浄法として，polyethylene glycol solution lavageではなく，注腸X線検査の前処置に準じた，前日の検査食にマグコロール®Pやラキソベロン®など加えた負荷液量の少ない腸管洗浄法（大腸がドライになるため，内視鏡の滑りを良くするための検査前の高圧浣腸をお勧めする）も考慮すべきである．いずれにしても，高齢者の場合には前処置の良好さにはさほどこだわらず，バイタルサインを悪化させないことを優先させた前処置を行うべきである．

2）高齢者のsedationについて

高齢者では痩せ型の患者も多く，sedationが必要な場合には呼吸抑制，血圧低下など重篤な副作用が出現しやすいため，静脈の確保，モニタリングは必須である．sedation使用は少量から開始し必要最小量の使用に留める．年齢が増すにつれて，sedationの量を減らし，患者の併存疾患や体重などによってはsedationを行わないことも考慮すべきである（当科では原則sedationは行っていない）．検査終了時に拮抗薬を投与しても，特に高齢者では検査後，転倒などの予期せぬ事故が起こることがあり，可能な限り家族に付き添いを依頼する．また，当日は絶対に車の運転を行わないことを事前に説明することも必要である．Sedation後のリカバリーについては，高齢者の場合には完全な覚醒が得られるまで最低でも1時間は安静をとることが必要である．

3）高齢者における挿入法

内視鏡手技に関しては，痩せ型患者が多く，概して腸管が長いことから，一般に検査は困難となりやすく，さらに腸管粘膜，腸管壁の脆弱化のため，穿孔などの思わぬ偶発症が生じることがある．慎重に検査を行い，盲腸まで全く問題なく挿入できた（痛みも全く訴えない）にもかかわらず，脾彎曲付近に長い粘膜裂傷による出血が生じており，ヒヤッとした例を筆者も経験している．

高齢者に特別な方法があるわけではないが，空気量を極力少なくし，手技は時間がかかってもよいからできるだけ慎重に行い，スコープの先端への力の伝わりに神経を集中し，少し挿入しては少し引き戻すといった動作を連続させながら，少しずつ挿入していく方法が有用である．決して無理をせず，検査を途中で中止する勇気をもつことが重要である．使用内視鏡は10mm前後の細径で硬度可変機能を有する機種や，受動彎曲機能付きの軟性細径スコープ（PCF-PQ260）などを選択することが重要である（**第1章-5**参照）．

2 高齢で腰が曲がっており，体位変換も困難な患者

上述した一般的な高齢者における大腸内視鏡検査と注意点は同様であるが，円背により腹部が屈曲している場合，用手圧迫や体位変換が困難であるため，その挿入はさらに困難となる．筆者が心がけ，実践している点を以下にまとめる．

❶まずは内視鏡検査の適応が十分か吟味する．当然であるが，検査する利益と不利益を十分考慮してから大腸内視鏡検査の適応を決定する．同時に，検査に伴う偶発症の発生頻度が通常の高齢者よりも高頻度であることを本人/家族に十分説明し，検査への同意を得る．

❷検査前から挿入困難が予測されるため，不測の事態に少しでも早急の対処が可能なように，静脈を確保し，モニタリングを必ず行い，conscious sedationの準備をしてから検査を開始する．

❸原則として検査開始から終了まで左側臥位のままで行う．初めから軟性細径スコープ（PCF-PQ260など）を選択して検査を開始する．癒着例において有用であるのと同様に，細径のスコー

プを選択する理由は，腸管の変形や強い屈曲があっても先端の可動性に優れ，屈曲をかき分ける操作がやりやすいからである．また受動彎曲機能の搭載機ではプッシュ操作が主体となっても，脆弱な腸管壁へかかる圧が少なく，穿孔などの偶発症の危険性が少なく，安全に検査を行うことが可能である．また，仮にループができても，スコープが軟らかいため腸管を強く伸展させず，癒着の剥離などの危険が少なくなることも期待される．

また，体の変形による腸管の強い屈曲のため，たわむだけでスコープの先端への力の伝わりがほとんどなくなってしまうような場合も時に経験される．この際には一気にスコープを挿入しようとはせず，スコープの先端への力の伝わりに神経を集中し，少し挿入しては少し引き戻すといった動作を連続させながら少しずつ挿入していく方法が有用である．送気量を最小限に留め，可能ならCO_2送気を使用する．左側臥位の状態でも，用手圧迫法が可能であれば積極的に併用する（S状結腸や横行結腸の用手圧迫法）．

❹被検者によっては，あらかじめスライディングチューブを装着したり，透視下でバルーン小腸内視鏡を使用して行うことも考慮されるが，最も重要な点は通常の高齢者に対する検査と同様に無理をしないことである．大腸に異常な屈曲を有する被検者にsedationを併用して無理にtotal colonoscopyを行うと，粘膜の裂傷や出血，穿孔，癒着の機械的剥離による腹腔内出血などの偶発症が起こりやすいからである．手元に異常な抵抗を感じ危険と感じたら，勇気を持って撤退すべきである．注腸X線造影検査やCTコロノグラフィーが可能であればそれらの検査への変更も考慮する．

3 おわりに

高齢者と円背のため体位変換が困難である被検者の大腸内視鏡検査について概説した．最も重要な点は，①利益と不利益を比較したとき，大腸内視鏡検査の適応が十分あるか，を考慮すること，②最小限の送気量で慎重に検査を進めること．異常な抵抗を感じたら，勇気をもって検査を撤退すること，③軟性細径スコープ（オリンパス社製PCF-PQ260など）を用いて検査を行うこと，などである．今後ますます高齢者に対する大腸内視鏡検査の機会は増加すると考えられ，内視鏡医は上述した点に注意をしながら日常臨床に当たっていただきたい．

<文　献>
1）五十嵐正広：挿入困難例の解決法．消化器内視鏡；19：374-379，2007
2）津田純郎，斉藤裕輔：画期的な新しい機能を搭載した細径大腸内視鏡-OLYMPUS EVIS LUCERA PCF-PQ260．臨牀消化器内科，26：249-257，2011
3）田中信治：高齢者の検査．「ワンポイントアドバイス大腸内視鏡検査法」（五十嵐正広，田中信治/編），258-259，日本メディカルセンター，2004
4）斉藤裕輔：高齢者の検査．「ワンポイントアドバイス大腸内視鏡検査法」（五十嵐正広，田中信治/編），260-261，日本メディカルセンター，2004
5）津田純郎：Step3；1．症例における内視鏡挿入のポイント．「大腸内視鏡挿入法トレーニング」（大腸内視鏡挿入法検討会/編），143-152，日本メディカルセンター，2007

Comment from Dr.Kashida

体位変換が困難な被検者の多くは背中が曲がっており，仰臥位や脚を組むことが困難である．その場合，編者（樫田）は，最初から右側臥位で挿入を開始することがある．通過困難なのはSDjと脾彎曲が多いので，最初から最後まで左側臥位で行うより，最初から右側臥位の方が容易，と考えるからである．用手圧迫も利用するとよい．

第4章
トラブルシューティング こんなときどうする？

1. RSjさえも越えない ……………………………………… 120
2. S状結腸に多発憩室・癒着あり，患者が痛がる ……… 126
3. S状結腸で，内腔が左へ左へと展開する ……………… 135
4. SDjで挿入長70cm，患者が痛がる …………………… 143
5. 明らかにループになっているので解除したい ………… 153
6. ループになっているようだが，どうなっているかわからない … 163
7. 脾彎曲，押しても進まない．患者が痛がる …………… 170
8. 横行結腸，押したら逆に抜ける ………………………… 176
9. 肝彎曲手前でスコープの根元まで入ってしまった …… 183
10. 上行結腸に入ったが，盲腸の奥まで届かない ………… 192
11. バウヒン弁を越えない …………………………………… 200
12. 反転観察したいがうまく反転できない ………………… 206
13. 穿孔してしまった！ ……………………………………… 212

第4章　トラブルシューティング　こんなときどうする？

1　RSjさえも越えない

Strategy 1　細径スコープを用いて，微細な協調操作で越えていく

趙　栄済　120

Strategy 2　受動彎曲機能搭載のPCF-PQ260を用いてプッシュ操作で越える．不能なら撤収する

斉藤裕輔　123

Strategy 1　細径スコープを用いて，微細な協調操作で越えていく

趙　栄済

RSjを越えない，とは以下の状況が想定される．
① 解剖学的な問題：直腸上部からS状結腸にかけて強い屈曲が続き，意図する方向にスコープを進めることが困難である．
② 術後や放射線照射後の癒着あるいは憩室症などによりS状結腸の可動性が不良：進路方向の同定がきわめて困難でスコープも不安定である．
③ 器質的狭窄：狭窄のためスコープが通過しない．

各状況における対策を以下に示す．

1　①における対策：最少の送気あるいは無送気での挿入

送気が過剰になると，S状結腸の屈曲部は人為的にさらに急峻となり，挿入が困難となる．急峻化を排除するためには最少の送気あるいは無送気でスコープを挿入する．無送気では管腔は全く開かないため，ヒダを手掛かりに進路を見極めて進め，こまめに引き短縮操作を加える．
① 直腸下部（図1a）から左手親指でのアップアングルで押し進めて直腸上部に到達する（図1b）．
② 管腔中心が進路方向でありスコープをそのまま押し進める（図1c）．
③ 次に左方向に進路があり，左手親指でのアップアングルと右手左ひねりとして押し進める（図1d）．

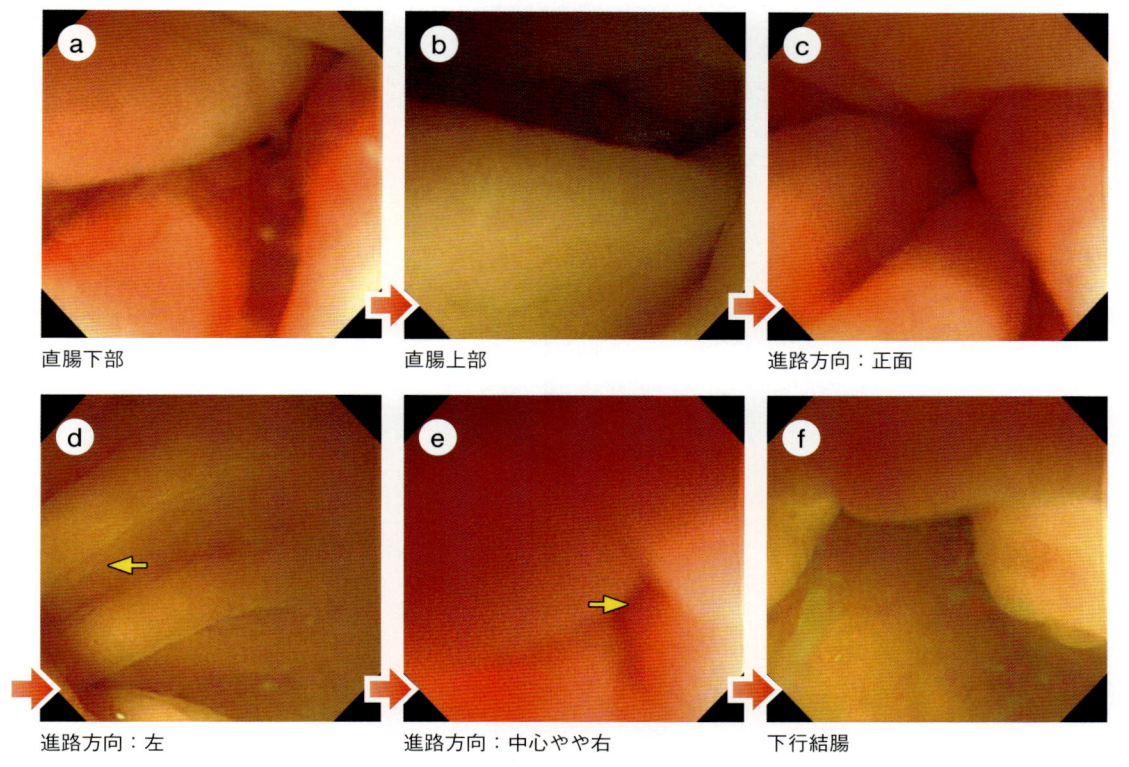

a 直腸下部	b 直腸上部	c 進路方向：正面
d 進路方向：左	e 進路方向：中心やや右	f 下行結腸

図1 ◆ 無送気挿入下での直腸から下行結腸肛門側までの内視鏡像

④管腔中心やや右に進路方向がある（図1e）．
⑤そのまま右ひねり方向で押し進めると，下行結腸近くに到達する（図1f）．

　無送気下の挿入にあたっては，屈曲部ではスコープ先端が粘膜面に接し，進路が不明となりやすい．粘膜面との距離を保つためにはフードの装着が有効である（第1章-6も参照）．

2　②における対策：微細で的確な協調操作

　左右の手によるスコープの基本的協調操作がいっそう重要となる．手元操作部は左手で，先端部は右手で操作する．手元操作部は手掌と第3・4・5指で包み込むようにしっかり保持し，ゆるめない．第1指（親指）はアップ–ダウンと右–左のアングルを，第2指（人差指）は吸引ノブ，送気・送水ノブをそれぞれ担当する（図2）．スコープ先端の進路は左手親指のアングル操作と右手によるひねり操作の協調運動で意のままに方向づけられることが必須である．
　管腔の進行方向は内視鏡画面で判断する．左手親指によるアップアングルで上（11〜1時）方向に（図3a），左手親指によるアップアングルと右手による右（時計方向）ひねりで1〜5時方向に（図3b），左手親指によるアップアングルと右手による左（反時計方向）ひねりで11〜7時方向に（図3c），左手親指による右アングルで右（3時）方向に（図3d），左手親指による左アングルで左（9時）方向に（図3e），左手親指によるダウンアングルで下（5〜7時）方向に（図3f），スコープ先端がそれぞれ動く[1]．
　腸管の可動性がきわめて制限された状況では，わずかな間隙から進路方向を迅速に的確に判断してスコープを進める機会を逃さないようにしなければならず，微細な協調操作が求められる．

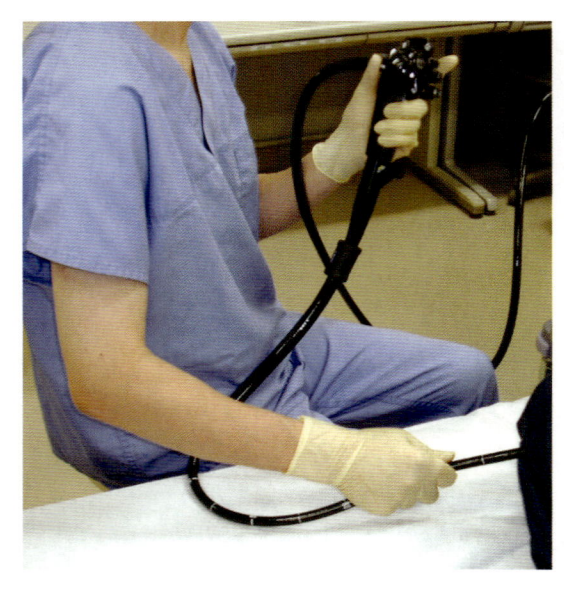

図2 ◆ 検査時の左右の手によるスコープの保持

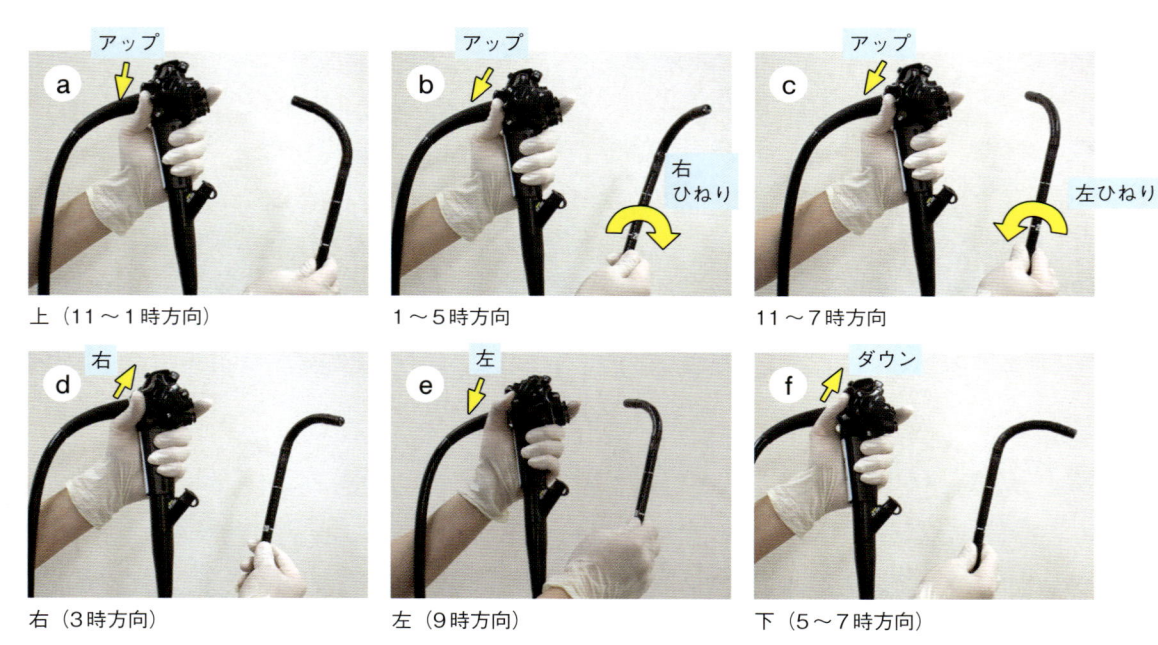

a 上（11～1時方向）　アップ

b 1～5時方向　アップ・右ひねり

c 11～7時方向　アップ・左ひねり

d 右（3時方向）　右

e 左（9時方向）　左

f 下（5～7時方向）　ダウン

図3 ◆ 左右の手による協調操作とスコープ先端の動き

Comment from Dr.Tsuruta

左右アングルを操作する指：左右アングルは第1指（親指）で操作する検者と第3指（中指）で操作する検者がある．中指を用いる場合は第2指（人差指）で送気・送水ボタンと吸引ボタンを操作することになる．ちなみに編者（鶴田）は前者であるが，内視鏡医には後者が多いようである．

3 ③における対策：大腸用細径スコープあるいは上部用スコープの使用

　スコープは細径を選択する．狭窄部を通過しない場合は，断念するか上部用スコープを用いる．最も細い経鼻用スコープ（オリンパス社製）の直径は4.9mmであり，通過可能となる場合が多いが深部への挿入には限界がある．

　以上のごとく，直腸からS状結腸にかけての挿入困難例では，微細で的確な協調操作が必須であり，先端硬性部が短く彎曲半径の小さい細径スコープが有用である．

　　＜文　献＞
　　1）趙　栄済：趙　栄済のコロノスコピー．「日本のコロノスコピー」，112-127，医学書院，2003

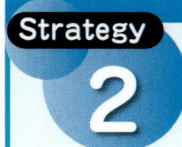

Strategy 2　受動彎曲機能搭載のPCF-PQ260を用いてプッシュ操作で越える．不能なら撤収する

斉藤裕輔

①スコープの旋回操作とhooking the fold法（引き戻し操作）を多用する通常の方法でほとんどのRSjの通過が可能であるが，この方法で通過が困難な場合には，軟性細径スコープ（PCF-PQ260）に変更して同様の操作を行ってみる．
②軟性細径スコープを用いた通常の方法でもRSjの通過が困難な場合には，（conscious sedationを併用して）PCF-PQ260の「受動彎曲」機能を利用してプッシュ挿入でRSjの通過を試みる．ただし，穿孔の危険性があるためプッシュ操作は慎重に行うこと．
③軟性細径スコープによるプッシュ操作でもRSjの通過が不可能な場合には，大腸内視鏡検査の適応外と考え，勇気をもって内視鏡検査を終了することをお勧めする．必要に応じて注腸X線検査やCTコロノグラフィーなどの代替え検査をオーダーする．

1 通常のRSjの越え方

　RSjはSDjと同様に挿入に関して最も重要な部分の1つである．通常この部分では次のS状結腸の管腔が7～8時方向に見えることが多い（図1a）で，ここからスコープを左（反時計方向）に旋回し，RSjのヒダが12時方向に来るようにスコープを調節（図1b），hooking the fold法を用いてアップアングルにてS状結腸に挿入していく．
　通常，次のS状結腸の管腔は右に展開する（図1c）．この部分の腸管の走行が複雑で上述の方法ではS状結腸が展開しない場合もあるが，hooking the fold法を用いてHaustraヒダを1つずつ丁寧に越えてゆく．通常この部分はプッシュ操作で越えてはならない．初心者が穿孔を起こしやすい部位の1つであり，またこの部分の過伸展が起ればSDj到達時にダブルループが形成されやすくなる．また，RSjを通過する前に直腸の余分な空気を十分に吸引しておくことで，次のS状結腸か

図1 ◆ RSjの越え方

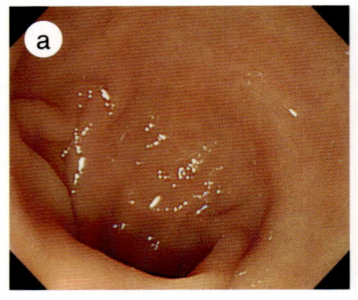

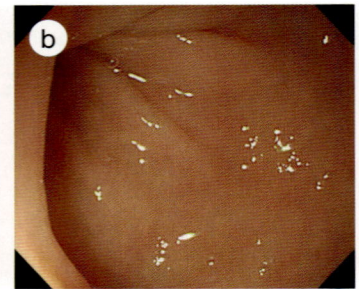

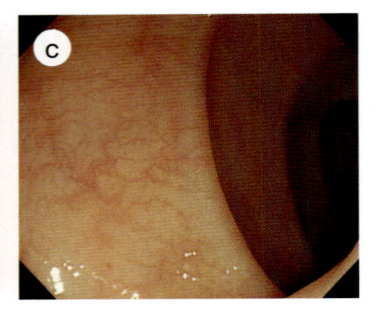

らSDjの通過がより容易となる．

> **Comment from Dr.Tsuruta**
>
> **RSjの越え方**：編者（鶴田）の場合，直腸（Rb～Ra）をアップアングルで進むとRSは9～10時方向に見えてくるので，右手でスコープを反時計回転方向にねじりながら先端をRS部入口の少し先まで挿入し，管腔を確認しながらアップアングルをかけていくとRSjに到達することが多い．

2 通常の方法でRSjの通過が困難な場合

■の方法でほとんどの例で容易にRSjの通過は可能であるが，この部分が複雑な走行をしていたり，骨盤内に強い癒着がある場合には（ほとんどの場合は後者）通過できない場合もある．その場合は，軟性の細径スコープ（「受動彎曲機能」の搭載されたオリンパスPCF-PQ260が最適：第1章NOTE3参照）に変更して同様の操作を行ってみる．旋回操作とhooking the fold法を用いてもどうしてもRSjの通過ができない場合には，PCF-PQ260の「受動彎曲」機能を利用してプッシュ挿入で通過することも可能である．

ただし，この部分のプッシュ操作はできるだけ慎重に行い，また，S状結腸挿入後には必ず引き戻し操作を行い，RSjで生じているループを解除してからS状結腸に進んでいくべきである．

同時に疼痛軽減と過度の緊張を和らげる目的で，conscious sedationの併用も考慮するとよい．われわれはこれらの方法を併用してもRSjの通過が不能であった例は経験していない．

3 軟性細径スコープを用いてもRSjの通過が不可能な場合

軟性細径スコープを用いてもRSjの通過が不可能な場合は，大腸内視鏡検査の適応外と考え，内視鏡検査を終了することをお勧めする．先に述べたように，RSjは穿孔を起こしやすい部位の1つであり，この部分での通常スコープを用いてのプッシュ操作は穿孔をきたす可能性が高く危険である．また，強度の癒着例で無理な操作を行うと，穿孔の他，粘膜の裂傷や出血，癒着の機械的剥離による腹腔内出血などの合併症を惹起することも危惧されるため，患者に過度の負担をかける前に勇気をもって撤収し，注腸X線検査やCTコロノグラフィーなどの代替検査をオーダーする．

大量の消化管出血などでどうしても内視鏡検査が必要な場合には，専門医に検査を依頼することも考慮すべきである．もちろん，出血例では，造影CTによるextravasation（造影剤の血管外漏出）

の有無の確認後の緊急外科手術の考慮や，interventional radiology（IVR）による一時止血なども考慮すべきである．

<　文　献＞
1）五十嵐正広：挿入困難例の解決法．消化器内視鏡，19：374-379，2007
2）津田純郎，斉藤裕輔：画期的な新しい機能を搭載した細径大腸内視鏡─OLYMPUS EVIS LUCERA PCF-PQ260．臨牀消化器内科，26：249-257，2011
3）津田純郎：Step3; 1. 症例における内視鏡挿入のポイント．「大腸内視鏡挿入法トレーニング」（大腸内視鏡挿入法検討会/編），143-152，日本メディカルセンター，2007

Comment from Dr.Kashida

中級者以上の内視鏡医は「RSjなんかで困ったことはない」と言うかもしれないが，別に困難な症例でなくとも初心者を見ていると10〜15分くらいRSjを越えないままウロウロしているのを見かけることがある．そんなときは，直腸が空気でパンパンに拡張してRSjが急峻になっている．スコープを押せば押すほど腸が上へ伸びてRSjがますます急峻となる．まず脱気することから始めたい．

第4章 トラブルシューティング こんなときどうする？

2 S状結腸に多発憩室・癒着あり，患者が痛がる

Strategy

1. PCF-zoomとCO₂送気によるやさしい軸保持短縮法 　　斎藤　豊　126

2. 優しく，美しく，小さなことからコツコツと！
   ：配慮を尽くした基本に忠実な挿入 　　杉本憲治　130

Strategy 1　PCF-zoomとCO₂送気によるやさしい軸保持短縮法

斎藤　豊

　この稿では癒着例・多発憩室・被検者が痛がる場合の挿入法について述べる．
　そのような症例では，無理な挿入は穿孔を引き起こす場合もあり，特に基本に忠実かつ無駄のない挿入法，すなわち軸保持短縮法[1)2)]が不可欠である．そもそも癒着例・挿入困難例に限らず，全症例に対し同様に対応することが重要である．
　われわれは大腸粘膜下層剥離術（ESD）にCO_2送気を導入し，現在，被検者の苦痛軽減に必要不可欠なものとなっているが[3)]，挿入困難例の大腸内視鏡挿入，特にビギナーにおいてはCO_2送気を使用することをお勧めしたい（第1章-6-4も参照）．挿入困難にてエキスパートに交代する際も，空気で挿入している場合と比べ格段にヘルプが楽であり，被検者，交代するエキスパート，交代されるビギナーの3者ともに精神衛生上有益である．
　また，予め癒着などが予想される場合（特に腹部・婦人科術後の痩せた女性など）は，細径スコープの使用が望ましい．PCF-Q260AZI（オリンパス社）は光学拡大，硬度可変，送水機能とすべてを備えており汎用性が高いスコープであり，軸保持短縮法にも向いている（第1章-5も参照）．

1　スコープ操作の基本および挿入パターン

　どのような症例にも初めから挿入困難例を想定して常に基本に忠実な挿入法を施行する．その際に以下の基本的なポイントに気をつける[4)]．
　❶スコープは「てこの原理」を使うため肛門縁から20〜40cm以上離して保持．

❷スコープは「フリー感」を感じるためにもソフトに保持.
❸スコープ操作は可能な限り"ゆっくり"行う.
❹無駄な操作は行わない（過度な"jiggling technique"など）.
❺自然に腸管内に存在する空気を利用して,「吸引は必要にして最小限」.

送気に関して，以前はなるべく送気しないよう細心の注意を払っていたが，CO_2送気となってからは送気量に関してはあまり気にしなくとも問題ない.

> **memo** **Jiggling technique**
> スコープを前後に，小刻みにゆすり，スコープの直線化をはかるテクニック．憩室多発例など，癒着例においては，被検者の苦痛の原因となることもあるので注意が必要.

2 RSからSDまで ～すぐに仰臥位に

被検者体位は，肛門を通過したらすぐに仰向けにしている．この方がスコープに右トルクが自然とかかり短縮が容易である．スコープは押すのではなく回転で次々にカーブをパスしていく（スラロームテクニック）[1)2)]感覚である．脾彎曲を越えるまでは基本的に右回旋主体だが，図1のような場合，左回旋したほうがスコープのフリー感がある場合には右回旋に必ずしも捉われない．ダウンアングルを利用して，画面左側の管腔にスコープ先端を落とし込むような操作を併用する（図2）.

常にスコープの中（スコープ先端）も外（ユニバーサルコード側）も，ねじれが無い状態を保つことを意識する．したがってユニバーサルコード側のねじれを解除するような操作は行わないようにしている.

軸保持短縮法が困難な場合には，腹壁圧迫か体位変換を適宜併用する．腹壁圧迫のポイントは，被検者の腹部を点で押してみて，向こう側の腸管がこちらに近づいてくる部位である．そのポイントを点で（指1～2本程度），やさしく圧迫することである．決して拳などで体重をかけ力強く圧迫するようなことはしない．SDjの手前であれば恥骨上部のやや左側であることが多い[4)～7)]．熟練した介助者がいればその人に任せてもよいが，そうでない場合は内視鏡医が自分で圧迫のポイン

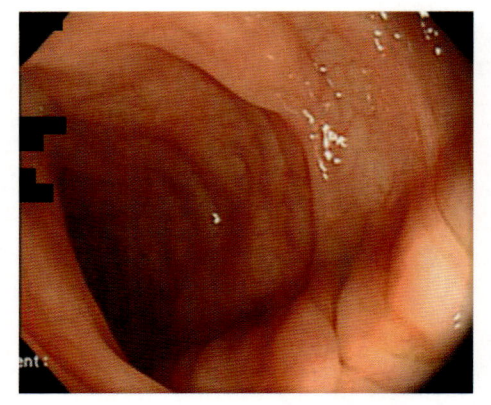

図1◆進むべき管腔が左側に見える

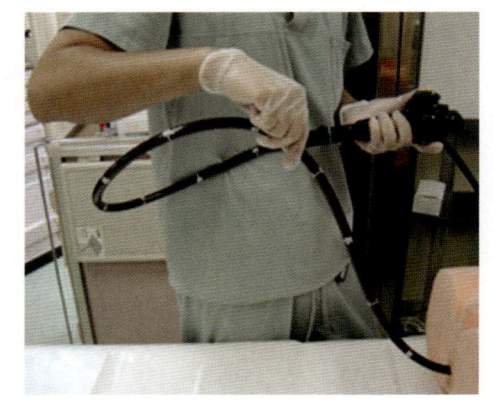

図2◆スコープを左に捻り，ダウンアングルで，落とし込むような感覚

トを探して介助者あるいは被検者に押してもらう．腹壁圧迫を併用しても短縮が難しい場合は，被検者に仰臥位からさらに右側臥位になってもらうと短縮が容易になることが多い．そうすることによって，自然にスコープに右トルクがかかるからであろう．

> **Comment from Dr.Kashida**
>
> スコープのねじれを光源との接続部側へ逃がす操作をする内視鏡医がおられるが，筆者も記載しているように，それは好ましくない．光源側のスコープのねじれを解消するためにスコープの根元を一旦抜いてさしこみ直す方もおられるが，もってのほかである．

3　軸保持短縮が難しい場合

　　この腹壁圧迫や体位変換を駆使した軸保持短縮法にてもSDjまで到達しないこともある．その場合，そこから右回旋主体の挿入法から方針を切り替え，スコープの回転を左へ左と戻しながらやさしくプッシュで挿入していく（αループ法[8]）．αループ法を癒着例で行う場合は，特にスコープの抵抗を慎重に意識して行う必要がある．決して無理は禁物である．

ポイント①：完全なループを作る前に短縮
　　左回旋主体にスコープをゆっくり静かに押し進め土管状に見える腸管の先の急峻な屈曲（いわゆるS-top）を越えるか越えないかのところでスコープをゆっくり右回転しながら短縮する（right-turn shortening[9]）．完全にループを作ってしまってからshorteningをしようとすると，被検者に苦痛を与えることになる．

ポイント②：短縮は右左トルクのコンビネーションも必要
　　Right-turn shorteningは単純な右回転だけではない．スコープのフリー感を感じながらフリー感を損なわない方向，つまりスコープが抜けてこない方向へ微妙にトルクの方向を調整しながらゆっくりと短縮してくる．最初は左方向へねじりながら次に右方向へトルクをかけ，また微妙に左へねじるなどのコンビネーションが必要になることもある．このような微妙な操作を行うためには，スコープを肛門縁から20〜40cmくらい離して保持し，また2本か3本の指でソフトに保持するのがポイントである．

ポイント③：hooking the foldだけに頼らない
　　短縮はhooking the foldだけではない．時にビギナーが大腸内視鏡挿入中，ループを作っているので「短縮するように」とアドバイスすると，スコープ先端をヒダに引っかけて，すなわちhooking the foldで短縮しようとするが，短縮はhooking the foldだけではなく，スコープが抜けてこない方向へ，右あるいは左に微妙にトルクの方向を調整しながらゆっくりとスコープを引き戻して腸管をたたんでくることである．スコープ先端をヒダに引っかける必要はない．

ポイント④：無闇にスコープを揺さぶらない
　　Jiggling technique[1]を誤解して腸管を短縮できないときに，無闇にスコープを前後に激しく揺さぶる例を時々みかけるが，これは腸管のスパズムを誘発したり，被検者に苦痛を与えるだけであるので慎んだほうがよい．

以上のように短縮して挿入すれば，癒着例であっても，SDjは肛門縁から30cmで挿入できる．

4 被検者が痛がる場合のsedationについて

　通常大腸内視鏡の挿入では，sedationは基本的に使用しない．ただし，高度癒着例においては，ミダゾラムなどを必要最小限使用することも必要である．基本的には被検者を痛がらせないことが重要である．時々，"叫び声"が検査室から聞こえてくることがあるが，これは論外である．多少腸管を伸ばして挿入しないといけないときもあるが，その場合，通常「うっ」という程度の痛みである．「叫び声をあげるほど痛い」＝「ループを形成している」と考え，すぐループの解除を行う必要がある．挿入法の未熟さをsedationでカバーすることは避けなければならない．過度のsedationは時に危険であり，挿入時の穿孔などにつながりかねない．検査医は常に，腸管の状態をスコープ先端から伝わる感覚で捉え，被検者の状態も観察しながら，慎重に挿入する必要がある．

5 憩室多発例の挿入

　S状結腸の憩室多発は欧米人に多く，日本人には少ないが最近やや増えている．S状結腸に憩室が多発している場合，時に挿入すべき管腔と憩室との判断が難しい場合がある．そのような場合も焦らず軸保持短縮法を行うことが基本であるが，通常よりもスコープ先端と管腔との距離をとると進むべき管腔が判断しやすい．通常われわれは浸水法などは使用しないが，Water jetによる送水で管腔の方向を見定めることも憩室多発癒着高度例には有用である．黒フードなども管腔を探るうえで有用であろう．

おわりに

　大腸内視鏡挿入法は，病変の発見，診断・治療のためのはじめの一歩でしかないと同時に，軸保持短縮法なくしては何も語れないのも事実であり，われわれ大腸内視鏡医の永遠のテーマである．

　ある程度大腸内視鏡挿入法が完成してしまうと，ゴルフなどと同じで，なかなかそのフォームを変えることは困難となる．したがって，大腸内視鏡を始めるときは，まず上手なエキスパートの軸保持短縮法を十分見学し，基本をおさえたうえでトレーニングを開始することが望ましい．

　すべての大腸内視鏡ビギナーは，「1分で痛みのある挿入」よりも「4分で全く痛くない挿入」を目指すべきである．

＜文　献＞
1）「大腸内視鏡挿入法-ビギナーからベテランまで」（工藤進英/著）．医学書院，1997
2）工藤進英：汎用内視鏡による total colonoscopy の挿入法．早期大腸癌，4：9-15，2000
3）Saito, Y., et al.：A pilot study to assess the safety and efficacy of carbon dioxide insufflation during colorectal endoscopic submucosal dissection with the patient under conscious sedation. Gastrointest Endosc., 65：537-542, 2007
4）斎藤　豊，ほか：【リピーターを呼ぶ大腸内視鏡】安全で苦痛の少ない大腸内視鏡挿入法　結腸過長例への対応（解説/特集）．消化器内視鏡，15：1615-1620，2003
5）松田尚久，ほか：苦痛のない大腸内視鏡-腹壁圧迫と体位変換の工夫．早期大腸癌，4：9-15，2000

6）藤井隆広，ほか：大腸内視鏡における腹壁圧迫と体位変換．消化器内視鏡，8：189-193，1996
7）加藤茂治，藤井隆広：技術による大腸スコープ挿入困難例の克服 – Rs–S～SD junction をいかに越えるか–．消化器内視鏡，13：1161-1164，2001
8）田島　強，ほか：Colonoscopy について．Gastroenterol Endosc, 12
9）Colonoscopy – Diagnosis and treatment of colonic diseases. Igakushoin (Shinya, H.), Tokyo, 1982

Comment from Dr.Kashida

内視鏡挿入による穿孔はめったにお目にかからないが，高齢者の憩室多発例に多いと言われている．S状結腸憩室多発例では，大腸内視鏡と勘違いして憩室にスコープをつっこむようなことは決してしないよう，細心の注意を払う必要がある．

Strategy 2　優しく，美しく，小さなことからコツコツと！：配慮を尽くした基本に忠実な挿入

杉本憲治

1　多発憩室の場合

1）前処置

　S状結腸に憩室が多発する場合，通常の前処置では憩室内などに糞塊が残存して観察や挿入の妨げとなることがあり，より十分な洗浄効果を得る必要がある．

　当院では，初めて大腸内視鏡検査を受ける患者には必ずクリニック内で経口腸管洗浄液を服用してもらい，看護師が反応便の状態を観察し，憩室の存在を疑う小球状糞塊などが確認されれば，経口腸管洗浄液の追加あるいは微温湯浣腸を行っている．

　また，過去の前処置方法や洗浄効果，残渣量などを詳細に記録しており，検査履歴がある場合にはその内容と最近の排便状況などから適切な前処置を検討し，数日前からの緩下剤投与や検査食摂取の必要性を検討している．

2）前投薬

　検査中は輸液ルートを確保し，原則的にペチジン塩酸塩（オピスタン®）30～40mg，ミダゾラム（ドルミカム®）1.5～3mgを投与している．1アンプル50mgのペチジンを使用しているので，挿入に際して痛みを強く訴える場合にはペチジンの追加投与も考慮するが，40mgを超えて使用する頻度はきわめて低い（10,000件に1件程度かと思われる）．

　なおペチジン投与時には迷走神経反射を惹起しやすく，検査・治療終了後に嘔気・嘔吐をきたすことがある．特に女性でその頻度が高く，スコープの操作で腸管にストレスを与えたり，送気量が多くなることが予想される場合には，可能であればアトロピン硫酸塩を投与している．

　スコープが直腸からS状結腸に進む過程で蠕動運動が亢進していたり，腸管の緊張性が高いと判

断された場合，その時点で抗コリン薬あるいはグルカゴン製剤を投与しているが，憩室多発例では腸管の緊張が強い場合が多いので，抗コリン薬などの使用頻度が高くなっている．

> **memo　鎮痙薬が使えない場合**
> 心疾患や緑内障，糖尿病などの併存疾患のために抗コリン薬やグルカゴン製剤が使用できない症例ではミントオイルや芍薬甘草湯の懸濁液などの腸管内散布も考慮される．

3）スコープの選択

憩室多発例では筋層肥厚が生じ，腸管の可動性が制限される．内腔が狭小化していることもある．したがってスコープの機種選択が重要となる．

初回検査例などで憩室の有無が事前にわからない場合には，患者の体型によってスコープを選択している．痩身で筋肉があまり発達しておらず腹壁が柔らかい患者には軟らかく細いスコープを使用し，肥満傾向が強く筋肉質で腹壁の固い患者には硬く太いスコープを使用している．

挿入開始後に腸管とスコープとのマッチングが悪いと判断された場合には，躊躇うことなくスコープを変更する．

検査履歴がある場合には，過去に使用したスコープの機種と挿入時を中心としたスコープの操作性に関する記録を参考に，より適切なスコープを検討している．

憩室が多発するほど腸管の緊張性が高くなり，内腔が狭小化することから，細径スコープが有効である可能性が高く，筋層肥厚などのために腸管の可動性が制限されている場合には，軟らかいスコープの方が患者への負担が少ない．

したがってPCF-P240AIやPCF-Q260AZIを多用しており，S状結腸の憩室多発部位を通過する際の硬度可変式スコープの硬度はほとんどの場合，最軟に設定している．

ただし，筋層肥厚などのために局所的に硬い急峻な屈曲がある場合には軟らかいスコープでは腸管壁の硬さに抗しきれず，**1**-4）で後述するhang on and turn over操作などが困難であり，硬度を強める必要がある（同時に内腔がさほど狭小化していない症例では太いスコープへの変更が有効なこともあり，case by caseで柔軟に対応すべきと考える）．

4）挿入手技

憩室多発例だからといって特殊な操作を行う意識はない．hooking the fold と right-turn shorteningを基本とし，「あるがままの操作」を心掛ける．すなわち管腔が右に見えれば右にひねり，左に見えれば左にひねり，目前の屈曲部内側のヒダを捉え，ヒダを捉えたならば挿入を焦らず，次なる管腔がモニター画面の中央に映るようにスコープを右か左か，いずれかの方向にひねり（できればひねり戻し），管腔を正面視してからスコープを進めることが肝要である．

アングル操作も少しは加えるが，必要最小限にとどめることが望ましい．特に筋層が肥厚し腸管の可動性が制限されている場合に必要以上のアングル操作を行うと，腸管にストレスを与え，痛みを惹起したり，蠕動運動を亢進させたりするのでより慎重なアングル操作が求められる．

そのために目前の屈曲部内側のヒダを捉える際，アウトコースに膨らむことなく，より直線的にインコースからヒダに接近し（図1a），スコープ先端部でヒダを押さえ込んでヒダの裏側を覗き込むような角度を取り（hang on，図1b），そのスコープ先端形状を維持したまま，先端部でヒダを屈曲内側にさらに押さえつけながら（図1c）スコープを左右のいずれかにひねることで次の管腔を捉えるように操作する（turn over，図1d）と，より直線的な挿入が可能となる（図1e）．

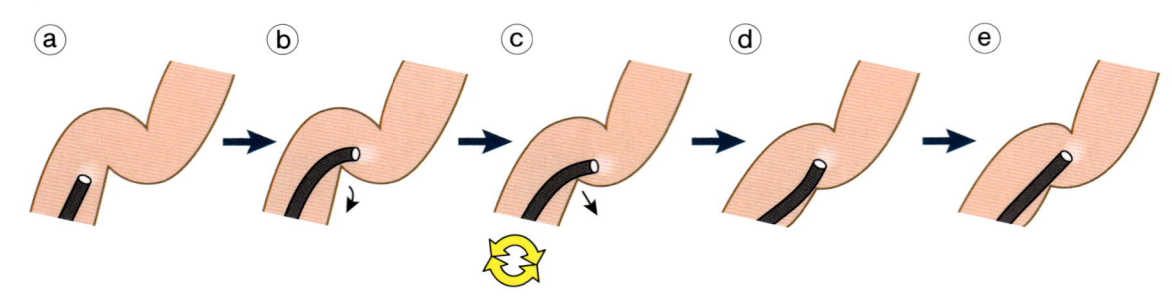

図1 ◆ より直線的な挿入法：hang on and turn over

　このとき，管腔が正面視されても挿入を焦らず，そのままか，ほんの少しスコープを押し進めただけで，スコープを左右のいずれか，スコープが抜けてこない方向にひねり戻して十分な短縮を行った後に次の屈曲部に向かうことが重要である（多くの場合に右ひねりが有効であることからright-turn shorteningが強調されるが，左ひねりや左右のコンビネーションが必要となることがあり，スコープが抜けないひねり方向を選択する）．

> **Pitfall　アウトコースは禁物**
> コロンモデルを用いた実技講習会で若い医師が屈曲部にアウトコースからアプローチするのをよく見かける．管腔を正面に捉え続けて屈曲に近付く意識が強すぎるとアウトコースに膨らみやすく，屈曲部の外周に接するように鋭角的にプッシュのみで進むことになり，結果的に以後の挿入が困難になるので，屈曲の少し手前からインコース寄りにアプローチすることを勧奨する．

> **コツ！　屈曲部を越えるのではなく，ヒダをさばくだけで次の管腔を見る**
> 筆者は大腸内視鏡挿入は屈曲部内側のヒダとの戦いと考えている．次に捉えるべきヒダを的確に見抜き，そのヒダをどうさばいて次の管腔を見出すか？ヒダに触れずに通過するのではなく，「hooking the fold」＝「ヒダを引っ掛ける」であり，ヒダに接触したうえで「引き戻し」≒「屈曲内側に押さえ込み」ながら次の管腔を見つけることを大切にしている．

> **Comment from Dr.Tsuruta**
> **挿入手技**：大腸憩室症例の手術標本の病理組織を見ると，漿膜側に存在する憩室炎後の線維化により筋層が屈曲したまま連なった状態で固定されている所見によく遭遇する．このような腸管を内視鏡により腸管内から引き延ばすと当然穿孔などの偶発症を引き起こす可能性が高くなる．したがって，大腸憩室症例では筆者が述べているような腸管を過伸展しない挿入手技が必須となる．

5）用手圧迫

　必要に応じて用手圧迫を行うが，その主な目的は腸管の過伸展防止ではなく，屈曲角度の鈍角化とスコープ先端位置の受動的な先進である．屈曲部のヒダを捉える際や次の管腔を正面視する際に，ヒダや次の管腔がモニター画面上でより近づく部位を，より近づく方向（頭側or足側，右or左）に圧迫するのが適切である可能性が高い．ヒダを押さえ込みながら次の管腔を探すときにも用手圧迫によって管腔の方向がわかりやすくなることがあり，ほんの数mmでもよいからスコープの先端位置を変えたいときに多用している（第1章-4も参照）．

なお筆者の場合，体位変換は10,000件に1件程度にしか行わず，人工肛門症例を除けばほとんど左側臥位で検査を全うしている．

> **Comment from Dr.Kashida**
>
> 筆者はスライディングチューブをほぼ全例で使用しているかのような記述が第4章-10にあったが，確認させて頂いたところ，「装着」はしているものの，実際にスライディングチューブを「挿入」するのは全例の15％程度であり，本稿のような多発憩室や癒着症例の場合であればまず挿入することはない，とのことであった．このような症例では，スライディングチューブの使用は危険を伴うことを心に留めておきたい．

6）その他の注意

- 憩室多発例では蠕動運動亢進を極力抑えるべきであり，そのためには腸管に対するさまざまな刺激を回避しなければならない．
- 収縮した幽門輪のような時相で無理にスコープを押し進めない．憩室多発例のS状結腸は短い傾向があるので，焦らずに弛緩・拡張する時相を待ってから進むべきである．
- 過度の送気も蠕動運動を亢進させ，腸管壁の過伸展も加わって被検者の苦痛を増大させる．COPDなどの併存がなければ，通常は回盲部到達時点でCO_2送気に切り替えるが，挿入時から送気量が多くなると予想される場合にはその時点で早めにCO_2送気に切り替えている．
- 経口腸管洗浄液服用環境や検査室の温度管理，経口腸管洗浄液服用終了から検査開始までの時間，送水や薬剤散布などに使用する液体の温度管理などにも注意すべきであり，細やかな配慮の積み重ねが苦痛の少ない内視鏡検査に繋がる．

> **コツ！　焦らず，芸術的に！**
>
> 内視鏡挿入は時間を争う競技ではない．憩室多発例や癒着例ではより優しく丁寧な操作が求められる．収縮の強い時相でスコープを押したり，管腔が狭いからと送気量を多くすると竹箆返しに遭う．スキージャンプ競技の飛型点やフィギュアスケートの構成点を求めるような意識が必要である．

2 癒着がある場合

前処置や前投薬，基本的な挿入手技については憩室多発例と同様である．

- 癒着が高度の場合，S状結腸で比較的小さくいびつなループを形成せざるを得ないことがあり，患者の苦痛を軽減するために，より細く，より軟らかいスコープを選択することが多い．
- 婦人科や泌尿器科などで放射線治療の既往がある場合も癒着や狭窄が認められることがあり，さらに粘膜が易出血性を示す場合も少なくないので，やはり細くて軟らかいスコープが望ましい．
- 癒着による可動性の制限や屈曲異常を無理に短縮化せず，小さくいびつに形成されたループの解除に固執しないことも肝要であり，「その腸管なり」に沿った素直な挿入が望まれる．
- 痛みが予想される局面では，そのことを予め患者に伝えてからスコープを挿入する方が患者の苦痛は軽減される．また，そのような局面では用手圧迫によって少しでも円滑なスコープの挙動を得るように努めている．

> **memo** **より細径のスコープ試用経験**
>
> 　オリンパス社製の大腸スコープではPCF-PQ260が9.2mm径と最も細くて軟らかい．S状結腸の癒着のために前医では挿入不可能であった症例に試用したところ，癒着によるストレスを感じることなく回腸終末部まで挿入できたが，軟らかいがために横行結腸から上行結腸での短縮・直線化がやや困難であり，スタイレットなどの併用が望まれた．
> 　フジノン社製では6.9mm径のEC-530XPをコロンモデルでのみ試用したが，意外にも十分な剛性があり，短縮・直線化やループ解除に不自由は感じなかった．ただし，専用スタイレットが用意されているものの，中間長モデルしか販売されていないため，横行結腸などの過長例や腹囲が大きな症例での使用には少し不安を覚えた．

Comment from Dr.Kashida

　多発憩室や高度癒着などで大腸管腔が狭い場合PCF-PQ260のように細くて軟らかいスコープでないと通過できないことがある．さらに狭い場合は，小腸スコープ（バルーンやオーバーチューブは使用しない），上部用細径スコープ，場合によっては経鼻用スコープを用いることもあるが，小腸スコープ以外では深部大腸で長さが足りなくなる可能性がある．

第4章 トラブルシューティング こんなときどうする？

3 S状結腸で，内腔が左へ左へと展開する

Strategy

1. 基本に忠実に軸保持短縮法で挿入する／ループを形成した場合でも常にループ解除を試み挿入する
倉橋利徳，小西一男　135

2. 挿入前に戦略設計を／RS～S状結腸で腸管腔の確保が簡単でも安心は禁物／送気は控え目，プル操作は頻回
鶴田　修　139

Strategy 1　基本に忠実に軸保持短縮法で挿入する／ループを形成した場合でも常にループ解除を試み挿入する

倉橋利徳，小西一男

1 S状結腸での挿入法の注意点

　大腸内視鏡挿入で最も重要なことは被検者にできるだけ苦痛を与えないことである．そのためには，軸保持短縮法[1]でS状結腸を伸展させることなくSDjを越えることが大切である．その過程で，S-topを伸展させずに挿入することがきわめて重要になってくる[2]．送気をなるべく少なくし，腹壁圧迫や体位変換を組み合わせて挿入していくことになる．

　スコープは左手で手元操作部をしっかり保持し，吸引，送気，送水は人差し指1本で行い，アングル操作は親指と中指で行う（図1）．右手は5本の指でスコープを軽く握り回旋操作を行う．S状結腸の挿入では繊細な動きが必要であり，できるだけ無駄な動きを少なくするため検査台にスコープを乗せると操作しやすい（図2）．主に上下の操作はアングルで行い，左右の操作は右手での回旋操作で行う．そのときに肛門を支点にしてスコープを左右に振ることにより（図3），より少ない力で左右の操作が可能になる．樫田らは[3]櫓で船を漕ぐイメージと表現している．そのためには，右手は肛門より約30cm手前でスコープを持ち直線化していることが重要である．具体的には右に行く場合，検査台にスコープを乗せ直線化し，右回旋と肛門を支点としてスコープを自分の体より遠ざける振りで挿入していく（図3a）．左に行くときは，左回旋とスコープを自分の体に近づける振りで挿入していく（図3b）．

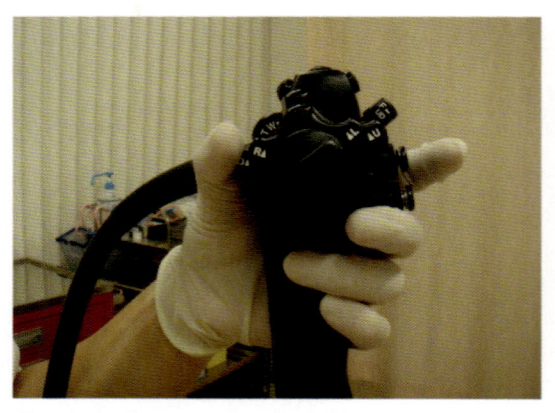

図1◆ 左手でのスコープの保持
左手で手元操作部をしっかり保持し，上下アングルの操作は親指と中指で行う

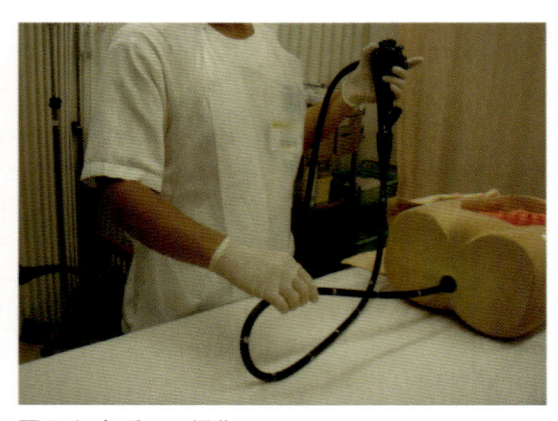

図2◆ 右手での操作
右手は5本の指でスコープを軽く握り，S状結腸の挿入では検査台にスコープを乗せると操作しやすい

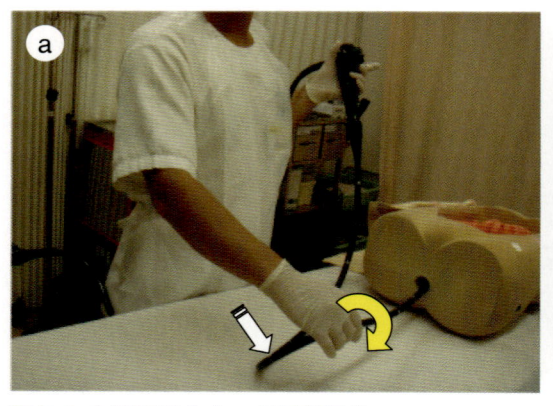

図3◆ 右手での左右への回旋操作
a) 右に行く場合は，右回旋とスコープの振りで挿入する
b) 左に行く場合は，左回旋とスコープの振りで挿入する

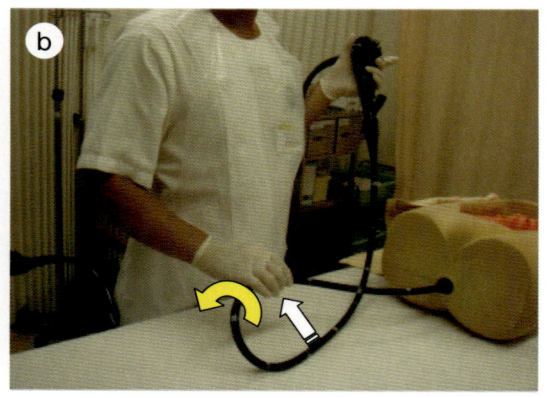

　S状結腸の挿入で大切なことは，できるだけスコープをゆっくり操作し，無駄な動きをなくし，丁寧に挿入することである．軸保持短縮法でスムーズに挿入できる症例では一般的には右へ右へ展開していくことが多い．この場合は，SDjの屈曲を意識することなく下行結腸へ挿入することが可能である．筆者の経験では約3分の2の症例でループを形成することなく軸保持短縮法でS状結腸を通過することが可能である．ただS状結腸は可動性があり，腸の走行や長さも一定でないことが挿入を難しくしている．腹壁圧迫や体位変換を組み合わせて挿入しても軸保持短縮法で挿入できない場合はプッシュして挿入していくことになる．その場合は腸管伸展を伴うため被検者に苦痛を生じさせる．プッシュしてループを形成したとしても常にループを解除して腸管短縮を試みることが大切である．ループ解除は，スコープが抜けない方向にゆっくりと回旋しながら慎重に引き戻しながら行う．

> **コツ！ ループ解除のコツ**
>
> 被検者の苦痛なく挿入するには軸保持短縮法で挿入することが理想であるが，全例に可能なわけではない．プッシュで挿入した場合でも，被検者の苦痛をできるだけ軽減するため，ループ形成している時間を減らすことが重要になってくる．ループ解除できるポイントを的確に見極め，確実に解除することが大切である．ループ解除はスコープが抜けない方向にトルクをかけ引き戻し操作を行う．ループを形成したまま深部の大腸に挿入してしまうと，ループ解除のとき右手でのスコープの握りおよびトルクのかけ方を強くしないとならなくなる．

2 内腔が左へ左へと展開しそうなときの注意点

　S状結腸で内腔が左へ左へ展開する症例では，われわれも挿入が難しい症例だと感じる瞬間である．経験的に過長症の症例が多く，軸保持短縮法での挿入が困難な症例が多く，より丁寧な挿入が要求されることが多い．そのまま管腔方向へ無造作にスコープを挿入すれば必ずループを形成することになり，被検者に苦痛を負わせることになる．最初からスコープは押し込まないようにし，十分吸引し，内腔が右に来るよう少しアップアングルをかけてスコープを引き気味にし，ゆっくりと右回旋すると，なかには右に内腔が来る症例もある．右に来たからといって軸保持短縮法で挿入できる症例は少なく，挿入困難なことが多い．そこで腹壁圧迫や体位変換などを行う工夫が必要である．

- 腹壁圧迫の基本は，点で押してみて管腔が近づいてくるところを探すことである．自分でポイントを探し介助者に押してもらうことになる．
- S状結腸で圧迫をするポイントは，S-topを伸ばさないためには恥骨上部であり，SDj部では左下腹部であることが多い．
- 体位変換は，過長症の症例では右側臥位にすることによって短縮が容易になることもある．S状結腸での右側臥位への体位変換は，腸液の移動や屈曲部の鈍化により挿入が容易になると考えられている．
- 以上を試みてもだめな場合はプッシュ主体の挿入に切り替えざるを得ない．

3 内腔が左に左に展開してしまったら

　もうそのときは腸管がすでに伸展されている状態であり，すでにプッシュして挿入していることになる．ループを形成しているためスコープの操作性が悪くなり，また被検者にも苦痛を与えることになる．

- 内腔が左に左に展開する場合はαループになることが多い．スコープは右手で少し強めに握り，管腔方向にゆっくりプッシュしていく．そのときには右手でスコープを握る位置は通常の挿入のときよりも肛門縁からの距離は短めになる．場合によっては，左手での左右アングルの操作も必要になってくる．
- プッシュした場合でも常にループ解除のポイントを探ることが重要になってくる．まずS-topを越えたところでループ解除を試みる．スコープを右手で強めに握り，右トルクをかけながらゆっくりと引き戻し操作を行う．
- 上手く短縮できない場合はさらにプッシュしSDj手前でループ解除を試みる．さらに強めにスコープを握り，強めに右トルクをかけてゆっくりと引き戻し操作を行う．
- それでも短縮できない場合はさらにプッシュしSDjを越えて下行結腸でループ解除を試みる．

- それでもループ解除できない場合は，脾彎曲までスコープを挿入しループ解除を試みる．そのときはかなり大きなループを形成しており，ループ解除にはスコープをかなり強めににぎり，トルクも強くかける必要がある．
- ループを形成したまま深部に挿入するほど，被検者の苦痛が増すため，プッシュした場合でも常にループ解除できるポイントを探ることが重要になってくる．

また，初心者によくみられるのが，ループ解除できないポイントでスコープの引き戻し操作をするためスコープがずるずると抜けてしまい，再度プッシュでの挿入が必要になることである．その場合も被検者の苦痛が増すことになる．上級者ほどループ解除のポイントが適切であり，なおかつスコープが抜けないように操作することが上手い．プッシュしてループを形成した場合でも，ループを形成している時間が短いほど，被検者の苦痛が少ないことになる．

> **Pitfall　スコープ挿入時の注意点**
> S状結腸で内腔が左へ左へと展開する場合，管腔なりにそのまま挿入を続けると必ずループを形成することになる．ループを形成して挿入すると被検者に苦痛を与えることになる．左へと展開する場合でも，必ずスコープを引き気味にして右回旋し右方向に管腔が来るかどうか確かめ，可能なかぎり軸保持短縮法で挿入していくことが重要である．

4　おわりに

S状結腸で内腔が左へ左へと展開する場合は，挿入が難しくプッシュでの挿入になることが多い．その場合でも，被検者にできるだけ苦痛を与えないことを考え，軸保持短縮法で挿入することがきわめて重要であり，プッシュした場合でもループを形成している時間をできるだけ短くし，被検者の苦痛を軽減させ挿入することが大切である．

> **memo　スコープの選択**
> 軸保持短縮法で挿入できる症例においては，太径で硬いスコープで問題なく，またsedationも必要もないものと考える．ただ前回検査において挿入が困難であった症例や，プッシュでの挿入が予想される場合には，被検者の苦痛が少ない，細径で柔らかいスコープを選択することも重要である．加えて，苦痛を軽減するために十分なsedationをすることも大切である．

＜文　献＞
1) 「大腸内視鏡挿入法—ビギナーからベテランまで」（工藤進英/著），医学書院，1997
2) 藤井隆広：これが私の大腸内視鏡検査法—前処置から挿入法まで．消化器内視鏡，23：173-181，2011
3) 樫田博史：軸保持短縮を基本としたS状結腸攻略法．消化器内視鏡，23：1476-1481，2011

Strategy 2

挿入前に戦略設計を／RS～S状結腸で腸管腔の確保が簡単でも安心は禁物／送気は控え目，プル操作は頻回

鶴田　修

はじめに

　軸保持短縮法でS状結腸を越えることができずに内腔が左へ左へと展開するときは，スコープを押し続けてしまいループを形成することが多い．ごく一部はそのまま押していっても形成したループの解除が可能で下行結腸に進むこともあるが，多くの場合は被検者の苦痛を伴い，ループも解除できず，下行結腸に到達しない．このようなときスコープを下行結腸に到達させるためには以下の方法が存在する．

①用手圧迫
②浸水法
③スライディングチューブ

以下，①→②→③の順に解説する．

> **コツ！　挿入前に準備しておくべきこと**
> 　スコープ挿入前に症状，既往，体型などから，S状結腸において内腔が左へ左へと展開するタイプかどうかを推測し，その可能性が高いと考えられる場合は，①あらかじめ用手圧迫専用の介助者を確保しておく，②最初から前方送水機能装着スコープを選択する，などの準備が重要となる．ちなみに，筆者は肥満体型の被検者にこのタイプが多いと実感している．

1　用手圧迫

　直腸S状部（rectosigmoid：RS）でスコープを押して行くとS状結腸が頭側に伸展してしまい，そのまま押していっても腸管は頭側に伸びるだけでスコープ先端がなかなか進まないことがある．このような場合，一旦スコープをRSまで引き戻した後に，スコープが伸展しにくい場所の用手圧迫を行うと下行結腸へ進む場合が多い．圧迫場所は**恥骨上部**や**左下腹部**が効果的である（**図1**）．

2　浸水法

　普通はスコープ先端から空気またはCO_2の送気を行い，腸管腔を確認しながらスコープを口側へ進めていくが，送気は自由腸管において腸管を伸展させ，さらには屈曲部を鋭角にしてしまい，挿入を困難にしてしまうことがある（**図2a**）．一方，**送水のみの操作で行う挿入手技（浸水法）**は自由腸管をほとんど伸展せず，屈曲部が鋭角化することもないため，スコープの挿入を容易にする（**図2b**）．さらに前方送水機能装着スコープ（オリンパス社製CF-FH260AZ，PCF-Q260AZ，PCF-Q260Jなど）で前方から送水すると，スコープ先端の腸管壁への密着（赤玉化）を防ぎ管腔の確認

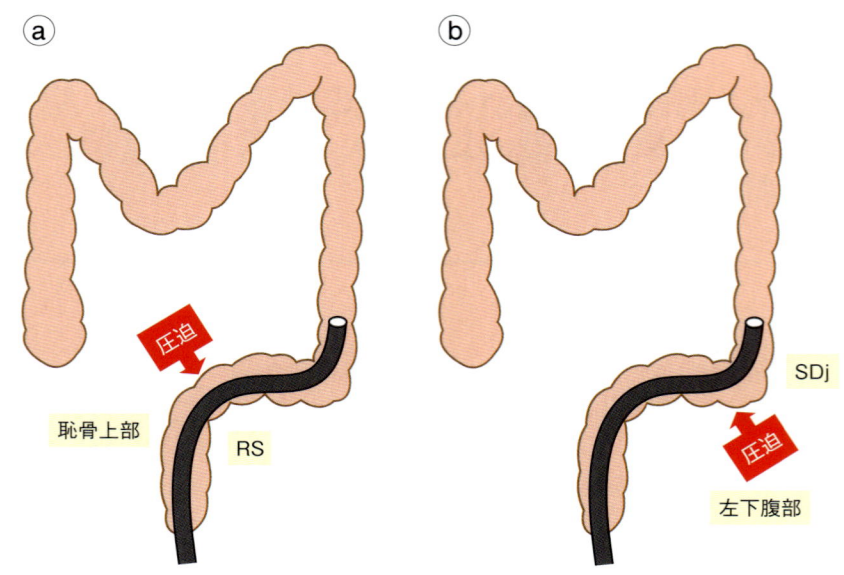

図1 ◆ 用手圧迫の部位
a) 恥骨上部を強めに圧迫するとS状結腸が頭側に伸びていくのを抑えるので，ループを形成することなくスコープ先端は口側へ進み，下行結腸へ進んでいく
b) 左下腹部を臍方向に圧迫すると，S状結腸が足側・外側に伸びていくのを抑え，SDjは鋭角化せず鈍角化した状態のまま，スコープ先端は口側へ進み，さらに下行結腸へ進んでいく

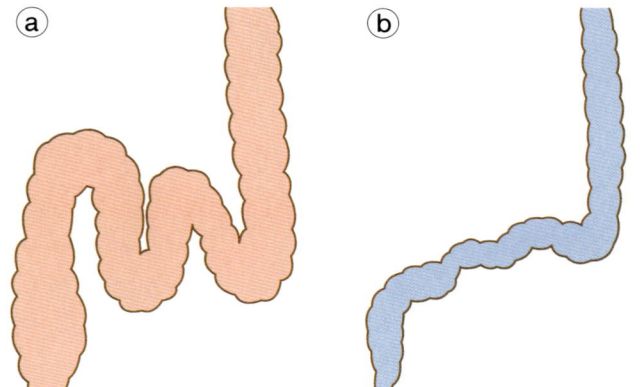

図2 ◆ 送気法（a）と浸水法（b）
a) 送気法は腸管を伸展させ，屈曲部を鋭角化してしまう
b) 浸水法は腸管を伸展させることはなく，屈曲部を鋭角化することもない

を容易にするため，さらに高い確率でS状結腸を過伸展することなく下行結腸に達することが可能となる（第1章-6も参照）．大変すばらしい挿入手技ではあるが，はじめから前方送水つきスコープで挿入していない場合はスコープを交換しなければならないという欠点がある．

Pitfall　送気は常に控え目に

　このタイプは挿入時管腔の確認が容易であるため，送気を重ねながら，そのまま押してS状結腸を進んでしまい，後に気づいても多量の送気のために腸管が伸展・屈曲しており，直線化が非常に難しくなっていることがよくある．したがって，管腔の確認が容易な症例でも，送気を控え目にして頻回に直線化を試みることが重要で，そうしないと容易にこの落とし穴にはまり込んでしまう．

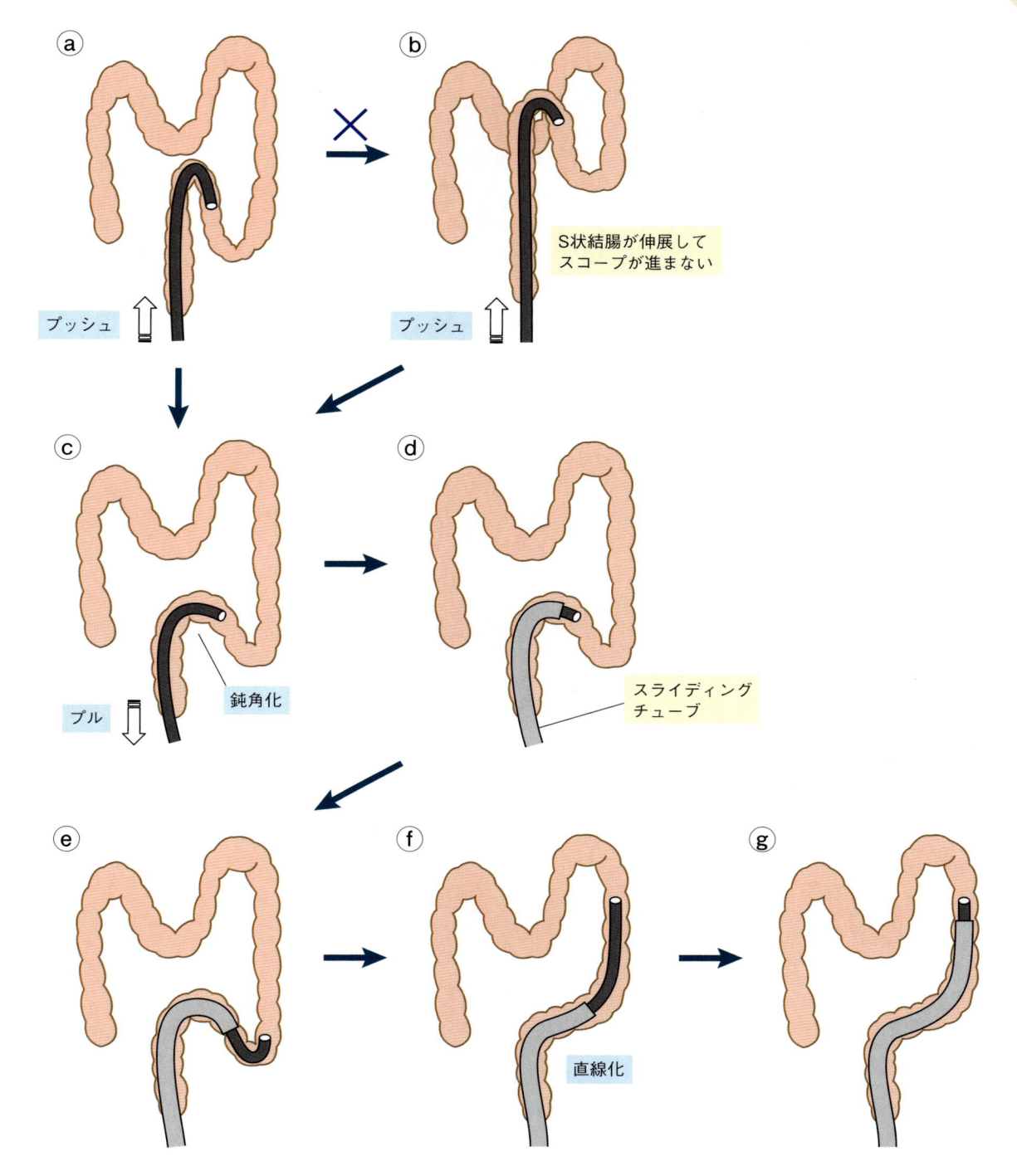

図3 ◆ スライディングチューブを用いたRS〜S状結腸の越え方

a〜b）RSでスコープを押していくとS状結腸が頭側に伸展してしまい，そのまま押していっても腸管は頭側に伸びるだけでスコープ先端がなかなか進まない
c）X線透視下で，一旦スコープをRS〜S状結腸まで引き戻してRSをできるだけ鈍角化する
d）スライディングチューブをS状結腸肛門側に押し進める
e）スコープを押していくとRSは鈍角化したままで頭側に伸びることなくスコープ先端は口側へ進んでいく
f）SDjを越えたところでスコープを引きながら直線化すると，スコープ先端は下行結腸へと進む
g）その後はスコープの直線化を確認しながら，スライディングチューブを下行結腸へと進めていく

3　スライディングチューブ

　血管造影におけるガイドワイヤーがスコープ，カテーテルがスライディングチューブに相当する挿入手技である．RSでスコープを押していくとS状結腸が頭側に伸展してしまい，そのまま押していっても腸管が頭側に伸びるだけでスコープ先端がなかなか進まない場合に（図3a, b），用手圧迫法と同じく一旦スコープをRS〜S状結腸まで引き戻してRSをできるだけ鈍角化した後にスライディングチューブをS状結腸肛門側まで押し進め（図3c, d），その後にスコープを押していくと，RSは鈍角化したまま頭側に伸びることなくスコープ先端は口側へ進んでいく（図3e〜g）．究極の方法であるが，スライディングチューブのみならずX線透視も必要となる，かなり複雑な手技である．

おわりに

　軸保持短縮法でS状結腸を越えることができれば，それより口側の挿入は比較的楽なことが多い．しかし，RSから何の工夫もしないでそのまま挿入して行くと，どうしてもS状結腸でループを形成してしまい，深部までの挿入が困難となることがある．この難局の乗り越え方として，①用手圧迫，②浸水法，③スライディングチューブを紹介した．

> **memo　検査を直ちに中止すべき場合**
> 　腹部手術後の癒着が原因となって，S状結腸で内腔が左へ左へと展開するタイプが存在する．腹部手術後の被検者で，スコープ挿入時疼痛の訴えが非常に強く，左手のアングル操作や右手によるスコープのねじり操作の際に強い抵抗を感じる場合は穿孔などの危険があるため，直ちに検査を中止し，撤退すべきである．

第4章 トラブルシューティング こんなときどうする？

4 SDjで挿入長70cm, 患者が痛がる

Strategy 1 腸管内の空気を抜きながら引き戻す／屈曲部を越える際に腸管を伸展させずに, 短縮操作を行いながら再挿入

田村 智　143

Strategy 2 腹痛の原因はループ／対策はスコープを引き戻すことから

五十嵐正広　148

Strategy 1　腸管内の空気を抜きながら引き戻す／屈曲部を越える際に腸管を伸展させずに, 短縮操作を行いながら再挿入

田村 智

1　大腸内視鏡挿入の基本

　一人法による大腸内視鏡挿入法のうち, "軸保持短縮法"[1]という大腸内視鏡挿入の基本は, 屈曲部を越える際に腸管を過伸展させずに短縮操作を上手く行い, スコープの軸を保つことである. S状結腸の走行は変化に富んでおり, 通常大きく3パターンに分類される（図1）[2,3]が, いずれのパターンでも, S状結腸を短縮して肛門縁より25cm位でSDjに到達させる短縮操作が, スコープ挿入において最も重要である. このS状結腸における屈曲部から下行結腸に至る挿入にはある程度の習熟が必要であるが, 下行結腸から深部への挿入は, 非常に短時間に行うことが可能となる. しかし, 小腸のような屈曲が頻回に出現するS状結腸や（redundant colon）[4], S状結腸が非常に長く下行結腸での後腹膜固定位置が頭側にズレている場合は, 挿入長70〜80cmでやっとSDjに到達し, 被検者が苦痛を訴える場合がある.

2　S状結腸での短縮操作

　大腸内視鏡挿入法の基本は腸管短縮のテクニックである. この短縮操作をどの段階で開始するかで, 挿入法と被検者の苦痛度が決まる. プッシュを主体とした挿入で, 下行結腸以深の大腸まで挿

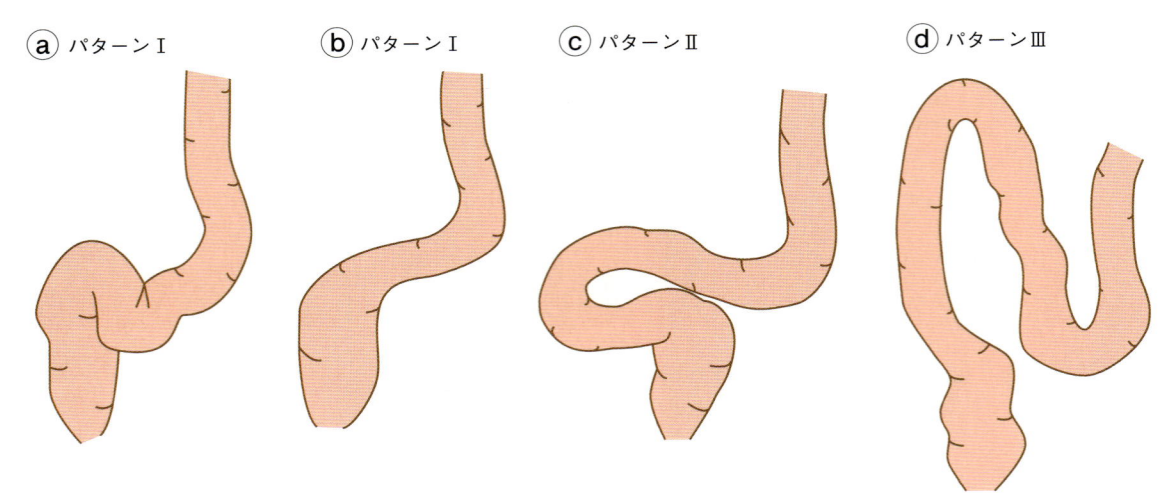

ⓐ パターンⅠ　　ⓑ パターンⅠ　　ⓒ パターンⅡ　　ⓓ パターンⅢ

図1 ◆ S状結腸の走行
a, bは，腸管は左へ向かい，内視鏡モニター上は右へ右へと走行しパターンⅠに相当する．cは，腸管は右へ向かい，内視鏡モニター上は左へ走行しパターンⅡに相当する．dは，腸管が腹腔内で横隔膜近くまで伸びるタイプで，パターンⅢに相当する（文献3より）

入してループを解除する場合は，被検者の苦痛を伴う．そのような状況に至らないためには，S状結腸を過伸展しない状態で越えるように努力する必要がある．
　大腸内視鏡挿入の基本は，屈曲部を越える際に腸管を伸展させずに，短縮操作を上手く行い，スコープの軸を保つことである．RSからS状結腸への屈曲をプッシュのみで越えていくとループを作り始めるため，この最初の屈曲部から短縮操作を開始して行くことが非常に重要となる．しかし，症例によりこの屈曲部が極端な鋭角をつくり，ヒダを上手く捉える（p.18 **第1章-2**のmemo参照）ことが困難な場合がある．ここで，どうしても短縮操作ができない場合，腸管の走行を見定め，抵抗のないことを確かめて，スコープ先端を次の管腔まで少し押し進める方法もある．しかし，この操作中モニターが"白玉"になった場合は穿孔の危険性があり，また憩室症，炎症性腸疾患，強い癒着のある場合もこういう操作を行うべきではない．
　スコープ先端がRSに入ると，すぐ右方向への屈曲が出現する（**図2**）．ここからが，S状結腸（内視鏡モニター上認識されるS状結腸）の始まりである．この屈曲部も，アップアングルをかけスコープ先端で屈曲部を捉えた後，スコープを引き気味に右旋回させることで越える．この操作は新谷が"hooking the fold"，"right-turn shortening technique"と呼称している操作の組み合わせである[4]．

3　S状結腸の走行と過伸展した場合の対処方法

1）パターンⅠ（図1a, b）

　RSからS状結腸への屈曲を越えた後も，腸管の内腔がモニター上で右へ右へと推移するため，術者の右手操作は右旋回を繰り返すことで，SDjを認識することなしに下行結腸まで到達する．このとき注意することは，簡単な走行にもかかわらず，右旋回を繰り返すことにより，手元でスコープがループを作ったり，腸管内でαループ気味になることがある点である．右旋回で屈曲部を越えたら，必ずその度にスコープのねじれを戻す（軸を保つ操作）ようにすることが大切である．このパターンはループ解除も比較的容易であるので，注意深く挿入すれば初心者でも盲腸まで挿入可能である．

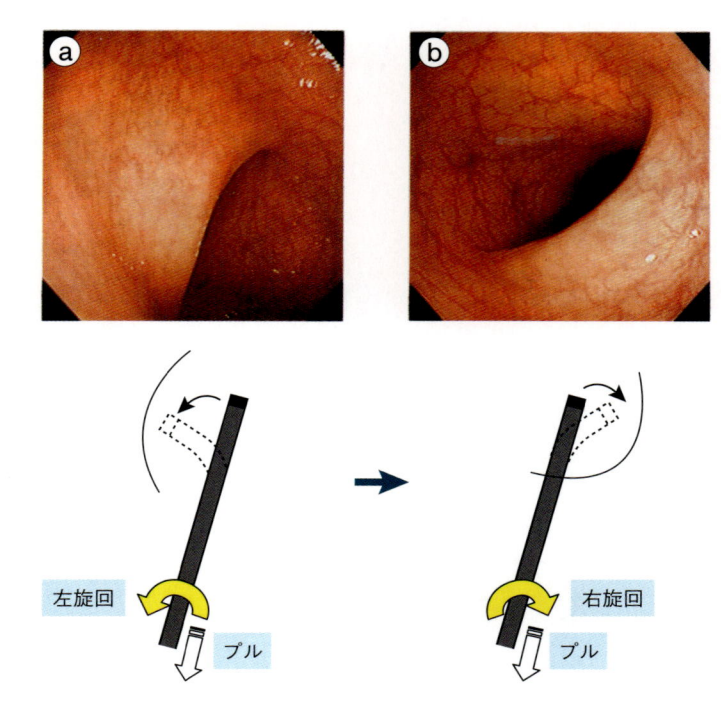

図2 RSからS状結腸へ
a) 上直腸弁を示す．RSの屈曲部を越えるときの，スコープを引き気味に左旋回させる操作
b) RSからS状結腸への屈曲部を示す．アップアングルをかけスコープ先端で屈曲部を捉えた後，スコープを引き気味に右旋回させる操作（文献2より改変）

2）パターンⅡ：少し長めのS状結腸（図1c）

　RSを越えた後，腸管内腔がモニター上で左へ左へと推移していく，少し長めのS状結腸である．腸管の走行に従って内視鏡を進めるとαループを作るため，左へ走行するS状結腸を右に方向転換させる操作が必要となる．

①まず，RsからS状結腸へ挿入する際に右への展開操作を行う，ここでできなければ次にはもう少し挿入し屈曲部を捉えて右へ展開する．この操作のコツは，hooking the foldの要領で屈曲部のヒダを捉え，スコープを右旋回させることである．

②上手く右への展開操作を終えれば，パターンⅠと同様に右へ右へとスコープを進め，下行結腸へ挿入していく．パターンⅡのS状結腸では，この右への展開のタイミングが最も重要であるが，この操作ができない場合，αループを作ったままSDjまで挿入し，挿入長40～50cmでループを解除する．

③このループ解除の際，安易にスコープを引くと先端が一気にRS付近まで抜けてしまうので，左手のアングル操作と右手の旋回でスコープ先端が位置を変えずにループを解除できる条件を探りながら，ゆっくりスコープを引いてくることが重要である．

　S状結腸の走行が単純であればアングルを効かせ，スコープを右に回しながら引くことでループが容易に解除できるが，走行が複雑になれば（次の3）パターンⅢの項で述べる），困難になる．

3）パターンⅢ：S状結腸が長く挿入困難（図1d）

　2つの挿入困難なパターンに大別できる．①長いS状結腸が骨盤腔内で畳み込まれたように折れ曲がっており，屈曲部が多い場合（redundant colon）[3]，②S状結腸が非常に長く，横ヒダも目立たないまま横隔膜付近まで容易に伸びてしまう場合である．

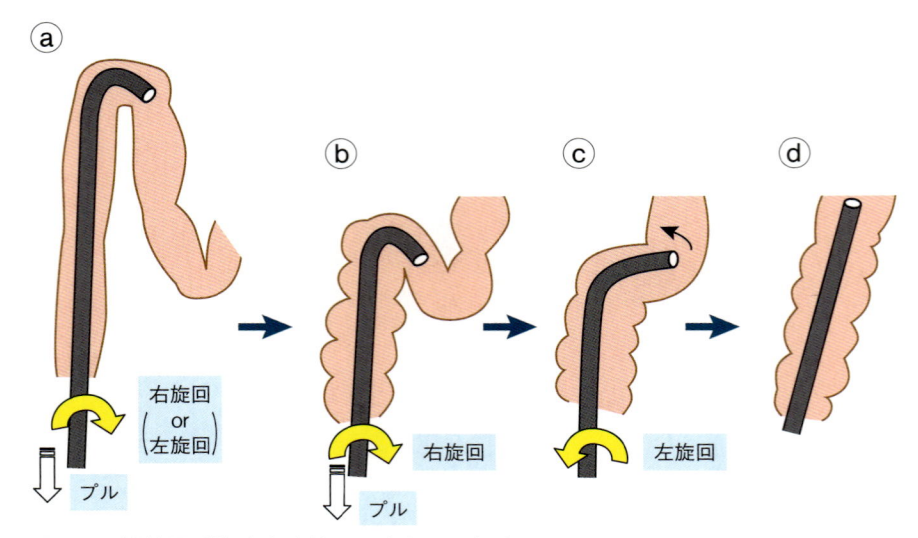

図3　S状結腸が腹腔内高位まで上行する場合
頂部の屈曲部にスコープ先端を引っ掛け，抜けないように左右どちらかにトルクをかけながら，引いてくる．ある程度直線化された時点で，引き気味に右旋回をかけて屈曲部を越え，下行結腸への挿入を試みる（文献2より改変）

①屈曲部が多い（redundant colon）

　この場合，S状結腸の屈曲部が多いため，プッシュを主体とした挿入法でSDjを越えることはきわめて困難であり，かつ危険で，被検者の苦痛も伴う．挿入長70cmになった状態でたわみやループを解除せずに圧迫しても，効果がないばかりか被検者に苦痛を与えるのみである．

　このパターンで挿入長70cmになった場合は，空気を吸引しながらスコープをRSまで引き抜き，再度基本に忠実に挿入していく．すなわち，スコープ先端で屈曲部を捉え，アングルを保ったまま，スコープをやや引き気味にして右へ旋回させる（**第1章-2の図3参照**）．場合によっては左旋回で越える場合もあるが，できるだけ屈曲部をモニターの右方向へ展開させ右旋回させるほうが，スコープをコントロールしやすい．この屈曲部を越える操作を何度か繰り返すことで，SDjに到達する．これらの操作が左側臥位で困難な場合は，仰臥位ないし右側臥位とすることによって容易になる場合もある．

　また，何回か屈曲部を越えた後，次の屈曲部を捉えることができないことも度々経験する．この場合，S状結腸はある程度短縮直線化されているので，用手圧迫を必要に応じて利用し，スコープを押し気味にすればSDjまで挿入することが可能となる．その後，ループを解除してSDjを越える．S状結腸における用手圧迫は，腸管のたわみを取った後，左下腹部を圧迫することで，効果が得られる場合が多い．

②非常に長く容易に伸びてしまう場合

　この場合は，SDjで挿入長70cmの状態になることを多々経験する．空気の吸引や体位変換などを駆使しても，スコープ先端で屈曲部を捉えることは困難であり，ある程度プッシュでS状結腸の頂部（屈曲部：S-top）まで挿入した後，先端で屈曲部を捉え，スコープを肛門側に引き，上記と同様の方法でSDjまで挿入していく（**図3**）．

　しかし，パターンⅢ②の長いS状結腸では屈曲部にスコープ先端が上手く掛からないことも多い．その場合は，ステッキ状態にならないようにループを作り，スコープをさらに深く挿入した後，こ

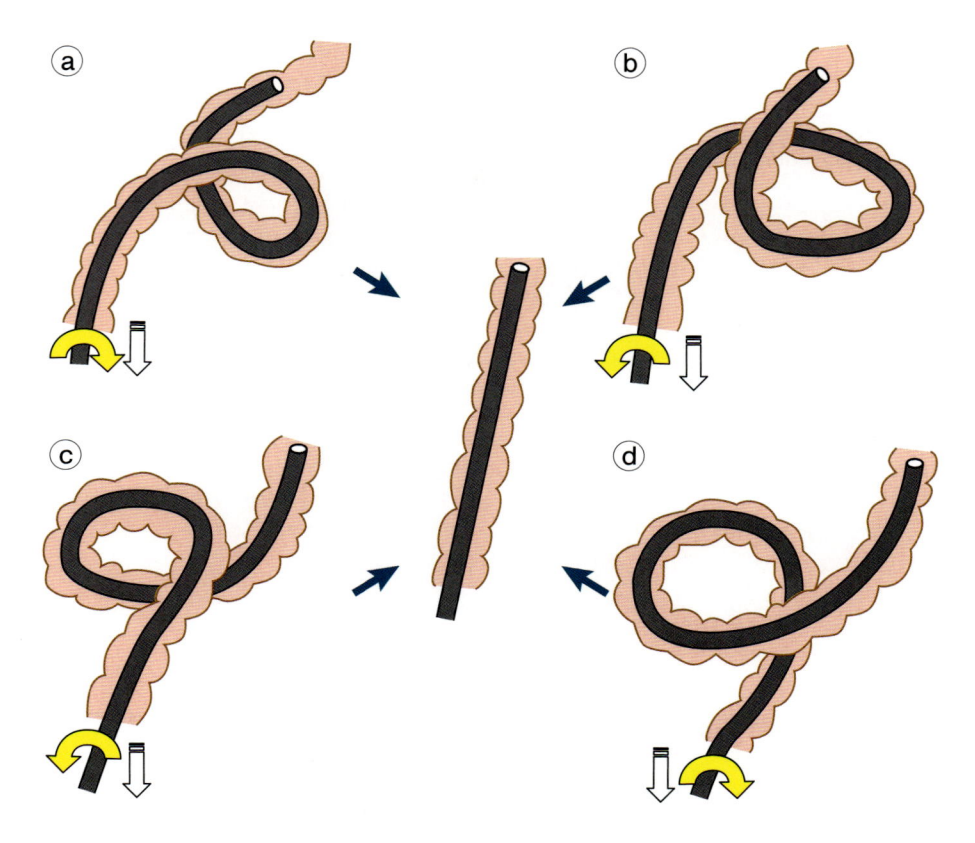

図4　S状結腸でループができた場合の解除方法
理論的に4種類のループができる．a, dは左回り気味にできたループであり，右にトルクをかけて引くことで解除する．一般的に，右トルクで解除するループが多いことより，このa, dのパターンが多い．b, cは右回り気味にできたループであり，左にトルクをかけて引くことで解除する（文献2より改変）

れを解除してS状結腸を直線化しSDjまで挿入する．このとき，S状結腸が長いため，ループを解除する右手の旋回操作はcase by caseで対応する必要がある（図4）．すなわち，モニターと右手の抵抗の感触から，スコープの先端が肛門側に抜けないアングルの状態と旋回させる方向を確かめながら操作しなければならない．

> **コツ！　腸管内空気を出してから再挿入を試みる**
> 　パターンIIIで，SDj到達時に挿入長70cmの状態で被検者が痛みを訴え，上記方法で再挿入しても上手くいかない場合の原因の1つは，腸管内空気が多くなって，ループ解除ができないことである．このような状態で，ループ解除を何度試みても上手くいかない場合は，一度スコープを抜去してしまって，被検者に腸管内空気を出してもらい，時間をおいて無送気で再挿入を試みることも有効な手段である．

＜文　献＞
1）「大腸内視鏡挿入法－ビギナーからベテランまで－」（工藤進英/著）医学書院，1997
2）田村　智：大腸内視鏡の挿入法　一人法の基本的手技．臨牀消化器内科，14：11-28，1999
3）Netter, F. H.：The Ciba Collection of Medical Illustrations：消化器．第2部－下部消化管．日本チバガイギー，1979

4）Hiromi Shinya：Colonoscopy –Diagnosis and Treatment of Colonic Diseases–. Igaku-shoin, Tokyo, 1982.

> **Comment from Dr.Kashida**
>
> 術者は希望的観測をしたがるものである．挿入長70 cmだからと言ってすでに脾彎曲や横行結腸まで達していると勘違いしてしまうと，ついついプッシュが主体となって，ますます苦境に陥る．「実はまだS状結腸ではないか」と自問自答してみる．S状結腸ならかなり短縮しなくてはいけないことに気づくであろう．

> **Comment from Dr.Tsuruta**
>
> **S状結腸を過伸展させない方法**：いろいろな方法を駆使してもS状結腸が過伸展状態となり深部へ挿入できない症例に対しては，浸水法を用いると比較的容易に深部挿入が可能となる場合がよくある．注腸X線検査の際，最初にバリウムを注入しただけではS状結腸はほとんど伸展されず，短い状態にあるがその後空気を注入するとS状結腸はどんどん伸展していく．この短い状態のままで挿入を行うのが浸水法である．編者（鶴田）らは浸水法で行うときは，前方送水つきの内視鏡を用いている．

Strategy 2　腹痛の原因はループ／対策はスコープを引き戻すことから

五十嵐正広

1　痛みの原因

SDjが越えられないままスコープが70 cm挿入され，患者が痛みを訴えている状態では，図1に示すようなループやたわみが原因である．特に腸管のトーヌスが落ちているような患者では大きなループが形成され有効長すべてが挿入されてもSDjが通過していないこともある．痛みの原因は大きなループによって腸間膜が伸展されることにある．

2　トラブルの理由

1）操作の過ち

直腸からS状結腸の挿入に際し，管腔が見えるからといってプッシュを主体にスコープを押し込む操作を続けたためである．

2）腸管の性状による

痩せた女性・高齢者・大腸黒皮症（メラノーシス）などの腸は伸びやすく，図1aのようにS状結腸の天井（S-top）が伸びてしまうことも一因である．

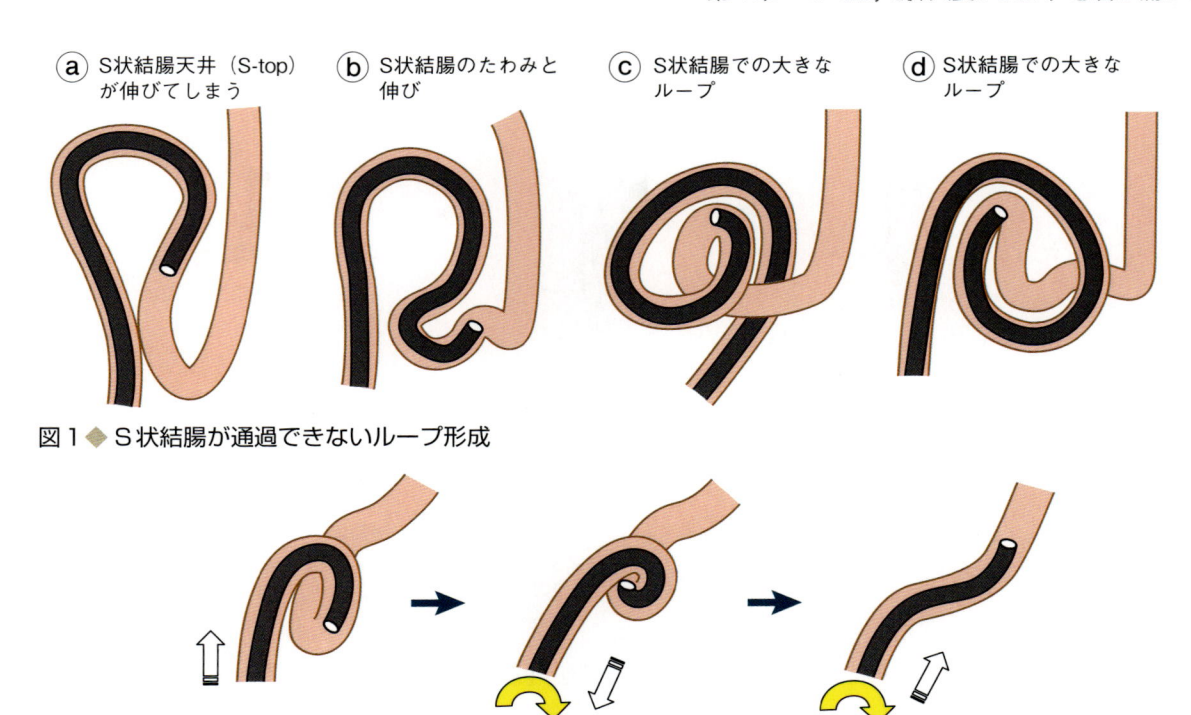

ⓐ S状結腸天井（S-top）が伸びてしまう　ⓑ S状結腸のたわみと伸び　ⓒ S状結腸での大きなループ　ⓓ S状結腸での大きなループ

図1◆S状結腸が通過できないループ形成

押し込んで屈曲を越える　→　時計軸方向にねじりながらスコープを戻す　→　時計軸方向のねじりを保ちながら挿入

図2◆right-turn shortening の基本操作

3）S状結腸過長症

S状結腸が長い場合には，腸管が伸びること（図1b）も原因であるが，S状結腸で複雑なループが形成される（図1c, d）なども原因となる．

4）術後の癒着

癒着により強い屈曲がある場合，そこを越えようとプッシュの操作が強くなるとSDjに達しなともスコープは70cm以上挿入されてしまう．また，癒着によりスコープの走行が非生理的となる．

5）"赤玉"の状態で押し込んだ場合

S状結腸の管腔を確認できず"赤玉"の状態でスコープを押し込むと，先端でスコープを伸展させてしまい，図1c, dのようにSDjを越えてなくとも70cm以上スコープが挿入されてしまう．

3 トラブルの解決法

1）right-turn shortening による挿入を行う

管腔が見えるからといってそのまま押し込むと腸管が伸展され大きなループを形成することになる．したがってスコープが進む状態でもヒダを越えたらスコープを少し戻し，できるだけ強く押し込む操作は避け，空気を抜きながら時計軸方向に軸を固定しながら進む．その際たわまないよう下腹部を用手圧迫しながら進めるのもよい補助手段となる．いわゆるright-turn shortening[1]による挿入である．図2に基本操作を示した．

ⓐ 伸展や可動性が発生する場合

側面図
①：上から圧迫
②：伸びる反対側から圧迫

・伸びる方向をブロック
・腹壁へスコープがせり上がるところをブロック
・可動性の場合はスコープを固定させる

ⓑ 大きなループができやすい場合

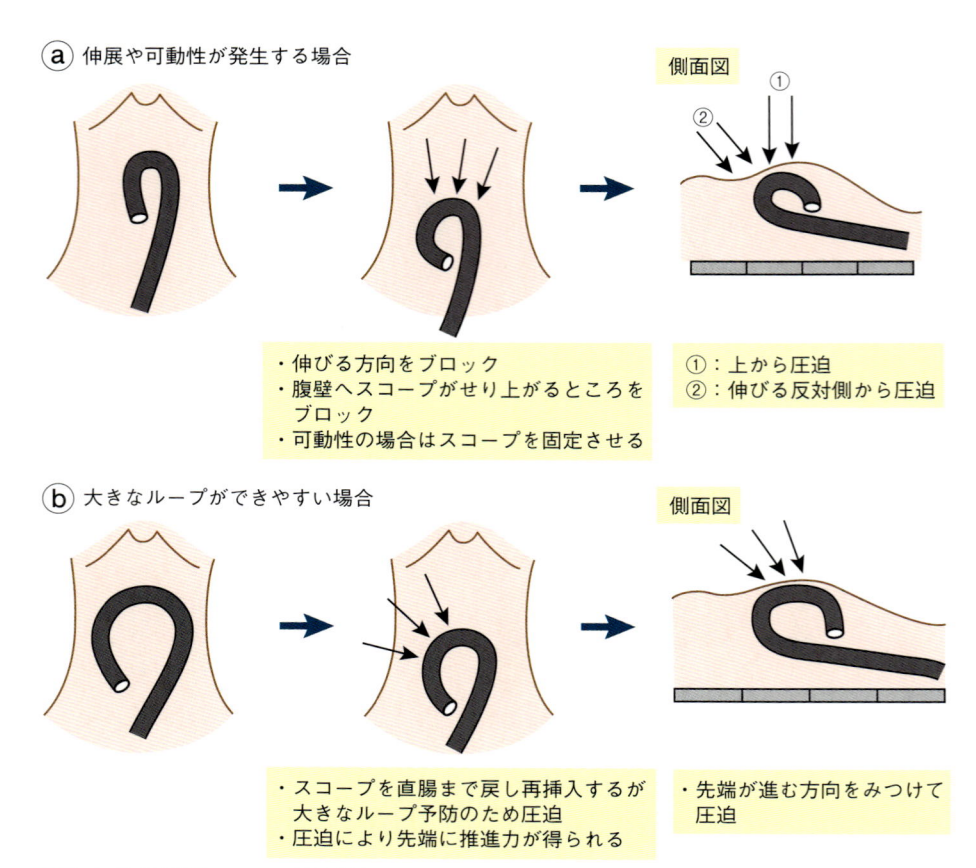

側面図

・スコープを直腸まで戻し再挿入するが大きなループ予防のため圧迫
・圧迫により先端に推進力が得られる

・先端が進む方向をみつけて圧迫

図3 ◆ S状結腸での用手圧迫法

> **コツ!** 用手圧迫の押し方，押す場所のコツ
> 　　用手圧迫のコツは，圧迫して挿入に有効な場所を押すことである．S状結腸が伸展する場合には伸展しないようスコープを圧迫．やせている人では伸展してくるスコープを外から触れるので圧迫は容易である．スコープがせり上がってくるところを予防的に圧迫すればよい．圧迫の仕方は，手のひらで押さえ込むように，または指でスコープを押さえるように圧迫する．いろいろ試してみるとよい．

2）用手圧迫で腸管の伸展を防ぐ

　腸管が軟らかく伸びやすいので，S状結腸の天井（S-top）を越えたら **3**-1）と同様**図2**に示すように右トルクをかけながらスコープを静かに進める．**2**-2）のような腸では，スコープを強く押すと容易に伸展するので，用手圧迫で伸展を防いで行うと有効である（**図3**）．

3）基本操作の繰り返しでループを解除

　過長症の場合は，屈曲を越えたらスコープを引き戻し右へトルクをかけるといった**図2**に示した基本操作を繰り返すことが重要である．**図4**に示したような二重ループができたら，ループを解除しながら次のステップへと進む．

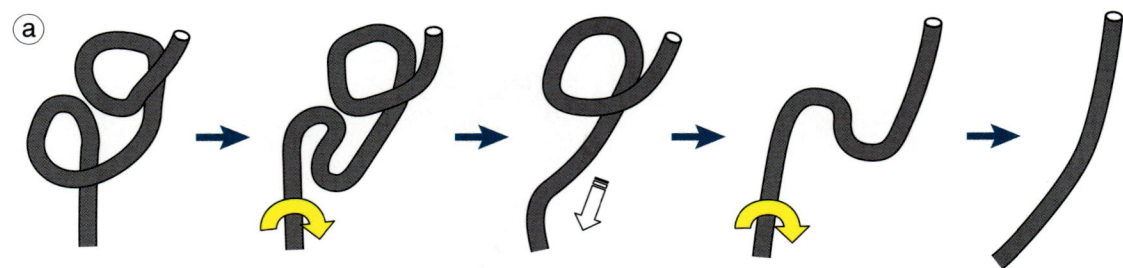

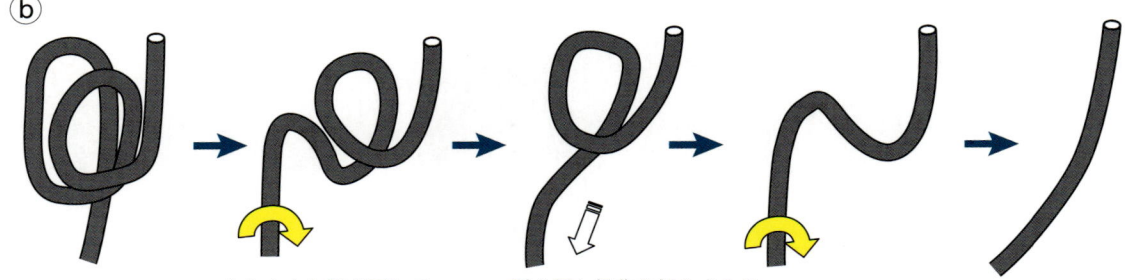

図4 ◆ S状結腸で複雑なループが形成された場合の対処法

（a）
右トルクと引き戻しで肛門側のループを解除 → 引き戻し操作を加えさらに右トルクと引き抜き操作で口側のループを解除

（b）
右トルクと引き戻しで肛門側のループを解除 → 引き戻し操作を加えさらに右トルクと引き抜き操作で口側のループを解除

4）鎮静薬・鎮痛薬や細径スコープを使用

　癒着例では型にはまった解決法はない．痛みが強い場合は鎮静薬や鎮痛薬を使用したほうがよい．痛みの強いまま操作を行うと血圧低下や迷走神経反射による徐脈などの合併症をきたすことになり，検査の継続が困難となることがある．また，挿入を容易にする手段として細径のスコープを使用するとよい．その理由は，先端の曲率半径が小さく先端の可動性がよいので強い屈曲の通過が容易となり，腸間膜の伸展も太径スコープ使用時より弱くなるためである．

> **memo　患者の"あくび"には要注意**
>
> 　腸管を過伸展させると迷走神経反射によって突然の徐脈や，血圧低下，冷汗などが起こるので注意が必要である．モニター装着によって検査を行っている場合はすぐわかるが，モニターが装着されていない場合には，患者の"あくび"に注意する．生あくびをするようなら血圧と脈拍をチェックする．迷走神経反射が発生した場合には，過伸展を解除し様子を見る．徐脈が続くようなら点滴やアトロピン硫酸塩の投与を行う．痛みに対して鎮静薬や鎮痛薬を使用していても迷走神経反射は起こるので，常に念頭に置いて検査を行うことが大切である．

5）スコープを引き戻し管腔を確認してから再度挿入

　赤玉になったら，まず管腔が確認できるところまでスコープを引き戻し再度挿入を試みることが大切である（図5）．管腔を確認せずむやみにプッシュしても先には進めない．強い屈曲部ではスコープ先端を滑らせて口側の管腔が見えるところまでプッシュしなければいけないときもある[2]．

図1 ⓒ の場合

"赤玉"状態 → 管腔が確認できるところまでスコープを引き戻す → 再挿入

図1 ⓓ の場合

"赤玉"状態 → 管腔が確認できるところまでスコープを引き戻す → 再挿入

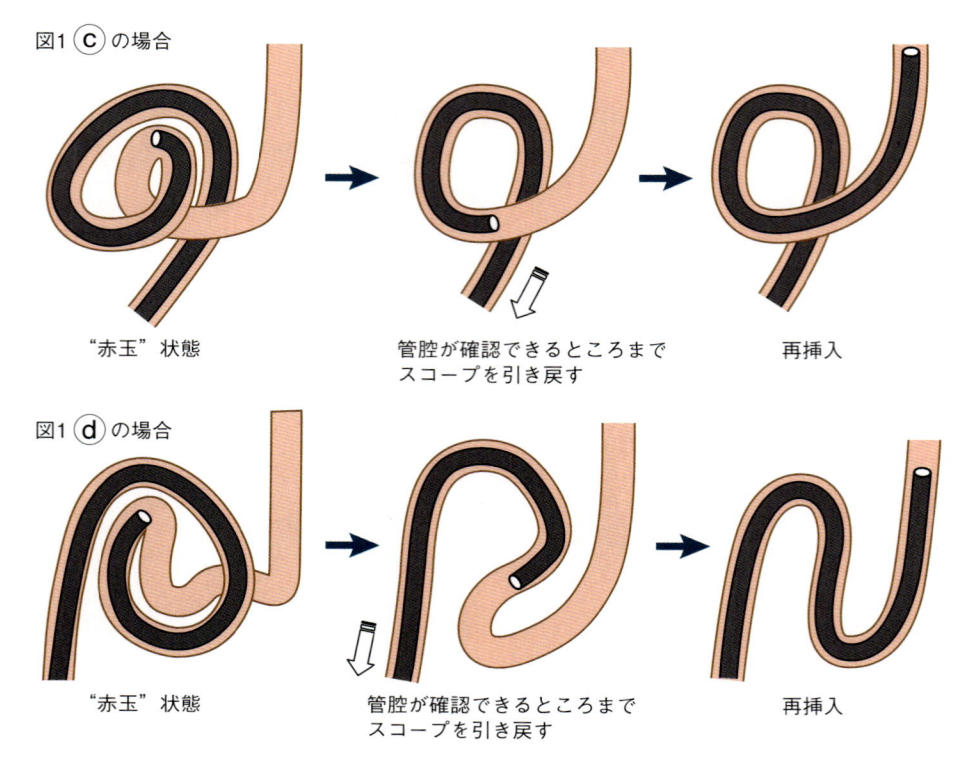

図5 ◆ "赤玉"状態の対策法

しかし，スコープがスムースに滑り抵抗がないことが絶対的な条件である．**2**-5）のような状態でスコープが滑らず，先端の圧迫によって"赤玉"が蒼白調に変化している場合には，粘膜に強い圧迫によって疎血状態となっている所見であり，穿孔の危険なサインなので，速やかにスコープを抜くことが肝心である．

> **Pitfall** ★ **S状結腸では穿孔に注意**
> 大腸内視鏡の挿入に際し穿孔をきたす部位はS状結腸である．したがって70cm以上挿入してもSDjを越えず痛みのある場合は，穿孔のリスクもあることを認識しておく必要がある．被検者が痛がる場合はスコープをまず引き戻して，痛みのない状態から再出発することが重要である．

＜文　献＞
1）Shinya, H.：Colonoscopy, diagnosis and treatment of colonic disease. Igakushoinn, Tokyo, 1982
2）五十嵐正広：これが私の挿入法．消化器内視鏡，23：165-172, 2011

第4章 トラブルシューティング こんなときどうする？

5 明らかにループになっているので解除したい

Strategy

1. S状結腸が土管状にみえたら注意する
   坂下正典　153

2. 挿入パターンからループ形状をイメージし，画像の動きと右手の感覚に神経を集中する
   安藤正夫　157

Strategy 1　S状結腸が土管状にみえたら注意する

坂下正典

1 内視鏡の挿入時の注意点

　解剖学的に直腸，下行結腸は後腹膜と固定されているが，S状結腸は術後の癒着などがなければ，固定されておらず，フリーな状態となっている．このためRSおよびSDjをいかにスムーズに通過するかが，大腸内視鏡挿入全体のなかでの重要なポイントである．特にどのような形でSDjを通過するかは一番の課題となる．これはS状結腸をどのような形で挿入するかにかかってくる．

　固定されていないS状結腸を通過する際に，腸管を伸展させずに，管腔の右に来るヒダをめくって腸管を短縮させながら，SDjを通過する（工藤進英先生が提唱する軸保持短縮法）のが被検者の苦痛が少ない，理想的な挿入方法と筆者も考えており，それを目標に検査を行っている．当院では検査時には全例静脈のルートを確保し，基本的には鎮痙剤の注射のみで検査を行っている．被検者が鎮静剤を最初から希望される場合，以前の検査で疼痛が強かった場合には少量のミダゾラムを追加で注射し，検査を行っている（鎮静剤使用は全患者の20〜30％程度）．基本的には意識ある状況でで検査を行うので，腸管に無理な力が加わるとすぐに痛みが生じる．この点で，S状結腸を伸ばさず挿入する軸保持短縮法で上手く挿入ができるとほとんど痛みを感じることがない．実際には腸管のスパズム，癒着，過長，過度の送気などの要因で，必ずしもすべての症例で，S状結腸を伸展させない挿入ができるわけではない．

2 ループとは

「ループ」とは，厳密に言えば腸管が「輪」を作った状態である．しかし，実際には「輪」までいかなくても，「たわんだ」，「ねじれた」状態も「ループ」に含めた方が理解しやすい．
ループは主にS状結腸で形成されることが多いが，横行結腸でも形成されることがある．ループを形成させないためには，送気を少なくすることや無理なプッシュ操作をしないことが原則であるが，どうしても形成されてしまう展開はある．

1) S状結腸ループ

S状結腸において，送気が少なく奥行きのある管腔が認識できない状態（図1～4）ではループは作っていないと判断できる．このような場合は右トルクでヒダをめくり，S状結腸をたぐるように進んでいけば理想であるが，
・スパズムや癒着のために右ひねりのみでうまくヒダを越えられない
・どうしても管腔が左に展開していく（図5～6）
このような場合，そのままプッシュでいくと管腔は土管状に認識される．この状態がループ形成の始まりである．

2) 横行結腸ループ

横行結腸過長症例や術後癒着症例などでループを作りやすい．この横行結腸ループはγ（ガンマ）ループと呼ばれることもある．

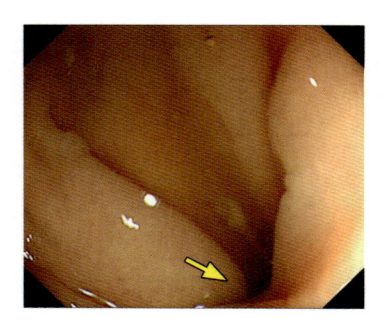

図1◆ループ形成していないS状結腸
⇒：進めていく管腔の向き

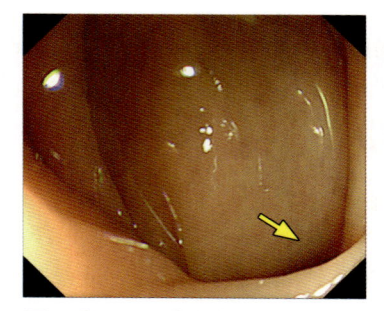

図2◆ループ形成していないS状結腸

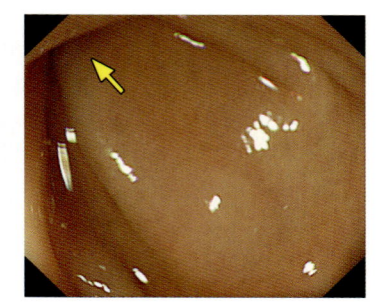

図3◆ループ形成していないS状結腸

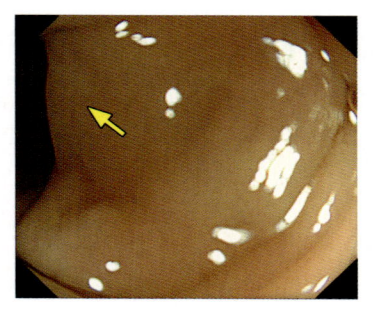

図4◆ループ形成していないS状結腸

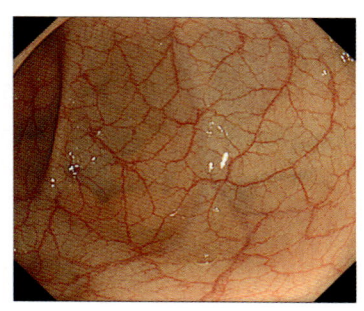

図5◆左方向に展開していくS状結腸

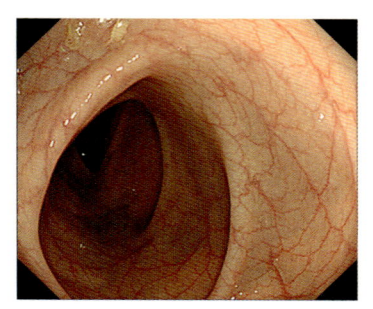

図6◆左方向に展開していくS状結腸

通常は横行結腸の下垂した中央部から右側では，左トルクでスコープを引いてくると下垂した腸管が持ち上がり，そのままスコープ先端が肝彎曲に到達する．中央部からスコープを引っ張っても進んでいかないときに，ここでプッシュするとループ形成してしまうことがある．

3 ループ解除の実際

1) S状結腸ループ

　土管状（図7）に認識される腸管の中でスコープをそのまま押していき，屈曲部（図8）に来たらアップアングルをかけ，軽くプッシュし，その屈曲部を越える．そして次の管腔（図9）が開けてきたら，そのままプッシュするのではなく右ひねりで少しスコープを引き，管腔が進むのが確認できれば，そのままスコープをどんどん引いて，たわみを短縮しながらスコープ先端を進めていく．このように押しては引いて，押しては引いての操作をS状結腸で何度か繰り返し，最終的に直線的にSDjを通過できれば，無理のない挿入ができる．短縮する際には右ひねりをかけて引いてくることが多いが，時には左ひねりのこともある．

　上記のようにS状結腸で腸管がいわゆる土管状（図5～6）に認識されてそのままプッシュしていっても，屈曲部（図10）が来るたびにその都度短縮できない場合もある．この場合は特に強い痛みの訴えがなければそのままプッシュし，SDj通過を認識することなく，下行結腸（図11）に到達する．または土管状のS状結腸をプッシュのまま挿入し，屈曲部，SDjを全く認識することなく下行結腸まで進むこともある（いわゆるαループ）．これらの場合は下行結腸で右ひねりでスコープを引いて一気にS状結腸を短縮する．

　筆者の場合，平素は透視，コロナビゲーション（UPD）などを一切使わないため，αループ，Nループなどの概念がなく，どこかでたわんでいるか，いないかを手元の感覚のみで判断している．

　どうしてもループがうまく短縮できない場合は，空気をなるべく吸引しながら直腸まで戻り，再度短縮を心がけながら再挿入する方が，結果的に早く回盲部に到達することも多い．

> **memo　痛みの訴えがある場合は一旦戻る**
> 　患者さんが痛みを強く訴えた場合は，腸管に無理な力が加わっている大事なサインである．ループを作ったとしても無理のないループであれば，極端な痛みはない．患者さんが過度の痛みを訴えた場合は，決してそのまま押し続けるのではなく，一旦引き戻すべきである．

> **コツ　ループ解除の際のひねりの向き**
> 　ループは実際にはさまざまなものがあり，右ひねりでうまく短縮できず，そのまま抜けてくることがある．右ひねりで短縮できることのほうが多いが，時には左ひねりでうまくいくこともある．

2) 横行結腸ループ

　一旦ループを作ってしまうと，S状結腸ループよりも解除は困難なことが多い．こうすれば上手くループ解除ができるという特別な策は残念ながらない．

　余分な空気を抜いたり，体位変換（横行結腸左側では右側臥位，横行結腸右側では左側臥位）を駆使し，なるべくループを作らないような意識で挿入する．しかしどうしてもループを作ってしまい，さらに解除できないときは，やむをえずそのまま押し込んで回盲部に到達するしかない．

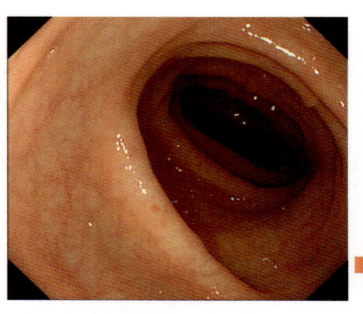

図7 ◆ "土管状" のS状結腸

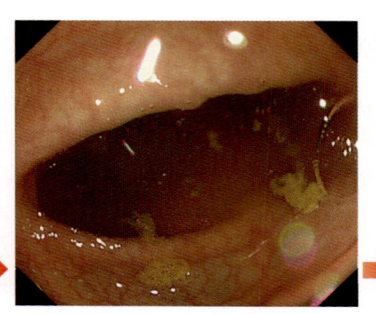

図8 ◆ 屈曲部

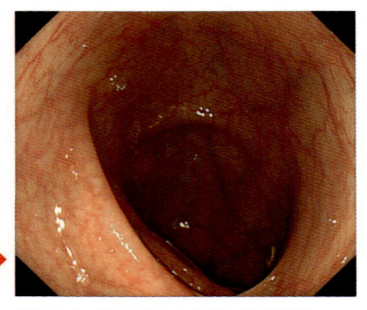

図9 ◆ 開けてまた次の管腔

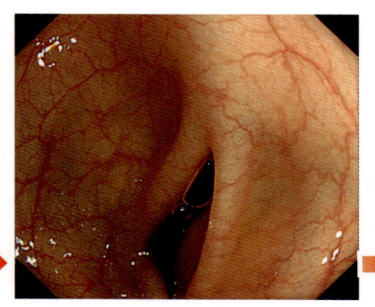

図10 ◆ 屈曲部

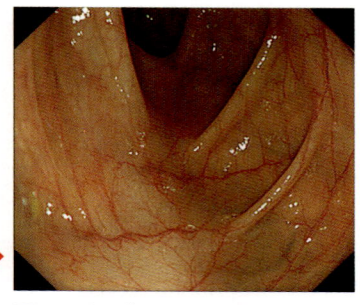

図11 ◆ プッシュ操作のまま到達した下行結腸

4 おわりに

　大腸内視鏡挿入法にはいろいろな流派，考え方があり，また同じ流派の先生であっても，各個人の癖が存在する．

　さらに鎮痙剤，鎮静剤，鎮痛剤などの使い方もさまざまである．

　つまりいろいろなスタイルの大腸内視鏡検査法が存在している．

　しかし常に術者が考えなくてはいけないことは，術者の自己満足のための検査でなく，被検者が「より安全に」，「より苦痛がないように」検査が受けられるようにするにはどうすべきかを考えることである．

<文　献>
1) 「大腸内視鏡挿入法 – ビギナーからベテランまで」(工藤進英/著)，医学書院，1997
2) 「腸にやさしい大腸内視鏡挿入法」(高木　篤/著)，医学書院，2005

Comment from Dr.Kashida

　「明らかにループになっている」かどうかは，正確にはX線透視やUPDの画像で確認したくなるが，要所要所でスコープの挿入長を確認すればほとんどわかる．すなわち，SDjで25〜30 cm，脾彎曲で40 cm，肝彎曲で60 cmを超えている場合は，すでに何らかのループを形成していると思う方がよい．その他，右手に抵抗を感じるとき，押しても進まないとき，被検者が痛がるときなどは，ループ形成を疑うべきである．

Strategy 2 挿入パターンからループ形状をイメージし，画像の動きと右手の感覚に神経を集中する

安藤正夫

1 ループ形成と挿入パターン

　ループを解除するためには，まず，どこにどのようなループが形成されているかを知らなくてはならない．そのためにはループ形成に至るまでの挿入過程がカギとなる．**ループが問題となるのは主としてS状結腸である**．どのような状況でループは形成されるのだろうか．

　いわゆる内視鏡的SDjを通過し切るまでの挿入パターンは，操作手技の観点からみた場合，大きく2通りに集約されると考えている．すなわち，腸管を伸展させるという意味での右手のプッシュ操作を加えないか，加えるかである．無駄な送気を控え，腸管とスコープのフリクション（摩擦）を利用して，左右のローテーションと脱気と引き抜き操作のみで挿入するのがノンプッシュ法である．腸管を伸ばすプッシュ操作は全く行わない．挿入法の第一選択である．

　いろいろな工夫によってもノンプッシュ法で行けない場合は，多かれ少なかれプッシュ操作を余儀なくされる．ごく軽い一瞬のプッシュのみでノンプッシュ法に戻れる場合は別として，ある程度の連続的プッシュ操作が加えられたときは，何らかのループが作られつつある，もしくは作られた状態と考えるべきである（ここで，元来「ループ」とは輪や環を意味するのであろうが，必ずしも環を作っていなくても大腸内視鏡挿入手技においてはループとして扱われるのが通例のようでありそれに従う）．

　ループ形成の過程には，どのようなループが作られつつあるかを認識しながら挿入していく場合と，試行錯誤の操作の結果としてループが形成されてしまう場合とがある．この過程を考察することによって，形成されたループ形状を判断することになる．これは，S状結腸以外の部位でのループ形成にも共通することである．

2 ループ解除の実際

　ループ形成によって次の挿入ステップへ移行できないときや，その後のスコープ操作に支障をきたすとき，ループを解除する必要が出てくる．通常は**①可能な限り脱気し，②画面の動きを注視しながら，ゆっくりとスコープを抜いてくる．③先端が抜けそうになったら，右，もしくは左トルクをかけ，④画面上抜けてこない方向へ回旋していく**．この際，画面の変化と同時に右手に伝わる感覚を感じ取り，そのままの回旋で抜いてきてもいいのか，逆の回旋を加えるべきなのか，スコープ抜去の方向で回し込むのか，逆にプッシュ方向で回し込むのか，どちらもせずにその場での回旋を保持するのか，などを判断する．余分な空気は適宜吸引する．

　以下，部位別にループ形成のパターンと解除法について解説する．

1）S状結腸
a）αループ
　プッシュ操作に切り替えたのち，強い抵抗を感じることなく，多くは管腔が左に展開されつつ比

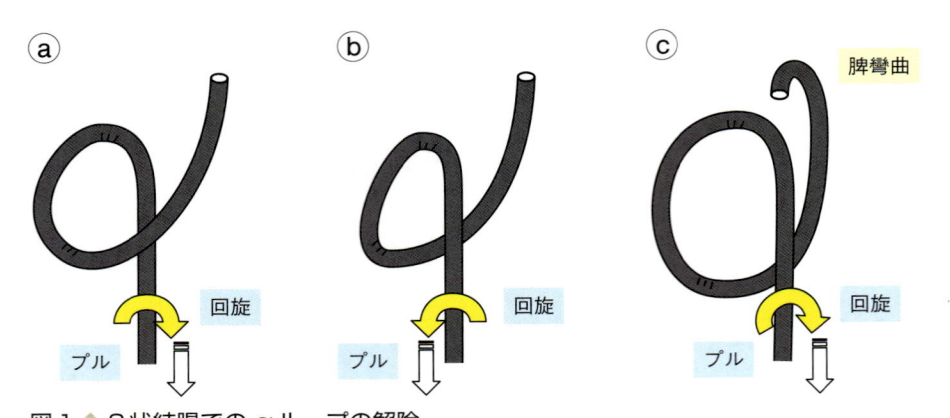

図1 ◆ S状結腸でのαループの解除
a）αループ，b）裏αループ，c）脾彎曲にフックするパターン

　較的スムーズにスコープが挿入され，一連のほぼ変わらぬプッシュ操作で脾彎曲まで挿入されればこのパターンである（図1a）．意図的にこのパターンにして挿入されることもある．前記①〜④の基本的方法の右回旋で通常は問題ない．時に右回旋で抜けるときは左回旋を行う（裏α：図1b）．ループが大きい場合や，交差した位置より先端側の長さが短いと抜けやすい．脾彎曲にフック（ひっかける）することもある（図1c）．

b）逆α（γ）ループ

　プッシュ操作にてある抵抗を感じてからその部（いわゆるS-top）を通過し，次の屈曲部に到達して比較的強い屈曲部に遭遇したとき，その屈曲部を越した後の挿入に抵抗があり解除を必要とするパターンである．1回の解除のみで直線化される場合と，直線化の後にさらに新たなループ形成・解除を要する場合とがある．いわゆる通常のright turn shorteningで越す場合，逆にleft turnがメインとなる場合，両者が組み合わされる場合がある．解除困難な場合は，筆者はあえて抵抗の少ない軸を探りながらプッシュ操作を加えて強屈曲部まで挿入し，同部で内視鏡的SDjを12時方向のアップアングルで越し，左回旋で抜去直線化というパターンをとる．細径のスコープであれば，慣れればストレスなく可能である．しかし，太く，先端硬性部の長いスコープではお勧めしない（図2）．

c）Nループ

　短縮操作が不十分となってしまう場合に生じる．通常は右回旋と抜去で解決する（図3）．

d）ダブルループ

　一連のループを形成した後，その状況での解除が困難な場合，ループを形成したままさらにプッシュ操作を行い，2つのループを作ってしまった状況である．これはかなり被検者の苦痛も多く，ストレスフルな操作となる．丁寧に左右回旋を見極めつつ手前のループを解除し，続いて口側のループを解除し直線化するが（図4），口側ループ解除時に抜けてしまうようなら，もうひとプッシュして，交差した位置より先端側の長さを長くしてから解除する．

2）横行結腸のループとその解除

a）脾彎曲

　脾彎曲付近でループを作ることがある（図5）．図5cはねじれであり解除可能だが図5a, bのようなループは途中で解除することは困難である．胃がん術後に多い．不用意なプッシュを避け，可能

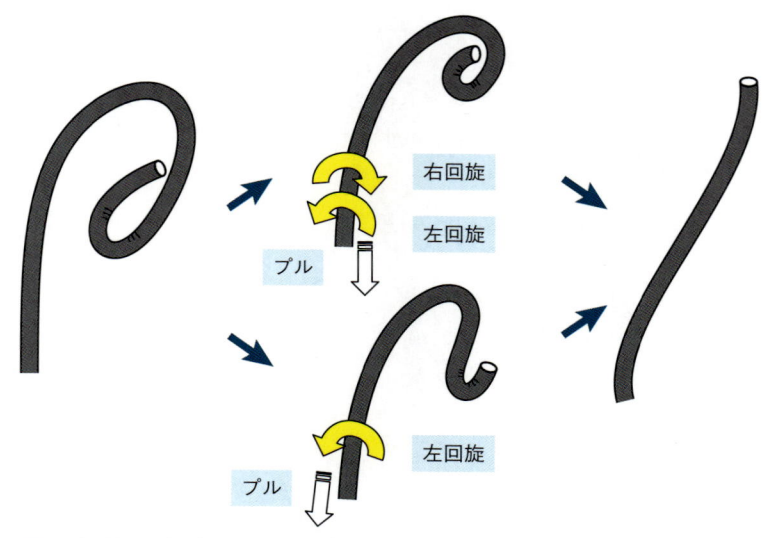

第4章　5. 明らかにループになっているので解除したい

図2◆逆α（γ）ループの解除

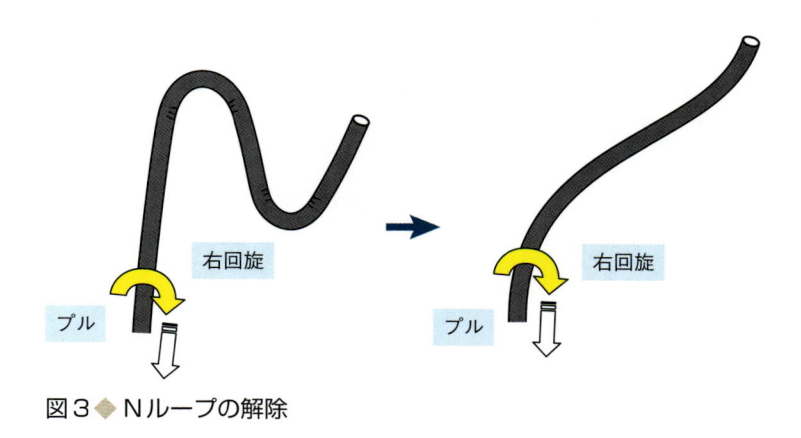

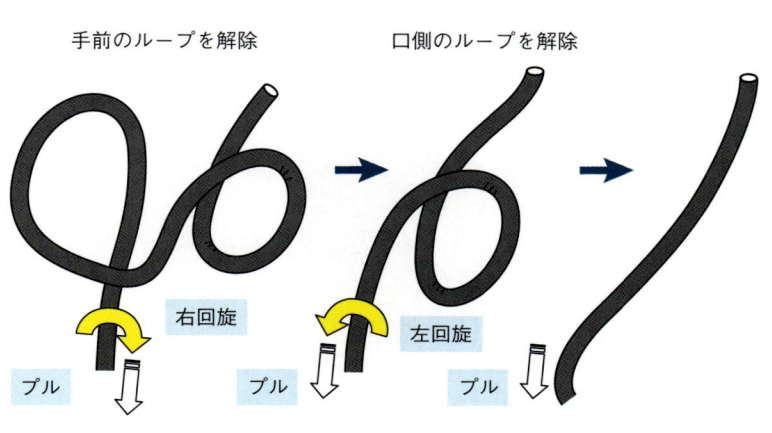

図3◆Nループの解除

図4◆ダブルループの解除

第4章　トラブルシューティング　こんなときどうする？　159

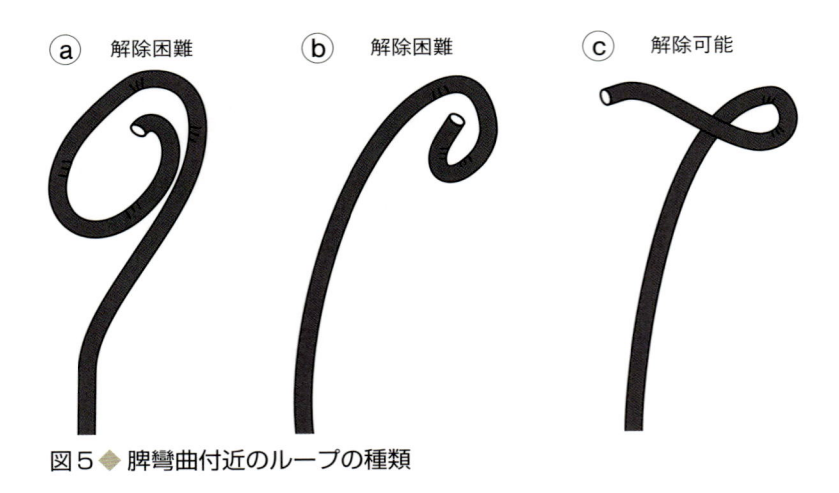

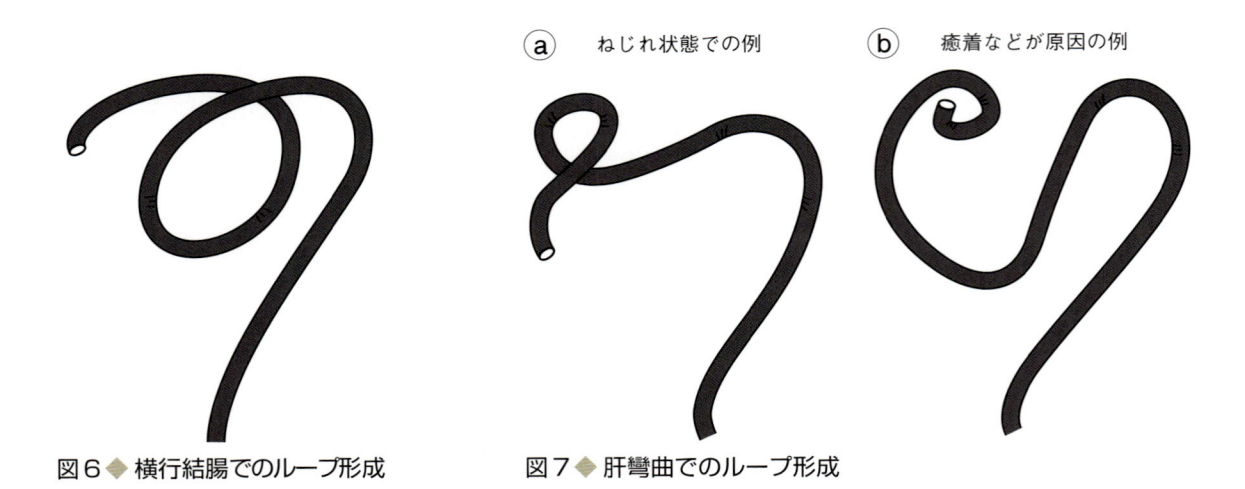

図5 ◆ 脾彎曲付近のループの種類
(a) 解除困難　(b) 解除困難　(c) 解除可能

図6 ◆ 横行結腸でのループ形成

図7 ◆ 肝彎曲でのループ形成
(a) ねじれ状態での例　(b) 癒着などが原因の例

な限り短縮挿入を心がける．どうしてもループ形成されてしまうときは，そのままプッシュ可能であれば挿入し，交差した位置より先端側の長さを十分確保してから解除をトライしてみる．しかし無理はできない．

b）横行結腸

必要な屈曲部位での短縮操作を怠たり不用意にプッシュすると形成される．胃がん術後などにも起こる．形成中や形成直後の解除は困難である．また，一度形成されると癖がついてしまうのか，再挿入による短縮化が困難となりやすい．抵抗がなければループは無理に解除せず，そのまま盲腸まで挿入する（図6）．

c）肝彎曲

ねじれ状態に伴うループ形成がときに生じる（図7a）．ある程度盲腸近くまで挿入してから，スコープの軸をニュートラル化する．また，胆嚢の手術後などの癒着が原因でループが形成されやすくなることがある（図7b）．短縮が困難であればプッシュで上行結腸に挿入してから慎重に解除する．

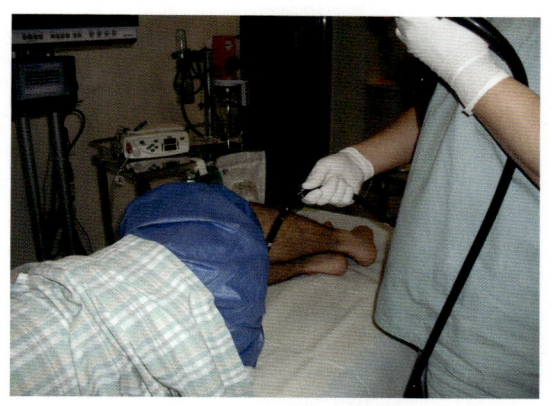

図8 αループが抜けてしまう場合の抜去方法
被験者の右側方向へスコープを抜く

3) 下行・上行結腸のループとその解除

　　SDjを越し直線化した後の下行結腸や，肝彎曲部を越した後の上行結腸でループを作りそうになることが稀にある．形成途中での解除は非常に困難である．何とか，脱気・用手圧迫・体位変換を駆使し短縮しての挿入を試みる．どうしてもだめなときは，無理をしない範囲でプッシュを追加し，完全なループ形成とその後の解除を試みるが通常は困難であり，別の方法を検討する（コツ・memoを参照）．

> **コツ** 解除が上手くいかず抜けてしまうとき
>
> 　　なかなか上手くループが解除できずに抜けてしまう場合の対処としては，①可能であればもうひとプッシュを加えてから解除操作をする，②より丁寧に脱気する，③用手圧迫を併用する，④体位変換してやり直してみる，といった方法がある．また，他に⑤体外でのスコープ抜去方向の工夫がある．例えばαループが抜けてしまう場合，脾彎曲へのフック以外に，スコープを被検者の右側方向（背臥位であれば術者側）へ抜いてくるという方法がある．左側臥位がより効果的で，その場合は天井方向に抜去することになる（図8）．

> **Pitfall** 抜去操作にも危険は伴う
>
> 　　あらゆるスコープ操作にいえることであるが，ループ解除の手技においても被検者の苦痛のサインには敏感でなくてはならない．はっきり苦痛を訴えてくれればよいが，我慢強い方だったり，鎮静を加えられたりしているときには注意が必要である．顔の表情はどうか，足の指は反っていないか，などに着目する．解除中，右手におけるスコープの抵抗を敏感に意識しつつ，丁寧にゆっくりと操作する．スムーズな抵抗のない操作であっても予想外に被検者が苦しがることもあり，思わぬところで腸管にダメージを与えているのかもしれない．配慮の足りない不用意なループ解除は慎む必要がある．

> **memo** どうしても解除できないとき
>
> 　いろいろ工夫しても解除できずに抜けてしまう場合や，被検者が予想外の苦痛を訴える場合は，脱気しつつ一度完全に抜去してから再挿入を試みる．その際，違った体位で挿入し直すと有効であることが少なくない．
>
> 　解除時の被検者の苦痛が強い場合などは，より細く軟らかいスコープに変更したり，逆にスコープの腰が弱く解除しにくい場合などはより硬く太いものに変更したりすることもある．硬度可変式スコープであれば，硬度を変えてみる．
>
> 　送気ガスが抜けずに解除できないときは，側孔付胃チューブを経肛門的にスコープに沿わせて挿入すれば，脱気され上手くいくことも多い．同様にスライディングチューブも有用であるが，筆者は現在ほとんど使用していない．また，炭酸ガスの使用は有用である．
>
> 　施設的に可能であればUPDやX線透視を用いる．透視はスコープ形状のみならずガスの分布や腸管の走行も把握できる．解除操作に危険を感じるときは使用すべきであろう．

＜文　献＞

1）新谷弘実：コロノスコピー，医学書院，1989
2）光島　徹：Screening Colonoscopy 手技の実際．臨牀消化器内科，14：107-115，1999
3）安藤正夫；大腸内視鏡挿入法．「大腸疾患の内視鏡診断と治療」（日比紀文／監・岩男泰／編），診断と治療社，2006

> **Comment from Dr.Kashida**
>
> 　ループの解除は，初心者とベテランの差が最もよく現われる局面の1つである．初心者は「右にねじるのか左にねじるのかわからない」と言う．スコープには本来ニュートラルに戻ろうとする自然の力が働くので，正しい方向にねじっているときはあまり抵抗を感じないが，逆にねじるとさらにループが強くなって抵抗を感じる，あるいはスコープ先端が抜けそうになる．ベテランはそれを右手に敏感に感じているのである．ループ解除が上手くいっている間は，スコープ先端が抜けず（＝内視鏡画面が変わらず）手元部分だけが抜けてくる．ずっと右ひねりとは限らず，最後の瞬間だけ左ひねりになることもあるが，それは右手の感覚通りに行えばよい．最終的にニュートラルになるようにする．

第4章 トラブルシューティング こんなときどうする？

6 ループになっているようだが，どうなっているかわからない

Strategy 1 ①ループ解除とスコープ直線化，②挿入長（SDj 25cm，脾彎曲 40cm）から位置確認，③フリー感とスコープ追従性，④体位変換と用手圧迫　　　今村哲理　163

Strategy 2 軸保持短縮法に基づくループ解除　　　山野泰穂　167

Strategy 1 ①ループ解除とスコープ直線化，②挿入長（SDj 25cm，脾彎曲 40cm）から位置確認，③フリー感とスコープ追従性，④体位変換と用手圧迫

今村哲理

　このような状態自体，原因の如何を問わず，いわゆる軸保持による最も合理的な挿入操作から外れた状態，すなわちpitfallに陥った状況である．このような状況下を前提とした深部挿入のコツ（pitfall脱出のコツ）を記述する．
　ループ形成は特殊な場合を除き，解剖学的に自由な腸管すなわちS状結腸と横行結腸にできやすいので，2つの部位ごとに分けて述べる．

1 S状結腸

　深部までの挿入にあたって最も大切なのは，いかにSDjをスムーズに越えるかであり，術者が最も注意を払う部位でもある．ここをスムーズに，いわゆるhooking the foldで直線的あるいは軽度Nループで越えることが，被検者の苦痛もなく短時間で深部挿入でき，理想的である．被検者の状況により，例えば，結腸過長，redundant colon，長期下剤服用による弛緩性大腸，痩せ型女性・高齢者における弛緩性大腸，腹部手術後癒着などではhooking the fold法が難しいことがある．必要最低限のプッシュ法を用いることになる．
　また，好ましいことではないが，術者の技術のため結果的にプッシュが多用されループが形成されることがある．この場合，スコープがどの辺にあるかの認識とどのようなループになっているかの把握は重要である．通常S状結腸は円筒状に見え半月ヒダが交互に観察されることで識別するが，

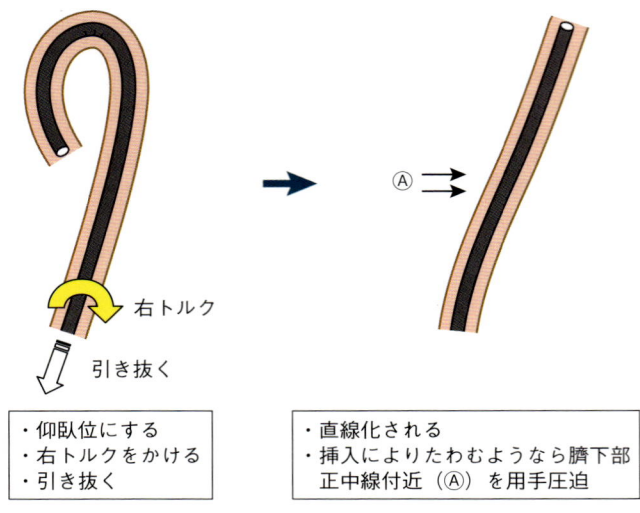

図1 ◆ S状結腸でのαループ：ステッキ状態と解除

・仰臥位にする
・右トルクをかける
・引き抜く

・直線化される
・挿入によりたわむようなら臍下部正中線付近（Ⓐ）を用手圧迫

上述の弛緩性大腸では半月ヒダが消滅し土管状にしか見えないことも多く，この場合はSDjの画像や挿入長からスコープ先端の位置を判断することになる．

1) ステッキ状態：αループの場合

スコープが結果的にループを形成しステッキ状態になると，先端が進まずかつ被検者も苦痛を訴えpitfallに陥ることになる．ステッキ状態が高度で被検者も苦痛を訴えることになると，腸管損傷の危険もあるので挿入休止を余儀なくさせられる．通常直線的にSDjに到達した場合約25cmの挿入長であるが，これより長く，かつスコープ追従性が悪く，いわゆるフリー感に乏しいことより，ループ形成していることが認識できる．

スコープが結果的に左旋回で挿入された場合にαループが形成される．このまま自然にSDjを苦痛なく通過すれば右トルクをかけ，引き抜いてスコープを直線化してもよいが，これが無理な場合，空気を抜きながら一旦直腸までスコープを引き抜き，仰臥位に体位変換して（この体位でSDjは鈍角化されることが多い）再度挿入を試みる．なお，ループ形成しそうな場合には，下腹部正中線から臍部付近を用手圧迫し，たわみを防ぐ．時に左側腹部を正中方向に同時に押し，SDjでのたわみ防止を助ける操作を加えることもある．

いずれの操作の場合でも腸管内の空気を十分脱気しておくことが重要で，空気量は方向確認のための必要最小限に留めておくべきである（図1）．

2) ステッキ状態：γループ（逆αループ）の場合（図2）

原因の如何を問わずプッシュ気味に挿入された場合，経験上このループを形成されることが多い．大抵図3のような画面が観察されることからもγループ（逆αループ）になっていることがわかる．この場合はαループの場合とは逆トルクで，すなわち，左トルクをかけ，引き抜いて直線化を試みる．SDjを越えられればよいが，αループのときより苦痛も強いことが多く危険である．1-1)と同様空気を十分脱気して直腸までスコープを戻し，仰臥位にして同様の操作を加え再挿入し，S状結腸を越え下行結腸に挿入する（図4）．一般にS状結腸がredundantな場合や過長症の場合が多く，用手圧迫も臍部やや上方が有効なこともあるので，画面上管腔の近づくポイントをいろいろ探して押す．

第4章　6. ループになっているようだが，どうなっているかわからない

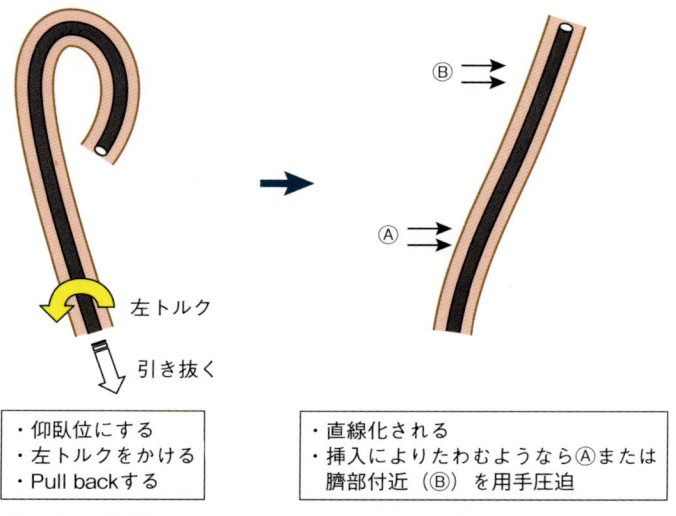

- 仰臥位にする
- 左トルクをかける
- Pull backする

- 直線化される
- 挿入によりたわむようならⒶまたは臍部付近（Ⓑ）を用手圧迫

図2◆ S状結腸でのγループ–ステッキ状態と解除

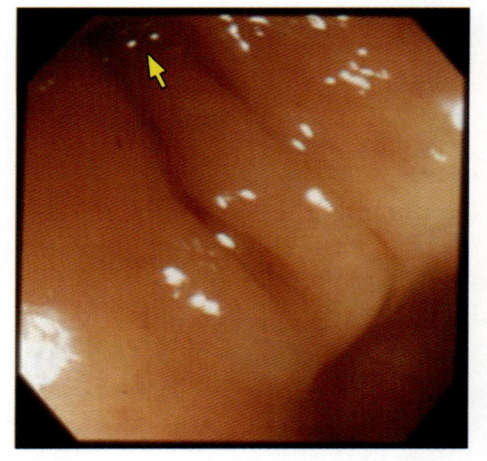

図3◆ γループでSDjに到達した場合の画像
⇨が下行結腸の方向

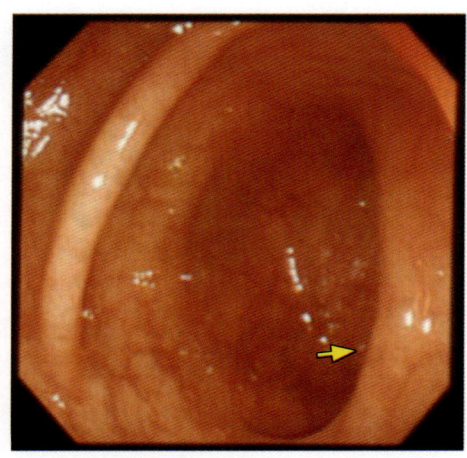

図4◆ 下行結腸に挿入されたところの画像
⇨が挿入方向

3）ダブル・ループ（図5）

　最も回避したいループである．挿入長がかなり長くプッシュして進まず，スコープ追従性なく，フリー感なく身動きとれず，まさに，pitfallに陥った状況である．このような場合にはダブル・ループ形成を想定し肛門側のループ解除，ついで口側ループの解除と1つ1つ解除して直線化を図らねばならない．右トルクで少し引き抜くと肛門側ループが解除されることが多いと（経験上としか言えないが）思っている．右トルクで少し引き抜くとスコープを保持した右手が軽くなり，その分挿入長も短くなることでループが1つ解除されたことがわかる．右トルクでだめなら左トルクで解除を図る．残りのループ解除は 1 –1），2）と同様の操作でS状結腸を越える．

第4章　トラブルシューティング　こんなときどうする？

・仰臥位にする
・右トルクをかける
・引き抜く
・1つ目を解除

・左トルクをかける
・引き抜く

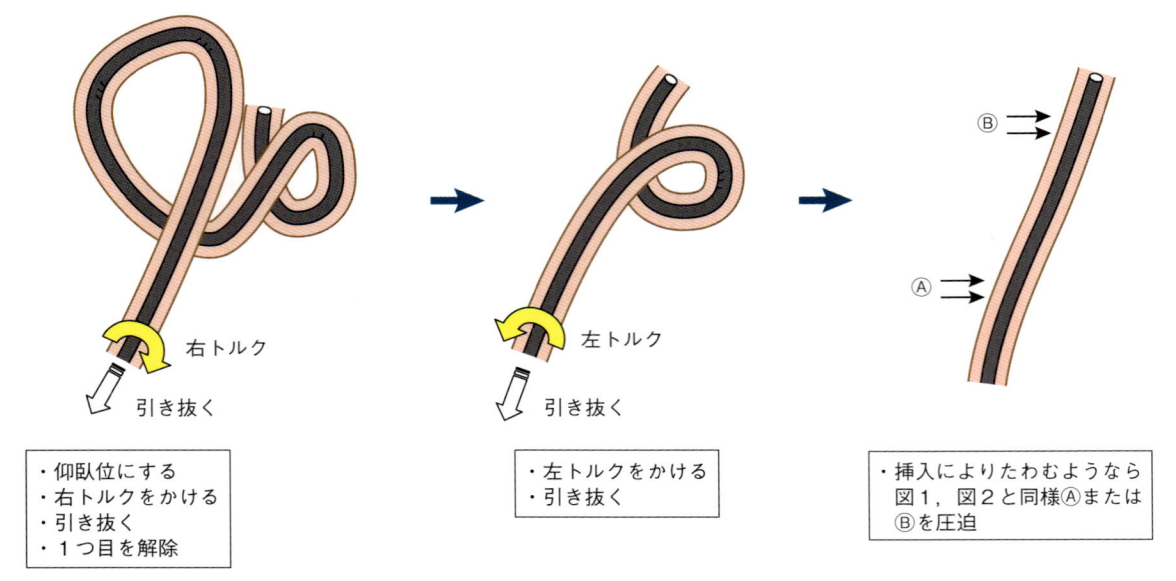

・挿入によりたわむようなら図1, 図2と同様ⒶまたはⒷを圧迫

図5 ◆ S状結腸でのダブル・ループと解除

2　横行結腸

　脾彎曲に達すると，直線化されていれば通常35〜40cmの挿入長である．ここで少しプッシュすると横行結腸が三角形の筒状に観察されることでも，スコープがどこにあるかわかる．

　脾彎曲の角度が急峻な場合にはスコープが進まないことがある．この場合，仰臥位または右側臥位として挿入を試みる．これでも駄目な場合には，一度短縮したS状結腸が再び過伸展してループを形成していることが考えられるので，フリー感の得られる方向にトルクをかけ引き戻しループを解除した後，臍部付近を用手圧迫してS状結腸のたわみを防いで挿入する．

　痩せ型女性では，しばしば横行結腸が骨盤下方に下垂しており，横行結腸の短縮が上手くいかず横行結腸でいわゆるγループを形成してしまうことがあり，スコープが進まずプッシュにより苦痛を訴える．この場合，筆者は一旦横行結腸脾彎曲付近まで引き戻し（ここで直線化された状態を保つことが大切），できるだけ空気を抜き，臍部またはややその右側を用手圧迫して横行結腸の伸展を予防して挿入している（図6）．

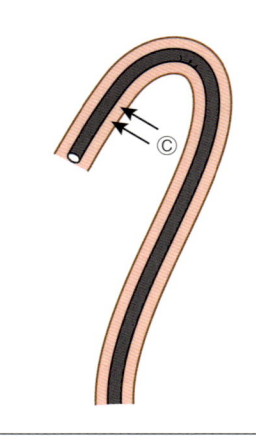

・仰臥位または右側臥位にする
・臍部やや右寄り（Ⓒ）を圧迫し角度を鈍角にする

図6 ◆ 横行結腸脾彎曲での挿入法

また，時に横行結腸下垂部にスコープ先端が入った状態で進まないことがある（横行結腸でのγループ形成か形成しかかった状態）．この場合にはやや左トルクをかけて引き戻すと先端が自然に進み肝彎曲に到達することがある．いわゆる paradoxical movement である．

繰り返すが，横行結腸で進まない場合の多くは，S状結腸の再ループ形成か横行結腸のループ形成か，あるいは両者のループ形成状態であることがほとんどである．このことを念頭に置いて着実に1つ1つ解除して対処することが重要である．ここでも空気最少量とスコープ直線化（スコープの追従性・フリー感を意識）が原則である．

Strategy 2　軸保持短縮法に基づくループ解除

山野泰穂

無透視下での挿入が一般的となった今日では，体内でのループ形成の有無やその解除の方向を視覚的に確認することはできない．しかし表1のチェック項目を確認することでおおよその判断は可能である．

表1 ◆ ループ形成の有無のチェック事項

①スコープ先端位置
②挿入長
③スコープからの抵抗感，フリー感の有無
④スコープ操作と画像の追従性
⑤腸管の張りの有無

第1章-1の項でも述べたが，大腸の立体形状と5カ所の仮想固定点を想起し，各固定点までの距離を知っておくことは大前提である．特に肛門から40cm，かつその部分での特徴的な管腔内所見でわかる脾彎曲は重要なランドマークの1つであると筆者は考えている．

「ループになっているようだが，どうなっているかわからない」状態での対処として，このランドマークを分岐点として①S状結腸から下行結腸の部分で生じている場合，②横行結腸で生じている場合に分けて考えたい．

1　S状結腸から下行結腸の部分で生じている場合

この部分で生じることが圧倒的に多いと考える．S状結腸が長い，あるいは下行結腸の固定が不良であるために生じているが，時に手術後の癒着や手術中に腸管を遊離させたことで生じていることもある．戦略目標として，①現在のスコープ先端位置までを短縮直線化すること，②一旦ある程度まで撤退して再度挿入すること，の2点を挙げたい．

1）腸管内空気の吸引

　一般的に，このようなトラブルに陥っている状況では挿入時間は相当経過しており，必然的に相当量の送気が成されていると考えられる．この腸管内の余剰airのために短縮操作してもairの体積の逃げ場がないため，短縮時に抵抗を感じバネのように腸管の形が戻ってしまう，あるいは一気にスコープが抜けてしまうなどの現象が起こる．まず腸管内空気を可能な限り吸引で減少させ，使用可能であればCO_2送気に切り替えることが必要である（**第1章-6-4も参照**）．また戦略②でも撤退しながら空気を十分吸引することが重要で，その後の操作中も小まめに吸引することを心がける．

2）スコープ先端位置までの短縮直線化

　次に戦略①では先端位置を変えないためにわずかにアップアングルを掛けた状態で屈曲角にスコープ先端側面を軽く引っかけておく．この状態からスコープを引いてくるが，このときにトルクを左右にかけ，あるいはトルクなしで静かにゆっくり操作しながら，**先端位置が変わらない＝画面が動かないトルク**を見つけ出す．その方向にトルクを掛けながらゆっくりと引いてくると，徐々にスコープ抵抗が減少し，ループが解除されながら，先端が前進してゆき，最終的にフリー感を感じるようになる．この状態でさらに余剰airが流れてくるので，再度吸引して次の管腔に進む準備ができる．

3）撤退からの再挿入

　戦略②では確実に短縮直線化できている部分まで戻ればよいのだが，このようなトラブル症例ではRSの越え方，RSのairの貯留が大きな負の要因となる．したがってRSまで戻ってRSの空気を十分に吸引してから再度挿入するが，可能な限り送気を抑え，小まめに短縮しながら挿入することを心がける．トラブルに陥る前に腸管を伸ばした箇所があるはずだが，その部分を可能な限り再度伸ばさないでアプローチするために，体位変換，用手圧迫を駆使して挿入する．

2　横行結腸で生じている場合

　この部分での挿入困難の原因はγループの形成，脾彎曲付近での複雑な走行や脾彎曲から背側左に回る場合などがある．戦略的にはまず脾彎曲まで撤退してから再挿入する以外にないと判断する．この部分ではS状結腸と異なり，ある程度進んでから一気に解除，とはいかないことが多い．その理由としては，脾彎曲と直腸に2カ所に固定点があるため，トルクをかけながら引く操作をしても，脾彎曲がネックになりS状結腸で力の伝達がロスするためと思われる．

　具体的には脾彎曲まで撤退するが，このときの挿入長は40cm弱で，フリー感を確認することが重要である．次に十分に腸管内のairを吸引してから左側臥位に変え，S状結腸の伸展を抑えるように臍下部を用手圧迫して横行結腸に入る．どんなに複雑であっても基本的に横行結腸は腹側に位置しているため，左トルク主体で挿入しては腸管を短縮する操作で腸管を小まめに短縮して挿入してゆく．

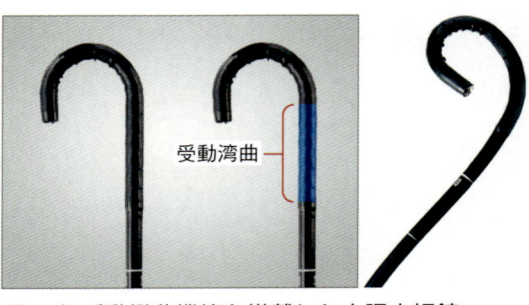

図1 ◆ 受動彎曲機能を搭載した大腸内視鏡
（オリンパスメディカルシステムズ社製PCF-PQ260）

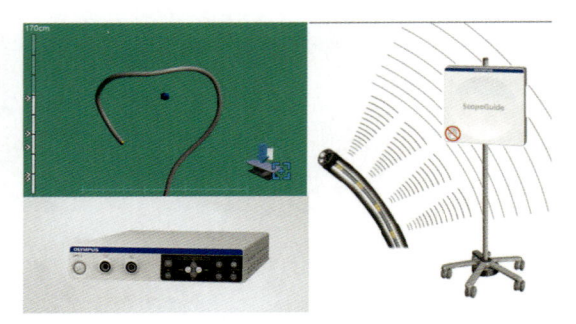

図2 ◆ 大腸内視鏡挿入形状観察装置
（オリンパスメディカルシステムズ社製UPD-3）

おわりに

　以上のように「ループになっているようだが，どうなっているかわからない」状態での対処を説明した．このような操作をしても挿入が無理であれば細径あるいは受動彎曲機能を搭載したスコープ（**図1**）に変更，上級医に代わることは勿論であるが，われわれは**表1**のチェック項目を通じてイメージしたスコープの先端位置や形状と，動作が一致しない場合は放射線被曝の心配がない内視鏡挿入形状観測装置（unit of position detecting：UPD）いわゆる"コロナビ"（**図2**）を積極的に用いることとしている（**第1章-7**も参照）．その結果挿入を完遂できた場合は，スコープを通じて経験された感覚などが新たな挿入の知見として蓄積され，逆に挿入を断念した場合でも挿入できない理由が明確に理解でき，自身の実力を伸ばすことに繋がると考えている．またこのような機器は，安全を担保するうえでも重要なツールであると考えている．

第4章 トラブルシューティング こんなときどうする？

7 脾彎曲，押しても進まない．患者が痛がる

Strategy

1. 脾彎曲で挿入困難な場合：①右側臥位への体位変換 ②深吸気状態 ③スコープ硬度を高める
   藤井隆広　170

2. 脾彎曲通過困難に対する対策は，体位変換，吸気，アングルの鈍角化である
   清水誠治　172

Strategy 1 脾彎曲で挿入困難な場合：①右側臥位への体位変換 ②深吸気状態 ③スコープ硬度を高める

藤井隆広

1 脾彎曲通過の困難性

1）ステッキ現象

　脾彎曲では，スコープ到達距離が40cmであることと，スコープのフリー感覚が腸管短縮化の目安であり，この確認がされれば，ほとんどは横行結腸へ挿入されていく[1]．しかし，時にプッシュしても先へ進まず脾彎曲に留まることがある．この場合に考えられるのは，S状結腸が十分に直線化されておらず再度S状結腸でNループを作ることや，スコープ先端の力が横行結腸側へ向かわず頭側方向に向かうことがあり，「押しても進まない．患者が痛がる」，いわゆるスコープ先端がステッキ（つえ）の形状となることから，ステッキ現象と呼ばれている．

a）ステッキ現象の要因

① **軟らかい細径スコープ**：軟らかい細径のスコープでは，先端に力が伝わらずたわみやすいためステッキ現象を起こしやすい．これに対し，硬めの太径スコープ（例：オリンパス社製，CF-H260AZI）では，たわみにくく先端に力が伝わりやすいため，この現象は起きにくい．そのため，硬度可変式スコープでは，たわみを防ぐためにも最高の硬度にして挿入を試みるのもよい[2]〜[4]．しかし，この場合の基本は，S状結腸でループ形成がない状態での挿入が大切であり，S状結腸のループ形成を前提にしたような強引な挿入は，患者に苦痛を与えるだけではなく，脾彎曲通過も難しくなる．そのためスコープが直線化されていることを確認のうえ，脾彎曲通過の操作を行う．また，

仰臥位　　　　　　　　　　　　　　　　右側臥位

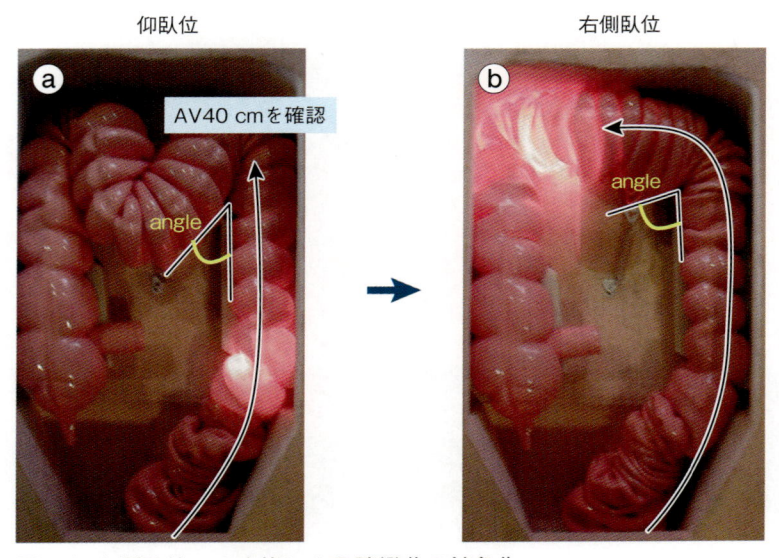

AV40 cmを確認

図1 ◆ 右側臥位への変換による脾彎曲の鈍角化

　2010年には，「受動彎曲，高伝達挿入部，細径化により，挿入性と受診者の負担軽減」をキャッチフレーズに，オリンパス社製PCF-PQ260I/Lが登場した（**第1章-5**参照）．このようなスコープは，まさに脾彎曲のステッキ現象を回避できる機能とも言え，野村はこのスコープの有用性を報告している[5]．
② **患者の体型**：痩せ型や中高年者女性に多くみられる．

b）ステッキ現象の対処法
① スコープが直線化されていることを確認．
② 仰臥位の状態で深吸気状態：深吸気状態とすることにより，横隔膜が下がり脾彎曲を鈍角化し，ステッキ現象でみられた頭側へのスコープ先端への力伝達が，横行結腸方向へと変化する．
③ 右側臥位への体位変換：深吸気状態での右側臥位への体位変換で，ほとんどの症例はステッキ現象をクリアできる．それは，**図1**のように右側臥位によって脾彎曲が鈍角化するため，スコープが横行結腸側に挿入しやすくなることによる．
④ この体位変換でもステッキ現象を回避できない場合には，仰臥位，左側臥位での挿入．きわめて稀に腹臥位での挿入が有効なこともある．

2）下行結腸の腸管膜遺残症

　ステッキ現象以外に，稀ではあるが下行結腸が後腹膜に固定されていない，腸管膜遺残症という下行結腸の固定異常が存在する．この場合，脾彎曲の腸管が可動性を有し，通常の挿入感覚とは異なり，スコープを進めてもスコープ先端に力が伝わらず，たわみを起こしやすく，体位変換や腹壁圧迫も無効のことがある．この場合は，被検者の苦痛を最小限におさえる気配りは必要であるが，プッシュを主体に慎重に挿入する以外に対処法はない．しかし，このような腸管であることを事前に把握している場合には，直腸の挿入から空気吸引を十分に行い，腸管が虚脱化された状態にあれば，多少のプッシュでも苦痛は軽減されるものである．脾彎曲での挿入困難の原因はステッキ現象がほとんどであり，右側臥位などの体位変換などを含めたさまざまな対策を講じても通過困難な場合には，この腸管膜遺残症の可能性を考慮した対応が望ましい．

<文　献>
1）「大腸内視鏡挿入法-ビギナーからベテランまで」，（工藤進英／編）医学書院，東京，1997
2）藤井隆広，斎藤豊，神津隆弘，永田和弘：太径スコープによる一人法大腸内視鏡挿入法-S-D junctionの越え方を中心に-．消化器内視鏡，12，141-146，2000
3）藤井隆広：これが私の大腸内視鏡挿入法-前処置から挿入法まで．消化器内視鏡，23：173-181，2011
4）藤井隆広，田村文雄，尾田恭，他：大腸内視鏡における腹壁圧迫と体位変換．消化器内視鏡，8：189-193，1996
5）野村昌史；達人の挿入テクニック　脾彎曲（左結腸曲）で困ったら．消化器内視鏡，23：205-208，2011

Strategy 2　脾彎曲通過困難に対する対策は，体位変換，吸気，アングルの鈍角化である

清水誠治

1　スコープの脾彎曲通過が難しい原因

　S状結腸のループが解除されスコープが脾彎曲まで直線化されているにもかかわらず，スコープが脾彎曲部を通過しない原因は2つである．1つはスコープ先端部が強い屈曲を形成してスコープを押しても脾彎曲を押し上げるだけでスコープ先端が先進しないこと（いわゆる"ステッキ現象"）である（図1）．もう1つは先端が進まないために直線化したシャフトがたわみやループを形成することである．特に過剰の送気によって腸管が伸展していると，S状結腸でのスコープのたわみが起こりやすい．

　被検者が痩せ型の場合には横行結腸が下垂し脾彎曲の屈曲が強いことが多く，特に若い女性に多い傾向がある．一般的に下行結腸から横行結腸への腸管の走行は通常左側から正中に向かうが，下行結腸間膜が存在する場合には正中から左側に腸管が向かうため，脾彎曲でスコープが形成する角度がさらに強くなる（図2）．脾彎曲で腸管が複雑なループを形成している場合もスコープの挿入が困難で

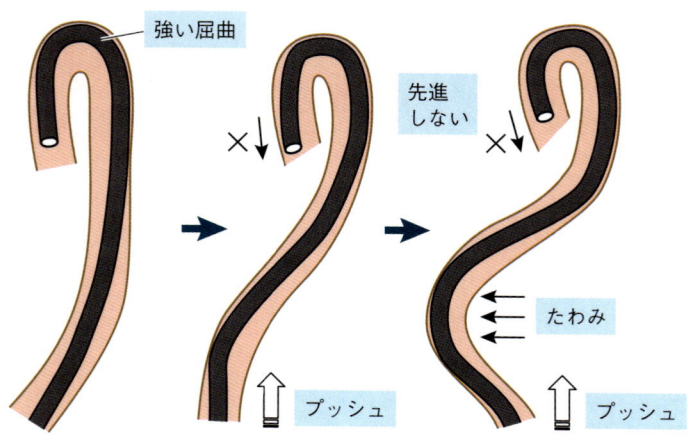

図1 ◆ スコープ先端がステッキ現象で進まず，スコープを押してもS状結腸でのたわみやループを形成してしまう

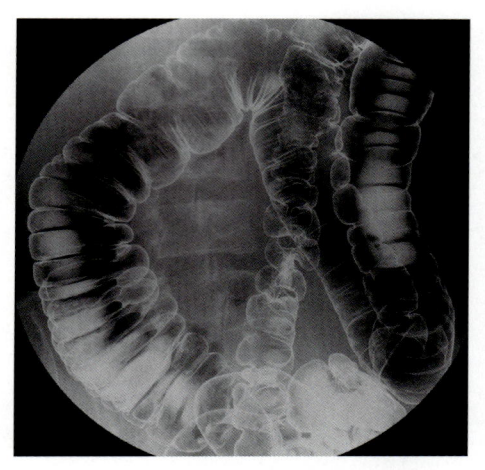

図2 ◆ 下行結腸間膜症例の注腸X線像

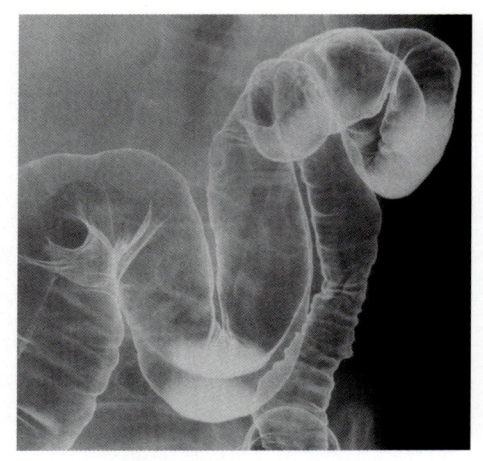

図3 ◆ 脾彎曲で複雑なループを形成している症例の注腸X線像

ある（図3）．胃，脾臓，腎臓などの術後で脾彎曲付近に癒着が存在する場合にも挿入は難しい．

> **memo　下行結腸間膜**
> 通常，下行結腸は上行結腸と同様に後腹膜に固定されているが，時に間膜が存在し可動性を有している場合がある．脾彎曲まで固定点がないため挿入が難しく，脾彎曲に到達しても通常の場合とスコープの向きが異なるためスコープのたわみや再ループを作りやすい．この状況は透視下で確認しないとわからない．

2　脾彎曲通過困難例での対処方法

1）S状結腸でのたわみを防ぐ

十分に腸管の脱気を行うとともに，スコープの回転や細かな出し入れによって直線化がなされているかを確認する．スコープを押しても先端が進まない場合には，腹部の用手圧迫でスコープのたわみを防止する（第1章-4も参照）．ただし，被検者が肥満体型の場合には効果が乏しい．硬度可変式スコープを使用している場合には硬度を上げることでスコープのたわみを予防することができる（第1章-5も参照）．スライディングチューブを用いれば脱気と直線化を同時に行うことが可能である（第1章-6-2も参照）．

2）ステッキ現象を解除する

脾彎曲に到達した時点での体位は，多くが左側臥位あるいは仰臥位である．ステッキ現象を解除するための最も簡便かつ有効な方法は，右側臥位への体位変換である．左側横行結腸が自重によって右側に偏移することで，脾彎曲が開大する．スコープ先端部も重力に従って進みやすくなる（図4）．
体位変換だけで不十分な場合には，吸気による横隔膜の動きを利用する．横隔膜でスコープの彎曲部が押し下げられる際，同時にスコープのアングルを鈍角化することでさらに先端部が進みやすくなる（図5）．

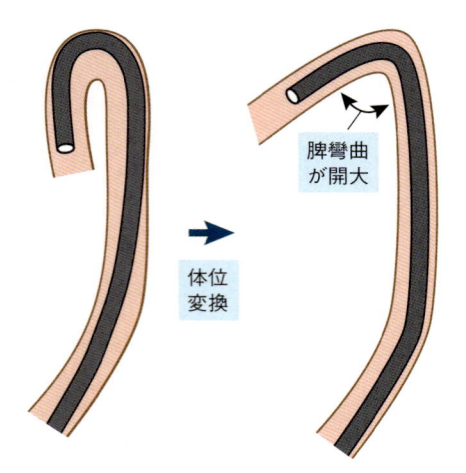

図4 ◆ 左側臥位あるいは仰臥位から右側臥位に体位変換することで脾彎曲が開大しスコープが進みやすくなる

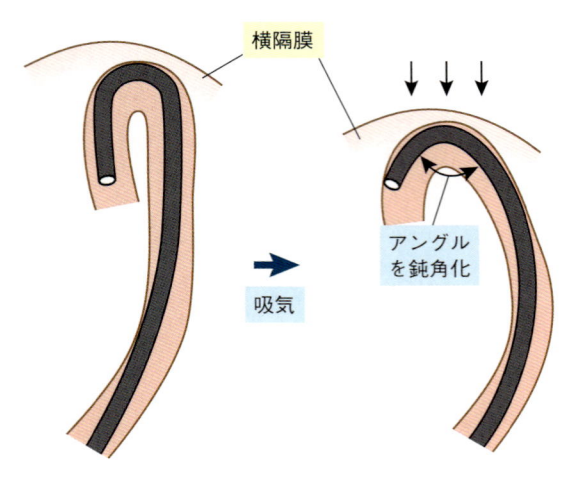

図5 ◆ 吸気によって横隔膜が下がる際にスコープのアングルを鈍角にすると先端が進みやすくなる

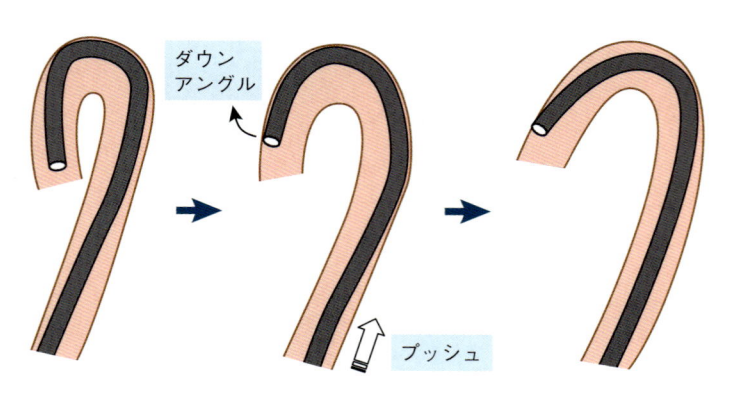

図6 ◆ 内視鏡の視野を優先するとスコープ先端のアングルが急峻になるが，ダウンアングルをかけて鈍角化するとスコープが滑るようになる

　脾彎曲では視野の確保を優先するとアングルが鋭角的になってしまっている場合が多い．多くの場合アップアングルになっているが，あえてダウンアングルをかけた状態でスコープを押してみる（図6）．この際には一時的に視野が失われるので，スコープ先端が滑っていることを確認する．アングルの動きを繰り返すことが有効な場合もある．

　透視下でなければわかりにくいが，下行結腸間膜症例でスコープ先端が外側に向かっている場合には，スコープの軸を反時計方向に180度回転させると進みやすくなることがある（図7）．場合によっては左季肋部に指を押し込むように用手圧迫すると脾彎曲部の角度を広げることができる場合がある．

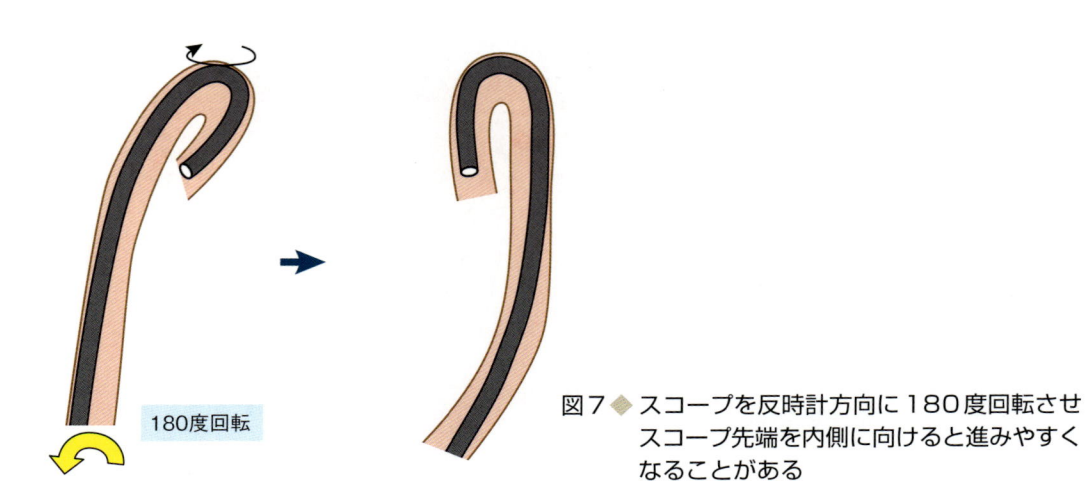

第4章 7．脾彎曲，押しても進まない．患者が痛がる

180度回転

図7 ◆ スコープを反時計方向に180度回転させスコープ先端を内側に向けると進みやすくなることがある

Pitfall ★ **左肩の痛みに要注意**
　脾彎曲部でスコープを押したときに被検者が左肩の痛みを訴えることが時々経験される．これは胆嚢炎で右肩の痛みがみられることがあるのと同様に，脾臓自体をスコープが圧迫することによって生じる放散痛である．大腸内視鏡の偶発症のなかに脾破裂を含む脾損傷があることを覚えておくことが大切である．

第4章 トラブルシューティング こんなときどうする？

8 横行結腸，押したら逆に抜ける

Strategy

1. 押しても進まない場合は，手元の力が先端に伝わらない原因を考える
   坂下正典　176

2. どこがたわんでいるか想定し，適切な対策を行う
   尾田　恭　178

Strategy 1　押しても進まない場合は，手元の力が先端に伝わらない原因を考える

坂下正典

1 横行結腸での一般的な挿入

　SD-junction（以下SDj）を通過した段階で腸管がループを形成していなければ，ここから深部への挿入は，道なりにスコープを押していけば，さほど困らずに回盲部に到達できることが多い．左トルクで脾彎曲を越えると横行結腸の視界が開けてくる（図1）．大半の症例はそのまま押していき，最初の屈曲部（図2，横行結腸の最も下垂した部位）をアップアングルで越え（図3），左トルクでスコープを引いてくることによりスコープ先端を肝彎曲に近づけていく（図4〜6）．
　この横行結腸でうまくスコープが進んでいかない場合は，
- S状結腸がたわみやすい，もしくはループを形成している
- 横行結腸でループを形成している

といった状況が原因となっていることが多い．

2 横行結腸で困ったときには

　実際には，大腸内視鏡検査をしていて「横行結腸で押すと抜けてくる」という状況は印象としてはあまりない．実際によく遭遇するのは「横行結腸で押しても，進まない」という状況である．
　透視やUPDを全く使わない状況で，このようなときに試すべきことは次の4つである．

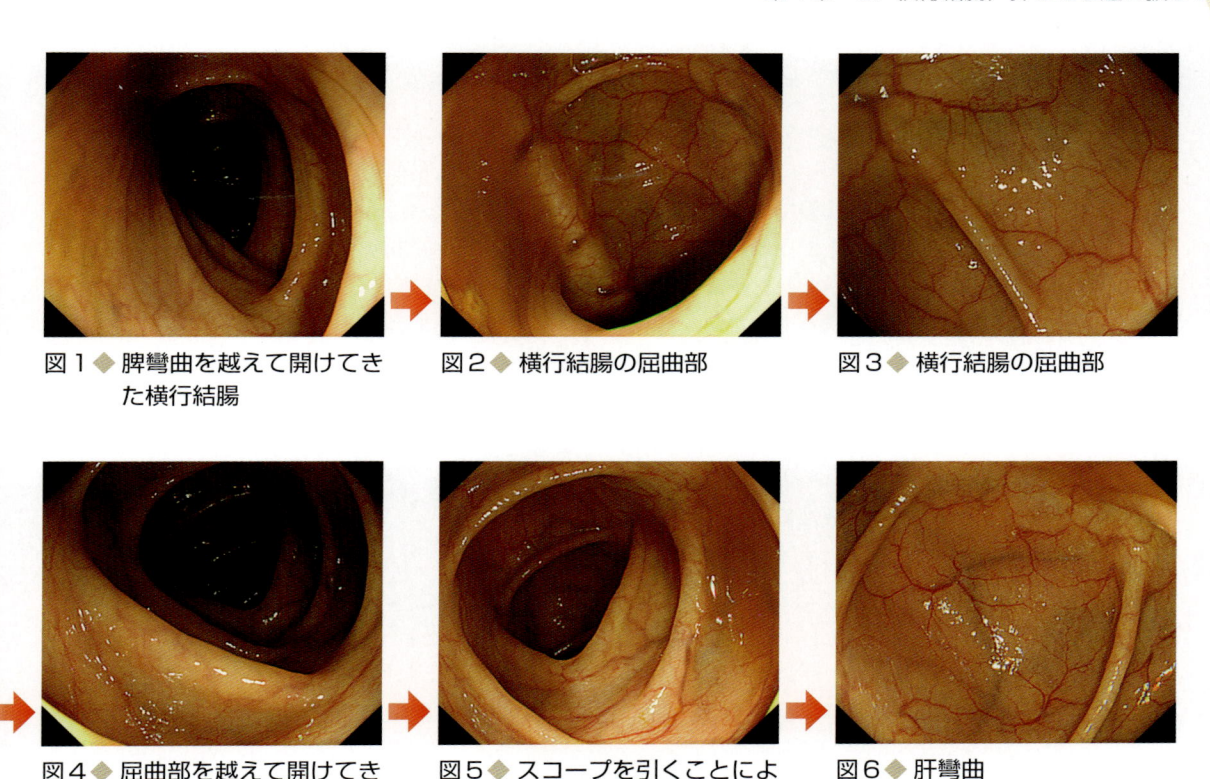

第4章　8．横行結腸，押したら逆に抜ける

図1◆脾彎曲を越えて開けてきた横行結腸

図2◆横行結腸の屈曲部

図3◆横行結腸の屈曲部

図4◆屈曲部を越えて開けてきた右側の横行結腸

図5◆スコープを引くことにより肝彎曲が近づいてくる

図6◆肝彎曲

①S状結腸がたわまないように用手圧迫
　→用手圧迫は決まったやり方はなく，その施行医の好みによりさまざまなやり方で行われている．筆者はまず右下腹部，その次は左下腹部，それでもだめなら両下腹部といった具合で部位を変えながら圧迫を行っている．S状結腸を伸展させないためには右下腹部の圧迫が有用なことが多い印象である．

②体位変換，特に右側臥位に
　→右側臥位になることにより，横行結腸では自然な重力も加わるためか，時として非常に有効である．脾彎曲を越えてすぐの部位で有用なことが多い．

③硬度可変機能があれば，硬度を上げる
　→スコープの硬度が硬い方が，よりダイレクトに手元の力が先端に伝わり，S状結腸がたわみにくくなるので，このようなケースでは是非試すべきことである．

④空気を抜きながらS状結腸まで戻り，ループを作らないように直線的な挿入を試みる
　→S状結腸でループを形成したままで横行結腸に到達していると，患者の苦痛も強く，手元の力がループの部分で吸収されてしまい，先端まで力が伝わらずにこのような状況になることがある．上手くその場で短縮できればそれでいいが，できない場合は，思い切って手前まで戻り再度直線的な挿入を試みた方が，結果的に患者の苦痛も少なく，時間的にも早く，回盲部に到達することとなる．

> **memo　横行結腸で進まない2つの原因**
> 横行結腸で進まない場合は，S状結腸に原因がある場合と横行結腸に原因がある場合の両方がある．このどちらが原因かを考える．

3 横行結腸でのループ形成

　大腸内視鏡の回盲部への挿入において，SDj通過までにその労力や神経集中のほとんどを費やしており，逆に言えば，SDjさえ直線的に通過すれば奥まで入ったも同然，というような感覚である．しかし時として，横行結腸でうまく進まないときがある．その場合は前述のようなS状結腸のたわみやループが原因のことが多いが，横行結腸でのループ形成が原因のこともある．

　横行結腸の下垂した屈曲部を越えると，大半の症例では，左にトルクをかけ，スコープを引きながら，肝彎曲に到達する．しかしなかにはこの操作がうまくいかず，横行結腸においてループを作ってしまうこともある．これがいわゆるγ（ガンマ）ループである．横行結腸が過長な場合や，腹部の術後で横行結腸に癒着がある場合にループを形成しやすい．この場合，スコープを押しても上手く先端が進んでいかないことがある．余分な空気を吸引して上手くループの解除ができればいいが，S状結腸のループより解除が困難なことも多い．どうしても解除できない場合は，そのままプッシュしてスコープを進めていかざるを得ない．

4 おわりに

　横行結腸での挿入は，手前のS状結腸でループを作ったままか短縮されているかで，患者の苦痛や挿入しやすさに雲泥の差がある．このためSDjまでをいかにループを作らず挿入するか，もしくはS状結腸ループを作っても早めにきちんと解除しておくことが，横行結腸の挿入に大きな影響を及ぼす．

　最近は送気にCO_2が使用できるようになった．腸が過長な症例などでは，挿入時からCO_2にすることにより，空気のときよりも腸管の過伸展を抑制することができ，挿入時間が短縮できるようになった（第1章-6-4も参照）．それでも術後の癒着症例などでどうしても挿入が困難な場合がある．そのような場合は決して無理をせず，そこから引き返してくるという状況判断も時として必要である．無理な挿入が穿孔などの事故につながることを常に肝に銘じておかねばならない．

文　献

1）「大腸内視鏡挿入法-ビギナーからベテランまで」（工藤進英/著），医学書院，1997

Strategy 2　どこがたわんでいるか想定し，適切な対策を行う

尾田　恭

　横行結腸に挿入する際に，スコープがたわんで進まない状態のなかで，逆に抜けるという極端な場面に遭遇することがある．大別すれば，大腸の3つの部分（S状結腸，横行結腸左側遠位部，横行結腸中部）が伸びることが考えられる．脾彎曲まで直線化したスコープに，右手操作でねじりと前後運動を加えながら押す（ねじりをくわえた尺取り虫のイメージ）ことで，腸の直線化を維持しながらスコープの右手操作の力を先端部に伝達し推進力とするのであるが，横行結腸左側へ進める

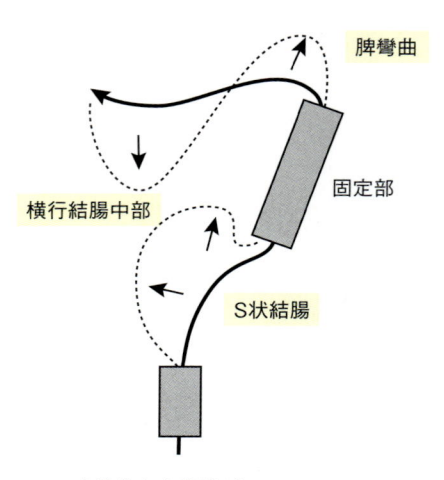

図1 ◆ スコープがたわんで進まず，抜けてしまう現象

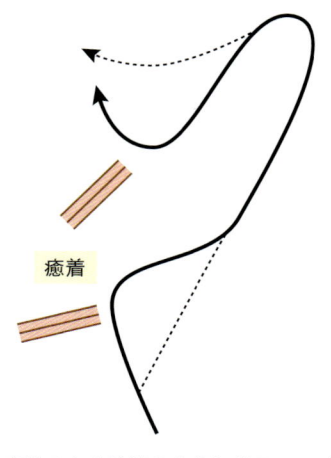

図2 ◆ 癒着が強い場合

　操作の際に，S状結腸ないしは脾彎曲に接合した横行結腸左側遠位部がたわんだ状態のまま押すと，ループを形成し，スコープ先端部が逆に抜けてしまう（図1）．3つ目は，横行結腸中部まで腸をたたみ込んだ状態で，スコープをさらに先に進める場合，横行結腸が腹側下方へ伸びる場合である．いずれもなんらかの対策を講じずに，相対的に押しすぎたことによる現象である．

　スコープ先端が直線化した状態で，脾彎曲まで進んだときに，S状結腸がたわむ場合，横行結腸左側がたわむ場合に分けて説明する．

1　S状結腸がたわむ場合

　2つのケースに大別できる．S状結腸をたたみこみ一旦直線化したにもかかわらず再びたわむ場合と，癒着のためにS状結腸がもともと完全にたたみこまれていない場合が想定される（図2）．

1）基本操作を行っても，S状結腸がたわむ場合

　一度きちんとたたみこんだS状結腸が，横行結腸挿入時に再びたわむのを予防するには，まず用手圧迫，次に体位変換，さらにスライディングチューブの利用が挙げられる．これらの補助手法は，S状結腸が直線化した状態で利用するのが大原則である．さらに，以下の手法を使っても，ねじりと前後運動の協調運動をしながら腸を絞り込み，スコープ推進力を先端に伝える，という基本操作は重要である（第3章-2の図1参照）．

a）用手圧迫

　用手圧迫を効果的にする被検者の体位は側臥位である．腹筋がゆるんだ状態で，手掌を使って面で押さえるのではなく，指先の腹で壁を作り，スコープのたわみを予防するイメージである．

　一度直線化したS状結腸がスコープの深部挿入操作で再度伸びるのは，もともとあったスペースに腸が逃げる，すなわち下腹部右側へ広がっていく場合が一番多い．よって，右下腹部外側から左に向かって押さえることで壁を作り，スコープのたわみを予防する．

2番目にSDjへ連続するS状結腸近位部が腹部前面に伸びることが多いので，左下腹部を背側に向かって押さえることで予防する．実際筆者は，手を腹部側から左側腹部に入れ，右へ引き上げることで，S状結腸近位のたわみとともに横行結腸遠位のたわみも併せて防ぐように押さえる（図3a）．この押さえ方で上手くいかない場合は，S状結腸のたわみ制御に集中するために，下腹部を左右外側から正中に向かって押さえこむようにしている（図3b）．

　用手圧迫の効果は，押さえる介助者，被検者の体型，大腸の固定部分と非固定部分の境界部位すなわちSDjの位置によって微妙に異なる．要は，スコープのたわみを用手にて制御できているかであるが，基本圧迫部位から手掌1つ分，上下左右に位置を変えるだけで，効果がある場合もあることを認識したい．

b）体位変換

　筆者は左側臥位を原則に挿入を行っており，S状結腸をスコープにて直線化した後は，用手圧迫のほうが有効と考えているため，体位変換はあまり利用していない．鎮静薬を使用し，CO_2送気による観察法を行っており，体位を変えるのに労力が要ることもあるが，用手圧迫，スライディングチューブでほとんどの場合事足りる．

c）スライディングチューブ

　用手圧迫操作でもスコープのたわみを制御できず，挿入が困難な場合は，筆者は躊躇なくスコープを完全に抜去し，スライディングチューブを装着し再挿入を行う．S状結腸をスコープでたたみこみ直線化した後にチューブを20cm程度挿入し，テープで紙パンツに固定するか，介助者に保持してもらう．抵抗がある場合は，癒着がある，スコープが直線化されていない，などが考えられ，それ以上入れないことが大事である．筆者は市販の20cm長のチューブを使っている．

　スライディングチューブはS状結腸を固定する補助具であり，直腸から脾彎曲までを完全固定し，脾彎曲に接合した横行結腸左側遠位部，および横行結腸中部のたわみに集中することができる．

　使用頻度は全体からみれば1,000例に数例程度ときわめて低いが，極端に太っている被検者など，用手圧迫が有効でない場合に，スライディングチューブはきわめて有効である（**第3章-2参照**）．

2）癒着のためにS状結腸が完全にたたみこまれていない場合の注意点

　癒着している場合は，スコープ操作のみでは完全にたわみを取れないケースもある（図2）．このような場合，右手操作のねじりと前後運動で，押す力を直線化したスコープの先端にできるだけ伝達する基本操作が改めて重要になる．その意味でも，スコープ自体が軟らかく，かつ右手操作によるスコープのねじりトルクや推進力を先端に伝えやすいスコープが望まれる．筆者は高度癒着例に対して，オリンパス社製PCF-Q260AIを好んで使用している．そのうえで，用手圧迫により癒着部分より外側から壁をつくることで，スコープが壁より外側にもぐりこまないようにする工夫をしている．

2 横行結腸がたわむ場合

1）脾彎曲に接合した横行結腸左側遠位部

　脾彎曲から横行結腸への管腔にスコープ先端が臨んでいる状態は，スコープ先端の彎曲部は屈曲している状態である．スコープを進める際に，下行結腸近位側の固定位置によって，横行結腸左側遠位部が頭側，背側，腹側のいずれかへたわむ場合がある．横隔膜のドームの中は，用手圧迫の効果が望みにくい部位である．図3aのように，S状結腸とともにたわみを制御する押さえ方，ない

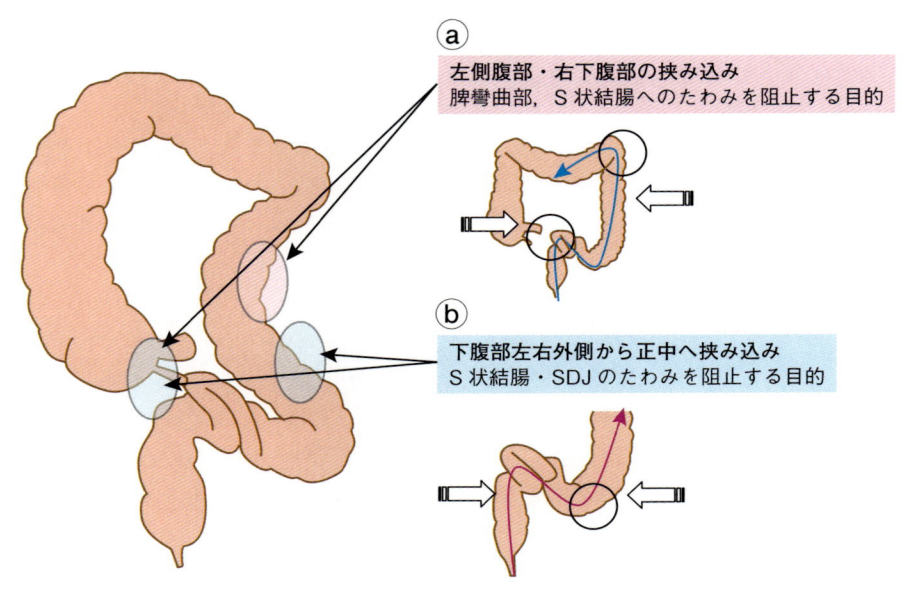

図3 ◆ S状結腸～SDj～脾彎曲での用手圧迫

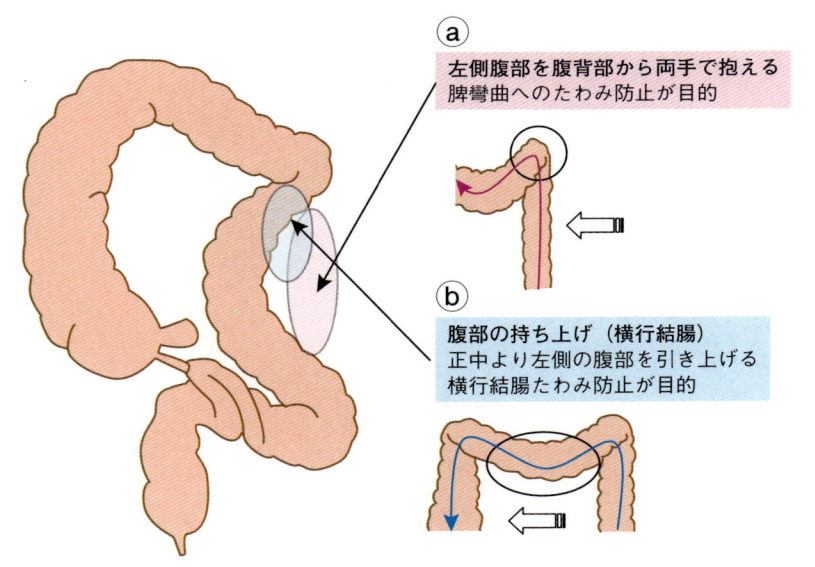

a 左側腹部・右下腹部の挟み込み
脾彎曲部，S状結腸へのたわみを阻止する目的

b 下腹部左右外側から正中へ挟み込み
S状結腸・SDJのたわみを阻止する目的

図4 ◆ 脾彎曲～横行結腸での用手圧迫

a 左側腹部を腹背部から両手で抱える
脾彎曲へのたわみ防止が目的

b 腹部の持ち上げ（横行結腸）
正中より左側の腹部を引き上げる
横行結腸たわみ防止が目的

しは，図4aのように腹側，背側から左側腹部で両手を握手し被検者左側に持ち上げることによって，少しでもスコープがたわむスペースを小さくし，スコープ推進力を増強させる．それでも効果がない場合は，被検者を仰臥位，右側臥位に体位変換することで，重力的にスコープを推進させやすくする．

2）横行結腸中部

　スコープが横行結腸中部を越え肝彎曲を臨んでいる状態は，横行結腸が腹側下方へ垂れ下がっている状態である．これを直線化することは同時に肝彎曲に先端が近づくことになる．まずはスコープ操作にて垂れ下がった横行結腸中部を上腹部に引き上げ，直線化して，肝彎曲に近づけることを

行うが，上手くいかない状態でスコープを押し過ぎると，かえって横行結腸がさらに伸びて，スコープ先端が抜けることがある．

　筆者は，被検者を左側臥位にして挿入するので，横行結腸左側を右へ持ち上げるイメージで，図4bのように被検者の臍の左10cmあたりから右で，お腹を抱えるように用手圧迫している．困難例では，仰臥位にして圧迫することが有効な場合もあり，そのときは正中を押さえ過ぎて，被検者が迷走神経反射による徐脈，発汗などを起こすことのないよう，注意が必要である．

まとめ

　スコープがたわむときに，どの部分がたわむのか認識できないことがある．やみくもに介助者にお腹を押さえてもらうと被検者への苦痛を増すことが多い．まずはスコープを直線化したうえで，各自の理論と経験からたわんでいる部位を想定し，用手圧迫・体位変換・スライディングチューブなどの補助を順番に適応することで，何が有効であったかを1例づつ確認し，術者それぞれの挿入パターンに合わせた補助パターンを確立することが重要である．

Comment from Dr.Kashida

筆者は，鎮静下の挿入を主体としており，体位変換をしにくい状況にある．非鎮静下では，用手圧迫とともに体位変換を多用することで対処できることが多い．

第4章 トラブルシューティング　こんなときどうする？

9 肝彎曲手前でスコープの根元まで入ってしまった

Strategy

1. 急がば回れ．エアー吸引とループ・たわみによる過伸展の予防が鍵
   岩館峰雄，佐野　寧　183

2. そのまま続ける．やり直す！ 諦める？
   津田純郎　188

Strategy 1　急がば回れ．エアー吸引とループ・たわみによる過伸展の予防が鍵

岩館峰雄，佐野　寧

はじめに

　大腸内視鏡を挿入していく際，短縮して挿入すると，肝彎曲でスコープの挿入長が約60cmとなっている[1]．本ケースにおいて，肝彎曲でスコープの根元まで挿入されたということは130cm程度スコープが挿入されており，腸管がループやたわみなどにより過伸展された状態であることを意味している（図1）．大事なことは，伸びてしまった理由（腸管のイメージ）を考える習慣をつけることである．腸管のイメージが想定できないと，どう対処してよいかわからず同じ過ちを繰り返してしまう．本稿では，大腸が過伸展するイメージや要因を考え，実際に過伸展して肝彎曲でスコープが届かない場合どう対処するかを述べたい．

1 腸管が伸びるイメージ（図2）

　肝彎曲でスコープが足りないほど腸管が過伸展した場合，直腸と下行結腸は固定されているため，過伸展している部位は自由に動く横行結腸かS状結腸ということになる．術者は，伸びやすい患者要因を知ることで，腸が伸びそうかどうか予測可能となり，そしてどのように伸びていくかイメージを持つことで挿入に必要な補助手段が想定しやすくなる．

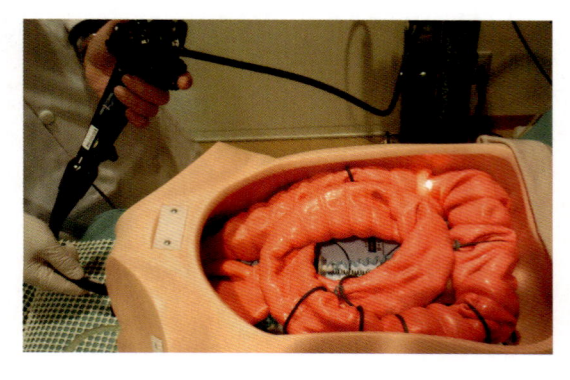

図1 ◆ 腸管過伸展のイメージ（スコープ根元まで挿入）
コロンモデル提供：金川美彦先生

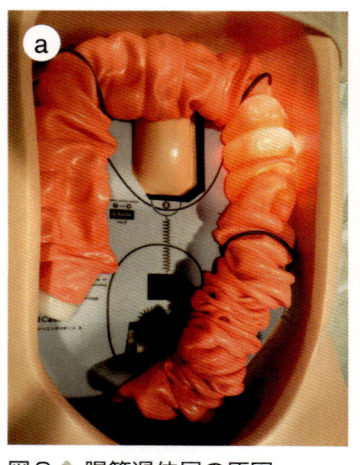

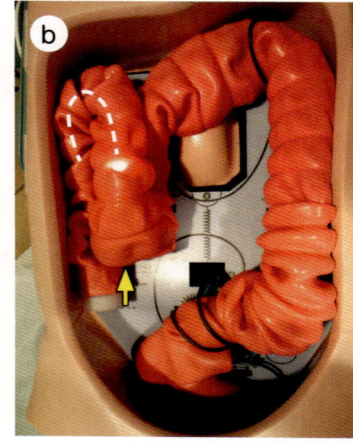

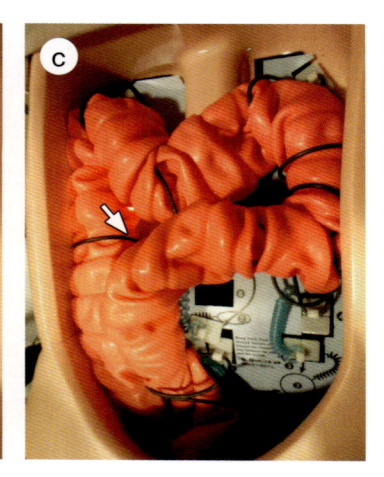

図2 ◆ 腸管過伸展の原因
a）腸管短縮：大腸は大きな1つの円を描く
b）過伸展（横行結腸）：横行結腸中位屈曲は右側へ寄り（→），肝彎曲が鋭角となる（点線）
c）過伸展（S状結腸）：S状結腸が右側へ伸展する（⇒）

1）体型

A）痩せた女性や高齢者

　痩せた女性や高齢者では全体に腸管が長く，S状結腸だけでなく横行結腸も長くて下垂していることが多い．このパターンでは，挿入時に横行結腸中位までの距離が長く，横行結腸中央屈曲部が鋭角となるため，スコープが反転してしまうことがある．そのままプッシュするとVループや，右トルクが強いとγループを形成してしまい，肝彎曲が鋭角となる（図2b）．γループは形成すると解除が難しいため，ループを作らないような挿入方法が必要となる．特に左半結腸の挿入が重要で，伸ばして横行結腸を下垂させすぎないようにする．具体的には腹部圧迫やダウンアングル（横行結腸ではダウンアングルをかけるとスコープの先端が頭側へ向かう）を多用することで物理的に下垂させないようにし，また深吸気で脾彎曲を鈍角化したり，硬度可変スコープでは硬度を上げたり，横行結腸左半で右側臥位にする，などスコープに推進力が伝わりやすいようにすることを組み合わせて挿入していく．横行結腸中位屈曲部が右側へずれていることが多いので（図2b），腹部圧迫の位置は，臍部の右側を頭側へ圧迫するとよい．

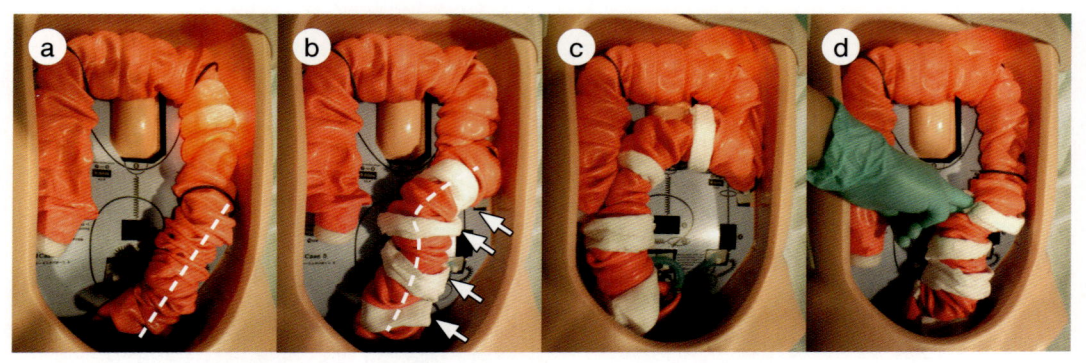

図3 ◆ 肥満者のS状結腸（イメージ）
a) 非肥満者のS状結腸短縮：S状結腸は，一直線に短縮されている
b) 肥満者のS状結腸短縮：腸間膜脂肪（⇨）のため，一直線に短縮できない
c) 肥満者のS状結腸再伸展：S状結腸が直線化できず不安定で，再伸展しやすい
d) 肥満者の再伸展予防（腹部圧迫）：再伸展が疑われるときは，一度短縮してbの状態にしてから右下腹部を正中方向に圧迫する

B）ビア樽状体型の肥満者（図3）

　ビア樽状体型の肥満者では，腸間膜脂肪過多により，自由腸管であるS状結腸の直線化が難しいことがある．一度短縮したはずのS状結腸でも，スコープの先端が屈曲部にあたるなど，推進力が低下する状況になると容易に再伸展してしまうので，腹部圧迫などで再伸展させないようにする．S状結腸の再伸展が疑われる場合は，右下腹部を介助者に圧迫してもらい，スコープを進めるときも，3歩進んで（図3cの状態）2歩下がる（図3bの状態）イメージで少しずつ挿入すると，再伸展を抑えながらスコープが進められ有効である．

> **Pitfall　痩せた女性・高齢者・肥満者での注意点**
> 痩せた女性や高齢者は，S状結腸だけでなく横行結腸も長いことがある．肥満者のS状結腸は一度短縮したつもりでも短縮しきれず再伸展することがある．

2）術後の癒着

　上腹部の手術後（胆摘後，胃切除後など）の患者では，癒着により横行結腸中位の吊り上げ短縮ができない可能性がある．また骨盤内手術後また虫垂術後では，S状結腸が癒着して，S状結腸が短縮できないことがある．癒着症例では短縮困難で，最終的にはプッシュで腸管が伸びたままの挿入となることが多く，肝彎曲まで届かないことがあるので，最小限の送気量で極力押さないで注意しながら挿入する．

2　実際に肝彎曲で根元まで挿入してしまったら…急がば回れ

　肝彎曲にギリギリ届かず，スコープの根元まで挿入している状況では，一般に横行結腸が過伸展しているケースが多い（図2b）が，大抵はS状結腸も同時に過伸展している（図2c）．肝彎曲は，鋭角となっており挿入が困難となっているうえ（図4），押しても引いてもスコープが抜けてくることが多く，いくら押してもスコープのループやたわみが増えるだけで肝彎曲から遠ざかってしまう状態となっている．この場合に以下の順で挿入を試みる．

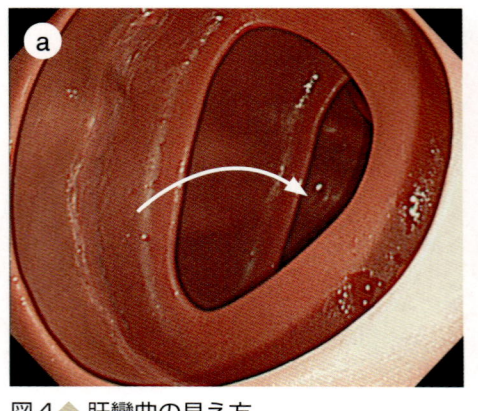

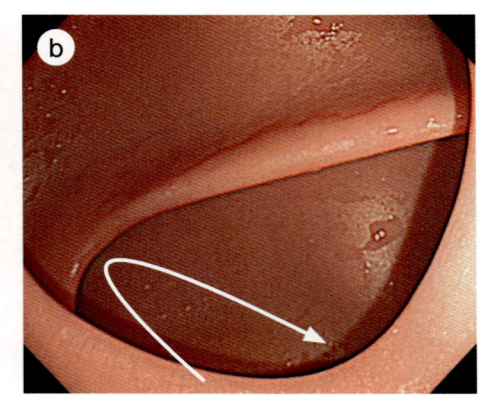

図4 肝彎曲の見え方
a）短縮して挿入した場合：肝彎曲が鈍角となり挿入しやすい
b）過伸展させ挿入した場合：肝彎曲が鋭角となり挿入しにくい

❶何とか上行結腸の入り口に挿入できれば，ループやたわみによる腸管伸展を解除できることもあるので，まず上行結腸に挿入できる方法を探す．スコープを押さずに肝彎曲を近づける方法として，①深吸気で横隔膜を下げて肝彎曲を鈍化させる，②左側臥位にして空気を吸引する，③右上腹部（肝彎曲部）を圧迫する，などがあり，これらを組み合わせて押さずに挿入できる方法を試みる．

❷しかし図2bのように横行結腸中位は右側寄りに押されるため，肝彎曲がすでに鋭角のヘアピンカーブとなって挿入がさらに難しくなっていることが多く（図4），❶の方法が上手くいくことは少ない．そのため❶の方法で粘らず早く諦め，潔く下行結腸の脾彎曲付近まで空気・貯留液を吸引しながら勇気をもって抜去することが肝要である．つまり「急がば回れ」なのである．下行結腸にスコープが戻ったときに，被験者を右側臥位にすると，S状結腸に貯留した空気が下行結腸に流れる．吸引ボタンを強く押すとすぐ腸管が潰れてしまい周囲の空気が吸引できないので，吸引ボタンを軽く押してゆっくり吸引するのがコツである（図5）．

> **Pitfall** 挿入困難の場合は諦めが肝心
> 過伸展した状態での肝彎曲は挿入難！いたずらに粘らず，潔く下行結腸まで抜去する勇気をもつべし．

> **コツ** スコープ抜去時の脱気のポイント
> 下行結腸まで抜去したら右側臥位にして，S状結腸の空気を下行結腸まで移動させ，S状結腸の空気も吸っておく

❸脾彎曲で40cmであること，スコープのフリー感を確認した後で再挿入する．
　再挿入時，スコープを押しても画面がほとんど進まない場合はS状結腸再伸展，画面が進む場合は，横行結腸過伸展であったことがわかる．伸展しないように上記❶の項目を参考にして再挿入する．

❹❸でも挿入できない場合は，S状結腸の空気が抜け切れず，S状結腸が短縮できず再伸展していることが多いので，直腸まで空気を抜きながら抜去し，再挿入するか上級者と交代する．

❺❹でも挿入できない場合，癒着が激しいためにS状結腸や横行結腸が短縮できずスコープ長が足りないことが原因と考えられる．スコープをロングスコープやバルーン内視鏡に変更し挿入する．

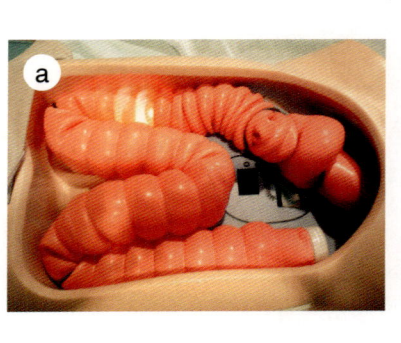

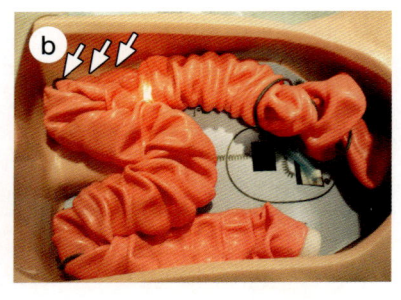

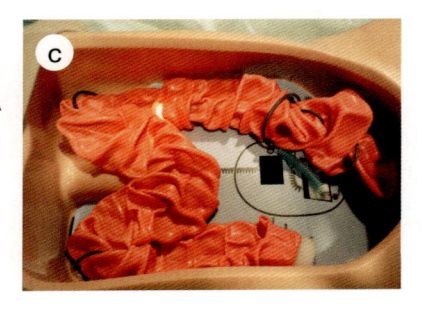

図5 ◆ 脱気の強弱
b) 強く脱気すると腸管がすぐ潰れてしまい，近傍の空気しか脱気できない（⇨）
c) 弱く脱気すると腸管が潰れにくく，周囲の空気をより多く脱気できる

> **memo　コロンモデルは内視鏡イメージのトレーニングに最適**
>
> 　　大腸内視鏡は画面を見て挿入していくが，上級者は挿入中のスコープや大腸の形を頭の中でイメージしながら挿入している．大腸が伸びていくパターンをイメージできれば，早く軌道修正可能となり，より簡単に挿入できるようになる．このイメージを修得するのは容易でないが，有効で効率のよい方法はコロンモデルを使用し自分でスコープを動かしながら大腸の形を視覚的に理解することである[2]．まさに『百聞は一見にしかず』なのである．

＜文　献＞
1）「大腸内視鏡挿入法−ビギナーからベテランまで」（工藤進英／著）医学書院，1997
2）佐野　寧，池松弘明，花房正雄ほか：コロンモデルを用いたトレーニングの実際．消化器内視鏡，19：385−393，2007

Strategy 2 そのまま続ける．やり直す！ 諦める？

津田純郎

1 根本まで入ってしまう原因

　　肝彎曲手前でスコープ挿入部（以下，挿入部）が根本（操作部近く）まで入ってしまう場合，挿入部はさまざまなループを描いている．代表的なループには，S状結腸の大きなNループ（図1），大きなαループ（図2），大きな裏αループ（図3），横行結腸の大きなγループ（図4）がある．

2 そのまま挿入を続ける

　　被検者が苦痛を訴えない場合は，そのまま挿入を続ける．挿入部が根本まで入ってしまうと，右手で挿入部の回旋操作（挿入部の軸を右方向あるいは左方向に回す操作），プッシュ操作（挿入部を押し進める操作），プル操作（挿入部を引き戻す操作）を行うことはできない．そのため，左手でスコープ操作部を回旋・プッシュ・プル操作する．操作が難しければ右手で補助すればよい．

　　まずすべきは腸管内の空気を可能な限り脱気することである．脱気によって腸管はしぼむ．しぼむことで腸管は短縮するため，スコープ先端彎曲部（以下，先端彎曲部）は自然に肝彎曲口側へ進み，上行結腸へ挿入できる場合がある．進まない場合でも腸管は短縮するため，プル操作により体外に挿入部の一部を引き出すことができる．この部分を挿入に利用する．その際，先端部が抜けない所でプル操作を止めるよう注意する．

　　その後，S状結腸の大きなNループ，大きなαループ，大きな裏αループでは，右下腹部付近（図5：A），横行結腸の大きなγループでは，上腹部正中付近（図5：B）への用手圧迫で挿入を補助しながら肝彎曲口側への挿入を試みる．肝彎曲口側に先端彎曲部が挿入できれば，肝彎曲をフックし，プル操作に回旋操作を組み合わせてループを解除する．ループを解除できない場合は，肝彎曲をフックした状態で，上行結腸内の空気の脱気と同時にプル操作でループをできる限り小さくし，挿入部が回盲部に到達できるだけの長さを確保しながら被検者の呼吸を利用する．深吸気にタイミングよく軽いプッシュ操作を組み合わせることによって挿入できることがある．

　　腹が出っ張った体型の肥満症例では腹臥位にする．その際，頭の枕を外し，両手を万歳する格好で腹全体を検査台に押しつけるようにすると効果的である．必要に応じて腹臥位の角度を変更し，さらに左右の側腹部へ用手圧迫を加える（図5：C）．

> **Pitfall** 被検者の深呼吸や体位変換を利用する際，鎮静薬は邪魔になる
> 　　被検者の深呼吸や体位変換は，しばしば挿入の助けになる．しかし，鎮静薬を使用すると，被検者の多くはボーっとする，あるいは眠ってしまう．そうした状態では被検者の深呼吸は利用できなくなり，盲腸までの挿入を諦めざるをえないこともある．また，体位変換を被検者自身で行えないため，変換に人手がかかる．さらに，慎重に変換させなければ被検者に怪我をさせる危険もある．そもそも大腸内視鏡検査においては鎮静薬を必要とする被検者は多くない．鎮静薬を使用するか否かは慎重に判断すべきである．

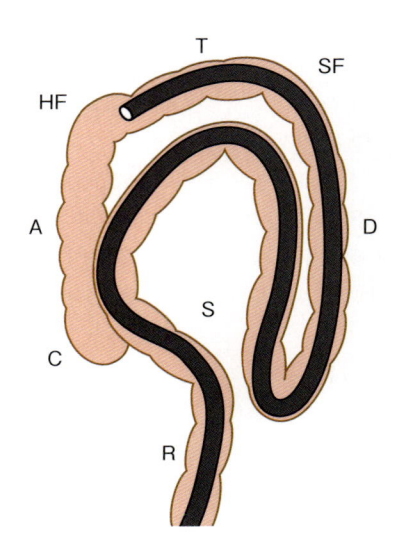

第4章 9. 肝彎曲手前でスコープの根元まで入ってしまった

図1 ◆ S状結腸の大きなNループ
R：直腸，S：S状結腸，D：下行結腸，SF：脾彎曲，T：横行結腸，HF：肝彎曲，A：上行結腸，C：盲腸

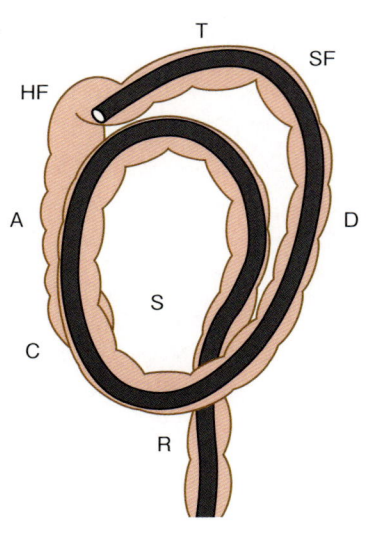

図2 ◆ S状結腸の大きなαループ
αループは，スコープ先端部が挿入されたスコープシャフトの腹側を通るループ

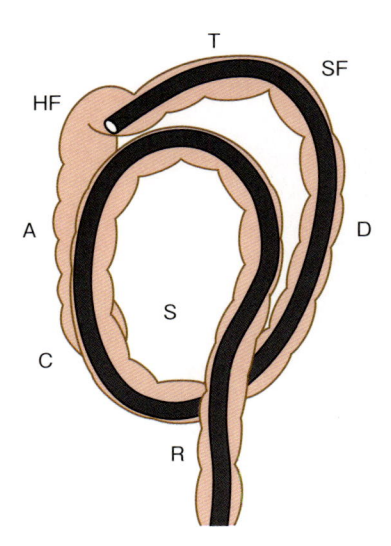

図3 ◆ S状結腸の大きな裏αループ
裏αループは，スコープ先端部が挿入されたスコープシャフトの背側を通るループ

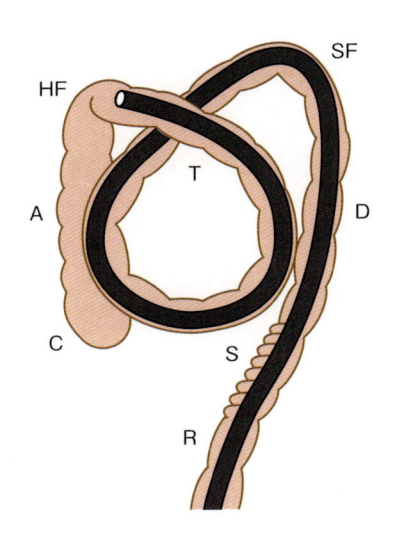

図4 ◆ 横行結腸の大きなγループ

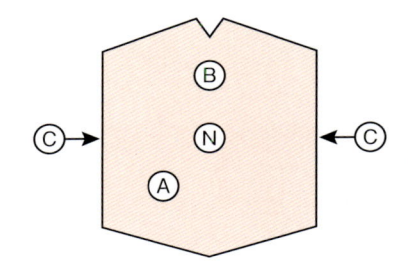

図5 ◆ 用手圧迫のポイント
（A）右下腹部，（B）上腹部正中，（C）左・右側腹部，（N）臍
（文献1より改変）

第4章　トラブルシューティング　こんなときどうする？

3 スコープを抜去して挿入をやり直す

そのまま挿入を続行しても回盲部まで挿入できない場合や被検者が苦痛を訴える場合は，できる限り腸管内空気を脱気することに加えて，挿入部の回旋操作とプル操作でループの解除を試みながら抜去する．抜去する過程で，S状結腸の大きなNループ，大きなαループ，大きな裏αループ，横行結腸での大きなγループを解除して各々の腸管が短縮できれば，その時点で挿入を再開する．ループの解除ができない場合は，直腸までスコープを抜去し，改めて挿入を再開する．挿入を再開する場合，肝彎曲手前から回盲部へ挿入できる挿入部の長さを確保するために，送気をできる限り避けるなどの工夫が必要になる．

S状結腸の大きなNループ，大きなαループ，大きな裏αループでは，S状結腸を短縮しながら挿入することはできない．さらに，必ず再ループを形成する．したがって，できればSDj，遅くとも脾彎曲でS状結腸の短縮を試みる．その後は，S状結腸の短縮状態を保つ，あるいはS状結腸での挿入部のたわみに対処するため，挿入部の右回旋操作や用手圧迫（図5：A）を利用する．また，大きなαループ，大きな裏αループでは，S状結腸途中の屈曲で挿入部を左回旋操作すると再び同じループを形成するため，右回旋操作でNループを形成するように試みることも選択肢の1つである．

横行結腸の大きなγループでは，横行結腸中央付近の屈曲部を最初の挿入と反対方向へ回旋させる．多くは右回旋操作でγループを作るため，再挿入では左回旋操作で挿入する．この際，上腹部正中付近への用手圧迫を用いて（図5：B）回旋操作を補助する．

腹が出っ張った体型の肥満症例では，最初から腹臥位にして挿入を再開すると効果的なことがある．

4 挿入を諦める，他の方法に変更する

腸管内空気の脱気，用手圧迫，体位変換などを併用した再挿入で回盲部に到達できない場合は，挿入を諦め他の方法に変更する．スコープ挿入部の長さは，扱いやすい約130〜140cmのもの（中間長：I長）が多く使用されていると思われるが，約160〜170cmのもの（長尺：L長）に変更するのも1つの手段である．また，挿入部の硬度を上げることができる硬度可変式内視鏡（オリンパス社），スライディングチューブ，ダブルバルーン内視鏡（富士フイルム社）やシングルバルーン内視鏡（オリンパス社）もある（第1章-5，6も参照）．さらに，スコープの挿入状態を確認し，ループ解除に役立つX線透視装置や内視鏡挿入形状観測装置（UPD：オリンパス社，第1章-7も参照）がある．

S状結腸の大きなNループ，大きなαループ，大きな裏αループには，X線透視やUPDを利用するとループを解除しやすい．また，ループ解除後のS状結腸の短縮状態を保つために，硬度可変式内視鏡に変更する，あるいはX線透視下でスライディングチューブを試みるとよい．横行結腸の大きなγループには，ループを作らないように硬度可変式内視鏡の挿入部の硬度を上げた状態での挿入を試みる．しかし，癒着により腸管を短縮できないような症例に硬度可変式内視鏡やスライディングチューブを使用すると，腸管穿孔などの危険が増すため，十分な配慮が必要である．ダブルバルーン内視鏡やシングルバルーン内視鏡を慎重に試みるのもよい．

S状結腸の大きなNループ，大きなαループ，大きな裏αループ，横行結腸の大きなγループの他に，主に横行結腸の過長と癒着を原因として生じる横行結腸の大きなループ（図6），主に高度の肥満によって可動性のあるS状結腸と横行結腸を十分に短縮できないことが原因で生じるループ（図7），きわめて稀だが，下行結腸の固定が不十分なために生じるS状結腸〜下行結腸の特殊なループ

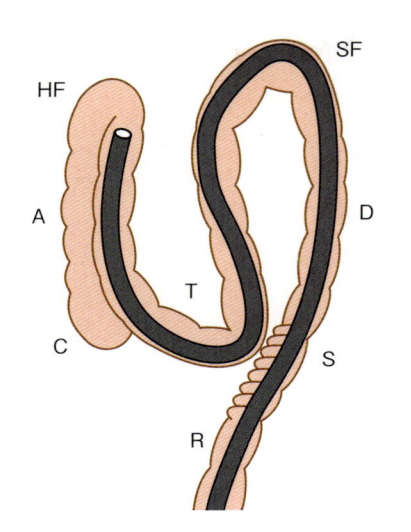

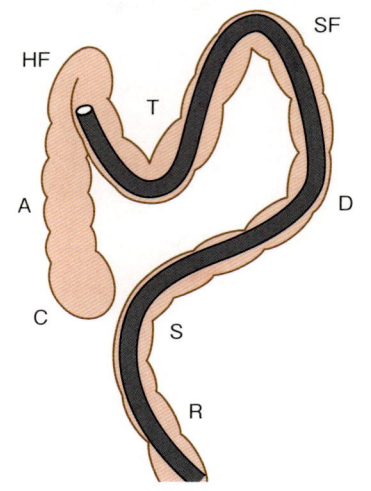

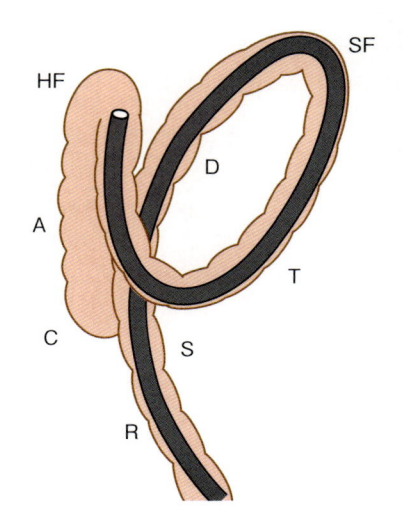

図6 ◆ 横行結腸の大きなループ　　図7 ◆ S状結腸と横行結腸を十分に短縮できないループ　　図8 ◆ S状結腸〜下行結腸の特殊なループ

(図8) がある．また，さまざまなループが複合している場合もある．そうしたループのために，肝彎曲手前で挿入部が操作部近くの根本まで入ってしまう場合は，挿入への工夫の多くが徒労に終わり，被検者の苦痛や負担を増大させることになりやすいため，早めに挿入を諦め前述したような他の方法を試みることが望ましい．ただし，他の方法を用いても挿入できない症例がある．大腸の検査は，内視鏡検査のみではない．注腸X線検査という確立された検査法もあるため，安全性と適応を十分に考慮したうえで他の方法を選択することが大切である．

コツ！ 挿入が難しい場合は早めに諦める

挿入困難な状況に陥った場合，挿入に工夫を凝らして克服する．しかし，挿入への工夫は術者の技術レベルで異なる．自分の技術レベルでは挿入できないことを早めに判断し，以後の挿入を断念することが大切である．成功する見込みがないにもかかわらず挿入を続けることは，被検者の苦痛や負担を増すのみならず時間の無駄である．大腸内視鏡挿入では諦めが肝要である．

memo 挿入の補助手段

挿入を助ける手段を補助手段とする．補助手段には，①用手圧迫，②体位変換，③被検者の呼吸，④硬度可変機能，⑤スライディングチューブ，⑥潤滑剤がある．補助手段を単独あるいは組み合わせて活用することによって，円滑で効率よい挿入が可能になる[1]．なお，X線透視装置や内視鏡挿入形状観測装置（UPD）も補助手段となりえることがある．

＜文　献＞

1) 津田純郎：大腸内視鏡挿入の基本．「動画で学ぶ大腸内視鏡挿入法トレーニング 研修者から指導者まで」（大腸内視鏡挿入法検討会/編著），112-130，日本メディカルセンター，2007

第4章 トラブルシューティング こんなときどうする？

10 上行結腸に入ったが，盲腸の奥まで届かない

Strategy 1 基本的手技を徹底し，あらゆる工夫をする！
　　　　　　　　　　　　　　　　　　　　　　　　　　　　　　　杉本憲治　192

Strategy 2 スコープの短縮化をチェック．短縮化されていれば，体位変換と吸引を有効に使いながら挿入する
　　　　　　　　　　　　　　　　　　　　　　　　　　　　　　　寺井　毅　195

Strategy 1　基本的手技を徹底し，あらゆる工夫をする！

杉本憲治

はじめに

　上行結腸に入って盲腸まであと少しなのに，盲腸の奥まで到達しない．その原因を正確に把握した方がより適切な対処が可能であろうが，筆者の場合はX線透視やUPD（所謂コロナビ）などを全く使用していないため，感覚的な経験則から概ね下記の4つの基本的原因とその重複を想定して対応している．

①大腸が長くてスコープの有効長が足りない
②S状結腸でループを再形成するか，ループを解除できずに大きなループになってしまう
③横行結腸で下垂したり，ループを形成してしまう
④上行結腸から盲腸までに偏位があり，スコープ先端に有効な推進力が伝わらない

1　大腸が長くてスコープの有効長が足りない場合

　肥満傾向が強く，身長も高く，しかも腹筋があまり発達しておらず腹壁が柔らかい患者で頻度が高い印象がある．とにかく徹底的に各部位の短縮化を図ることが重要である．

1）S状結腸から下行結腸での対応

　ほぼ全例（直腸からS状結腸に狭窄傾向や憩室多発，癒着，屈曲異常などがあってスライディン

グチューブが挿入できない症例以外）でスライディングチューブを装着している．スライディングチューブを確実に挿入することでまずS状結腸の過長やループ形成を抑制し，それでも過長となったりループを形成する場合には，左下腹部から左上前腸骨棘内側付近あるいは左側腹部を用手圧迫して過長の原因となっている屈曲部を鈍角化したりループ形成を抑制する．

脾彎曲前後で過長となる場合にも，左側腹部を圧迫することによってスコープのより円滑な挙動を得る可能性がある．

2）横行結腸から上行結腸での対応

横行結腸では，挿入時から横行結腸自体の下垂を防ぐためにモニター画面上の12時方向から2時方向に腸管を跳ね上げるようにしながら進むことを心掛け，横行結腸中位を越えた時点で必ず十分な短縮化を行い，肝彎曲に接近する際には有効な用手圧迫を行って，より直線的に肝彎曲に至るべきである．なお，この際の用手圧迫は心窩部を中心として臍周囲から上腹部の範囲内で，目指す管腔がモニター画面上でなるべく近づく部位を選択し，さらになるべく近づく方向（右or左，頭側or足側）に圧迫を加えることが重要である．皮下脂肪が分厚い，あるいは腹筋が発達していて有効な用手圧迫が不可能な場合には，腹臥位にして，患者自らのお腹で圧迫することも有効である．それでも不十分な場合には，適当なサイズの小さな布団（胃透視の前壁撮影で使用するようなもの）の上で腹臥位にすることも考慮する．

肝彎曲の通過に際しても用手圧迫を多用し，なるべくスコープ自体を押し進めることなく上行結腸に入ることが重要である．呼吸性変動を利用することも有効であり，多くの場合，深く吸気した状態で呼吸を停止させて肝彎曲を鈍角化したり，スコープの無駄なたわみを取り除いたりすることにより，上行結腸への進入が容易となる．なお，腹部が前方に大きく突き出ているような場合には，逆に深い呼気状態にした方がスコープの挙動性がよくなることも経験される．

3）その他

以上の手順を徹底した後でも上行結腸から盲腸へ進むのに難渋する場合には，まず横行結腸，次いでS状結腸で（スライディングチューブを使用しているためにこの順番になる）用手圧迫や呼吸性変動を利用して，少しでもスコープの挙動性をよくしたうえで盲腸への挿入を試みる．それでも難渋するならば，右上腹部から右側腹部，あるいは右下腹部から臍右方などを圧迫することで問題の解決を図り，どうしても盲腸に到達できない場合には，有効長の長いスコープの使用をも考慮する．

なお，硬度可変式スコープの場合には，SDj通過後は硬めの設定にした方がより円滑なスコープの挙動が得られることが多い（勿論，逆の場合もあるが…）．

また，便秘傾向がある痩身女性などで広範囲に腸管拡張がある場合にもスコープの長さが不足気味になることがあるが，送気量を押さえ，吸引をこまめに行い，場合によってはCO_2送気に切り替えることで過長を防止する．

> **memo　スコープの機種**
>
> 筆者が現在保有するスコープはCF-H260AZI 3本，PCF-P240AI 2本，PCF-Q260AZI 2本などの計10本，すべてオリンパス社製中間長スコープである（有効長1,330mm）．開業後15年間で20,285件の大腸内視鏡検査を行い，癌などによる狭窄例を除くと11件で回盲部に到達できなかった（回盲部到達率99.95％）．硬度可変式導入前には有効長不足を感じることがあったが，導入後はなく，導入後の回盲部到達率99.98％から判断して，硬度可変式ならば有効長は1,330mmで十分と考える．

2 S状結腸でループを再形成するか，ループを解除できずに大きなループになってしまう

　スライディングチューブを使用しているためにループを再形成する頻度は低いが，SDjの位置が高い場合などではスライディングチューブが入っているにもかかわらずループを再形成することがある．この場合にはスライディングチューブもろともにスコープをひねり戻すことでループを解除し，スライディングチューブを可能な限り深くまで再挿入し，さらに必要に応じてSDj近傍を適切に用手圧迫することで対応する．

　どうしてもループを解除できない場合には臍周囲を適切に圧迫してループの曲率径を小さくすることで対応する．

3 横行結腸が下垂したり，ループを形成してしまう

　横行結腸の下垂やループ形成を防ぐ方法はすでに紹介したが，それでもループを形成した場合，S状結腸のループと比較して大きなループとなっていることが多く，より強い力でひねり戻さないと解除できない．特に左ひねりで戻さねばならない場合には，強烈な力が必要となることがある．

4 上行結腸から盲腸までに偏位があり，スコープ先端に有効な推進力が伝わらない

　口側上行結腸が内側や外側，あるいは頭側などに偏位している場合には，まず余剰の空気を吸引して腸管をゆるませることにより，腸管を短縮するとともに偏位部の屈曲角度を鈍角化する．そのうえで適切な用手圧迫や深い呼気を促すことで偏位の軽減を図ったり，深吸気を主とした呼吸性移動を利用してスコープの挙動性向上を図る．

> **コツ！　用手圧迫の範囲**
> 　S状結腸から肝彎曲に至るまでは多くの場合3～4横指で圧迫するが，肝彎曲通過前後から盲腸に至る間では1～2横指でピンポイントに圧迫した方がよい結果を得る割合が増える印象がある．「管腔がより近づく部位を，より近づく方向に，より近づく範囲で圧迫する」ことが肝要である．

5 スコープの機種選択

　「上行結腸に入ったが，盲腸の奥まで届かない」症例では，①体格が大きい，②肥満傾向がある，③腸管周囲の脂肪組織が多い，④腹腔容積が大きいために大きなループを形成しやすい，ことから，軟らかいスコープではヒダをたぐり寄せて腸管を短縮しようと試みてもツルッと滑りやすく，ループを解除しようとしてもスルスルと抜けやすいため，十分なトルクを期待して，太く硬いスコープを第1選択としている．ただし硬すぎてもループ解除が困難となることがあり，S状結腸通過時の操作性なども考慮すると，やはり硬度可変式が望ましい．

　その一方で，フニャフニャと軟らかく大きなお腹をした低身長の女性や，S状結腸に多発憩室や癒着がある症例などでは，軟らかい細径スコープが適切となることがある．そのような場合でも下行

結腸から口側では，ある程度以上のトルクが必要となるため，やはり硬度可変式のものを選択すべきである．

各施設の事情もあろうが，スコープのバリエーションは可能な限り豊富にし，個々の患者に最適なスコープを選択し，もし検査中に患者の腸管の状態とスコープが不適合と判断されたならば，ためらうことなくスコープを変更すべきである．

> **Pitfall　押し相撲一辺倒は禁物！**
> 上行結腸に入り，盲腸も正面視されるからとプッシュ一辺倒になる若手医師を見掛ける．押した分だけスコープ先端が先進すれば問題ないが，先進しなくても（時には逆に後退しても）諦めずにプッシュしてしまうと，肛門側腸管の延長を招く．同時に送気も加えると最悪であり，泥沼にはまる．空気量を減らし，用手圧迫や呼吸性移動を利用して，プッシュすれば少しは先進するような，スコープの挙動性を必ず確認してから対応すべきである．

おわりに

以上のような対策が中心となるが，いずれも単独で問題を完全に解決できるものではなく，その場その場で可能なことを面倒がらずに確実かつ臨機応変に行う努力の積み重ねが，最終的な好結果を生むものと確信している．

また「諦める勇気」も重要である．何故かよくわからないが，後日に改めて内視鏡検査を行うと，特別な挿入手技を新たに加えなくても上手く盲腸まで挿入できることがある．勿論，内視鏡以外の大腸検査方法もあるのだから，無理をせず，患者にとって最も有益な対応を行うことが何よりも大切である．

> **Comment from Dr.Kashida**
> 編者（樫田）は筆者と違ってスライディングチューブはほとんど使用しない．それでも盲腸到達率はほぼ100％である．中間長のスコープでも短縮をしていけば盲腸到達はほぼ全例で可能である．

Strategy 2　スコープの短縮化をチェック．短縮化されていれば，体位変換と吸引を有効に使いながら挿入する

寺井　毅

1　上行結腸より深部挿入が困難になった原因

上行結腸に入ったにもかかわらず盲腸にスコープが届かなくなる原因として，①挿入時のループ形成のためスコープ有効長が足りなくなった場合と，②スコープの有効長は足りているが腸管の構造的原因により深部挿入不能となった場合とに大別される．もし，挿入時に大腸が短縮化されてい

る感覚がなく過伸展し，有効長が足りなくなった場合は前者と考えられるし，的確に短縮化されているにもかかわらず盲腸への挿入不能の場合，後者と考えられる．

1）ループ形成の原因

ループ形成の原因としては，S状結腸か横行結腸の過長，もしくは挿入時のループである．大腸の短縮化が不能であったことに起因する．S状結腸のループは多様であるが，横行結腸のループはγ（ガンマ）ループである．ループの部位に関しては，脾彎曲などの各ポイントにおいて，スコープの前後動作で短縮化を確認しながら挿入することにより，ループ形成の部位を予測することが重要である．

2）短縮化されているのに挿入不能の原因

挿入時にスコープが短縮化されているのに盲腸に挿入できない場合，腸管の構造的・解剖学的な原因による可能性が高い．多い原因として上行結腸が長かったり，盲腸が骨盤部に深く下垂していたり，腸管の回転異常などにより盲腸が上行結腸から内側もしくは外側に屈曲している場合などがある．

2 深部挿入不能時の対処方法

深部挿入不能時の対処の方法としては，スコープのループ形成で挿入不能なのか，ループ形成はないが挿入不能なのかによって対処方法が異なる．対処の方法をステップごとに述べる（図1）．

> **コツ！ 深部挿入不能に対処するコツ**
> 挿入困難にあたり，上行結腸から盲腸の解剖学的特徴を理解しながら，深吸気や体位変換，吸引などを有効に利用する．

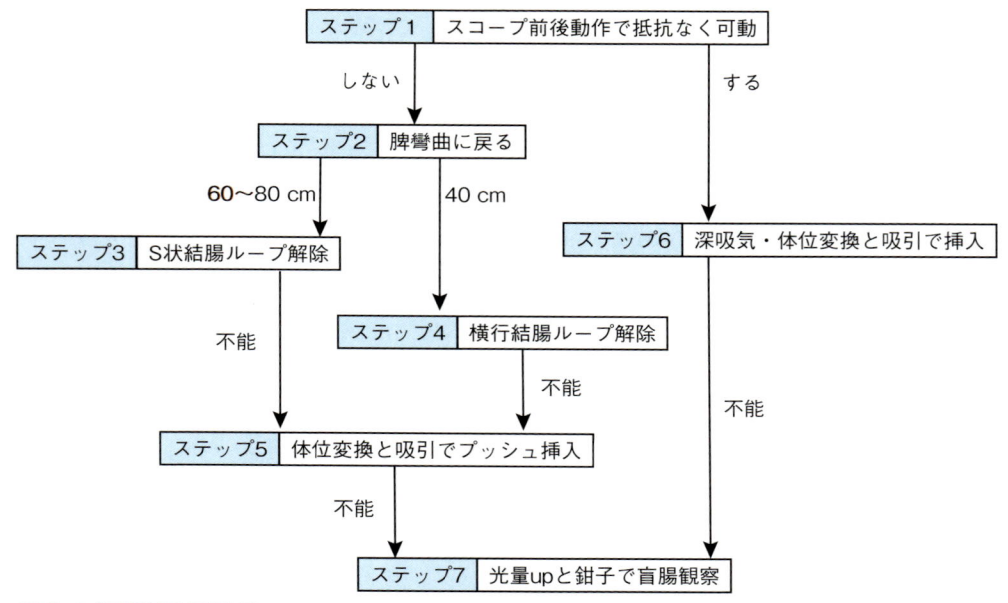

図1 ◆ 深部挿入不能時のフローチャート

● **ステップ1**

スコープを前後して抵抗なく可動するか否かを判定する．スコープの前後で抵抗を感じる場合，S状結腸もしくは横行結腸にループが形成されている可能性があるので，**ステップ2**へ進む．抵抗がない場合，スコープは短縮化されているので，**ステップ6**へ進む．

● **ステップ2**

スコープがループ形成していると推測される場合，スコープをゆっくり脾彎曲と思われるポイントまで抜去する．脾彎曲は，横行結腸の管腔が広くヒダが深い解剖学的特徴から下行結腸との境界を予測する．脾彎曲が60〜80cmの場合は，S状結腸のループ形成と考えられるので**ステップ3**へ進む．脾彎曲が40cm前後であれば，下行結腸までは短縮化されている横行結腸のループ形成と考えられるので，**ステップ4**へ進む．

● **ステップ3**

脾彎曲が60〜80cmの場合は，S状結腸のループ形成と考えられる．脾彎曲より少し挿入した状態で，まずは右ひねりでループ解除を試みる．ループ解除のコツは，ゆっくり右ひねりをかけながら管腔が抜けない限界までスコープを抜去していくことである．管腔が抜けない限界に達したら，さらにスコープのひねりを強めて引いていく．スコープを引いた動作に逆行して管腔が進むことで，ループ解除が確認される．もしこの状態で抵抗を感じた場合，無理はしないで，左ひねりで同様に解除を試みる．ループ解除不能の場合，**ステップ5**へ進む．

● **ステップ4**

脾彎曲が40cm前後であれば，横行結腸でのループ形成と考えられる．一度形成した横行結腸のループ解除は困難なことが多い．左側臥位で再度横行結腸に挿入，右ひねりで横行結腸中央を通過し，右ひねりの引きを繰り返しながらループ解除を試みていく．タイミングが合ったときに解除が可能となり，抵抗感がなくなる．ループ解除不能の場合，**ステップ5**へ進む．

● **ステップ5**

上記**ステップ4・5**でループ解除不能の場合，プッシュのまま挿入せざるを得ない．ただ，スコープを伸展させても有効長に限界があるため，できるだけ最小限のプッシュとしたい．そのためには，体位変換と吸引を有効に使う．仰臥位と左側臥位を中心に体位変換を繰り返し，スコープは可能な限り引きながら挿入を試みる．仰臥位と左側臥位でもスコープ有効長が足りない場合，右側臥位が有効な場合もある．それでも不能な場合は最後の手段として，**ステップ7**へ進む．

● **ステップ6**

スコープを前後し抵抗なく可動する場合，スコープは短縮化されているが上行結腸が長いか，盲腸が下垂しているか内側ないし外側に屈曲しているか，などの解剖学的原因に起因している可能性がある．最も有効な手段は，深吸気による横隔膜下の肝臓によるスコープへの間接的な圧迫である（**図2**）．左側臥位から仰臥位への体位変換の繰り返しで，盲腸への挿入が可能となることもある．盲腸は腹側にあるため，仰臥位にすることで盲腸が背側に近づき，スコープに近づくからである．また，管腔内の空気を吸引することでも，腹側に浮かんだ盲腸を背側に寄せることにもなる．それでも挿入不能な場合は最後の手段として，**ステップ7**へ進む．

深吸気

間接的な圧迫

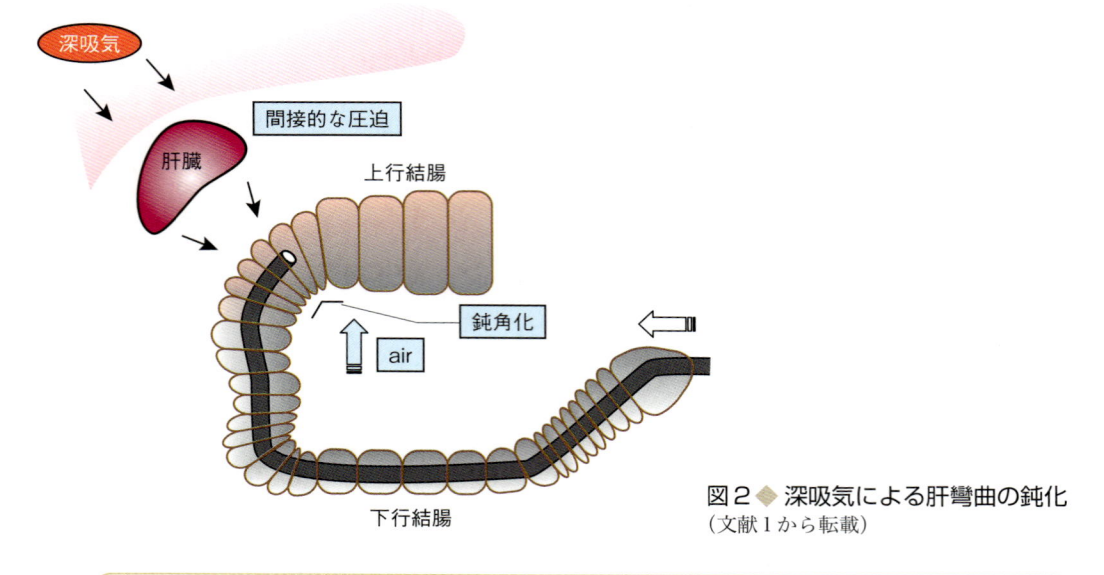

肝臓

上行結腸

鈍角化

air

下行結腸

図2 ◆ 深吸気による肝彎曲の鈍化
（文献1から転載）

> **memo** 盲腸への挿入は仰臥位で
> 盲腸は腹側にあるため，仰臥位にすることで盲腸部がスコープへ近づくことが多い．

● ステップ7

　最終的に何をしても，上行結腸最口側からわずか数cmで盲腸まで届かないことが稀にある．写真のように盲腸を前方にとらえ，スコープの光量を最大にあげ，鉗子などでヒダを寄せて盲腸を観察する（図3～6）．

> **Pitfall** 盲腸の誤認に注意
> 上行結腸が長く盲腸が下垂したり内外側に屈曲したりしている場合，上行結腸下端の屈曲を盲腸と誤認することがある．最後に必ずバウヒン弁と虫垂開口部を確認することが重要である．

おわりに

　上行結腸までの挿入で盲腸に届かない場合，チェックするポイントは多くある．そこまでの挿入に至るポイントをチェックする対処法をステップごとにまとめた．大事なことは，S状結腸の挿入から丹念にスコープを短縮化していくことである．それでも挿入不能な大腸であっても，それぞれの状況に応じて対処していくことによって盲腸への到達が可能となると思われる．

> **Comment from Dr.Kashida**
> 　盲腸まで届かないのは，腹囲の大きい被験者が多い．編者（樫田）は，上記以外のテクニックとして，介助者に，被験者の右脇腹と左脇腹からはさむようにして圧迫してもらい，腸のたわみをとることによって盲腸へ到達することがある．
> 　肝彎曲から盲腸までは仰臥位か左側臥位が原則であるが，腸がかなり長くて盲腸に到達しにくいとき，稀に右側臥位でうまくいくことがある．おそらく，体位変換による空気の移動によって，拡張・延長していた上行結腸が縮むこと，重力がスコープにかかることで先端に推進力が伝わりやすくなること，などが原因ではないかと思われる．

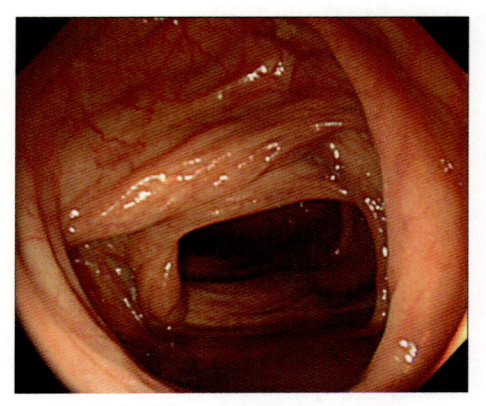

図3 上行結腸から深部挿入不能例
遠方左側にバウヒン弁，その先に盲腸が見えるがヒダにより観察できない

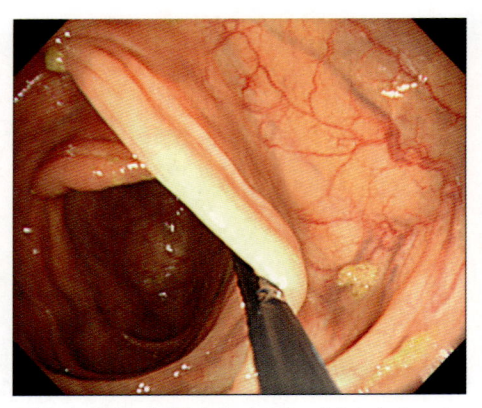

図4 光量を最大にあげ，ピオクタニンチューブなどでヒダを寄せていく

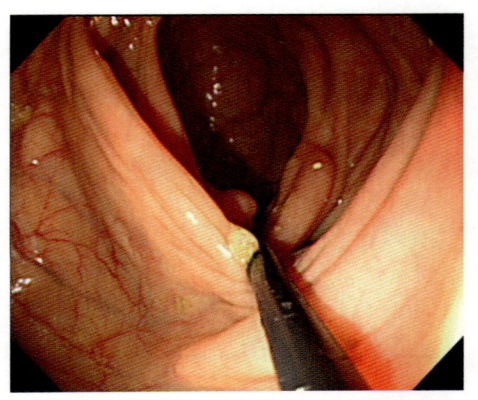

図5 ピオクタニンチューブなどを使いながら，上行結腸から盲腸にかけて全周を観察していく

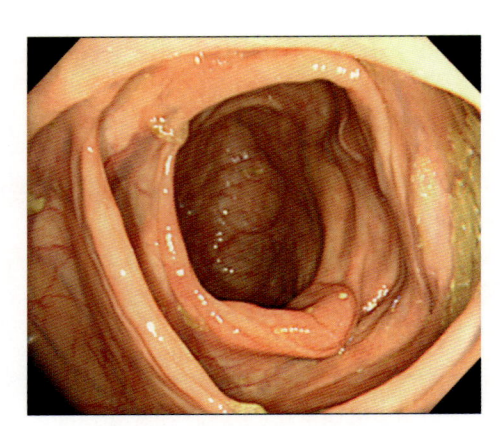

図6 最終的に盲腸全体も観察可能となった

Comment from Dr.Tsuruta

最終的に何をしても，上行結腸下端からわずか数cmで盲腸まで届かない場合：上行結腸下端まではスコープが直線化していることが確認できる場合，編者（鶴田）はまず①硬度可変式スコープであれば硬度を硬くする，次に②上行結腸〜盲腸と思われる部位を背側から圧迫する，さらに③腹臥位にする，を順に行っているが，この操作でほとんどの症例で盲腸までの挿入が可能となっている．

＜文　献＞

1）「イラストレイテッド大腸内視鏡　図解 挿入法マニュアル—基本と応用のA to Z」（岩男　泰，寺井　毅/著）ベクトル・コア，2003

第4章　トラブルシューティング　こんなときどうする？

11　バウヒン弁を越えない

Strategy

1. バウヒン弁通過困難の対策は用手圧迫・体位変換・吸気である

　　　　　　　　　　　　　　　　　　　　　　　　清水誠治　200

2. ループを形成することなく盲腸に挿入する／スコープがたわむ場合は，腹壁圧迫，体位変換，可変式スコープの硬度を上げるなどの工夫をする

　　　　　　　　　　　　　　　　　　　　　　倉橋利徳，小西一男　203

Strategy 1　バウヒン弁通過困難の対策は用手圧迫・体位変換・吸気である

清水誠治

1　バウヒン弁通過の基本

　ループを形成しない状態でスコープが上行結腸に挿入されると，バウヒン弁は通常9時方向に観察できる．開口部が見えている場合には，そのままスコープを進めていくだけでバウヒン弁を通過することができる．しかし，開口部が見えず，なだらかな膨隆としてバウヒン弁が認識されることの方が多い．その場合にはスコープ先端を盲腸まで挿入した後に，軽くアップアングルをかけた状態でスコープ軸を左にひねりながらゆっくりと引き戻し，バウヒン弁の開口部を捉えられた時点でスコープを進める（図1）．回腸終末部に入ると粘膜面に絨毛が観察できることで位置を確認できる．

　バウヒン弁の形状は個人差が大きく，半球状，あるいは基部にくびれをもった隆起を形成するものから平坦なものまでさまざまである．一般に明瞭な隆起を形成するバウヒン弁はスコープ通過の際に抵抗があることが多く，軟らかい細径スコープでは跳ね返されてしまうことがある．また盲腸が広くバウヒン弁が内側に偏位している場合には，スコープが盲腸内で反転し，見上げの状態でしか観察できない．その場合，さらにバウヒン弁に向けてスコープを押し進め，通過した時点でスコープを引き戻すようにする（図2）．

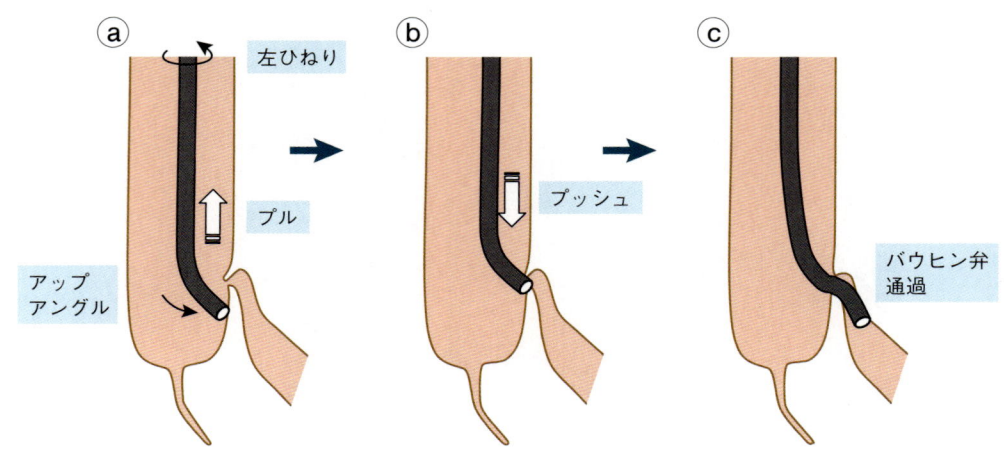

図1 ◆ 典型的なバウヒン弁のスコープ通過

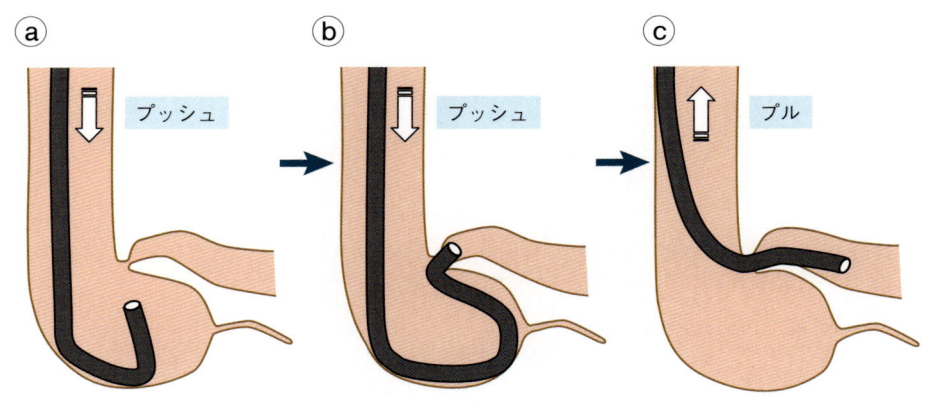

図2 ◆ 反転によるバウヒン弁のスコープ通過

2 バウヒン弁の通過が難しい状況

　バウヒン弁通過の難易度はスコープのたわみ・ループ形成，腸管の走行，バウヒン弁の位置・状態によって決定する．

　S状結腸，横行結腸，上行結腸などでループを形成し解除できない場合には，スコープの有効長が不足して回腸終末部へ挿入できないことがある．たわみのため推進力が伝わらない場合には腹部の用手圧迫で対処するが，肥満体型の被検者では腹部圧迫の効果が得られにくい．そのような場合には腹臥位をとらせると効果的な場合がある．他に吸気時の横隔膜の押し下げ効果の利用，左側臥位への体位変換も試みる価値がある．どうしてもループの解除ができない場合には透視下での解除を試みる．

　腸管の走行によってバウヒン弁の通過が難しい場合として，上行結腸の屈曲（図3），盲腸の位置異常が挙げられる．特に盲腸が内側や外側に大きく偏位している症例（図4, 5）や骨盤腔に深く落ち込んでいる症例では，盲腸を観察するのが精一杯でバウヒン弁へのアプローチが難しい．

　バウヒン弁が炎症や腫瘍の存在によって腫脹，狭窄している場合にも，当然のことながらスコープ通過は困難である．

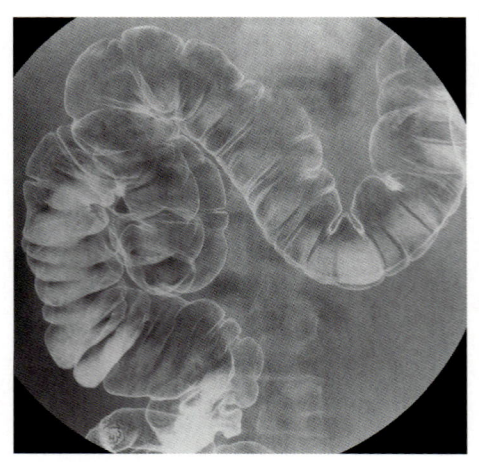

図3 ◆ 屈曲の強い上行結腸

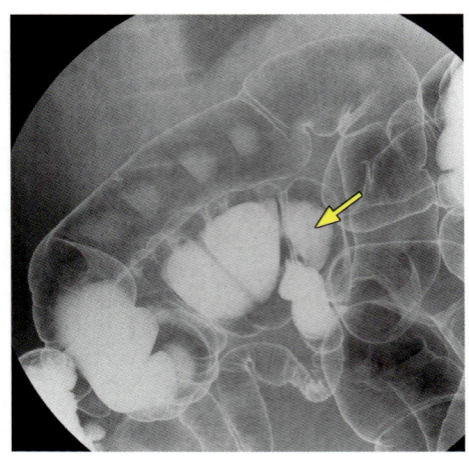

図4 ◆ 盲腸の内側への偏位

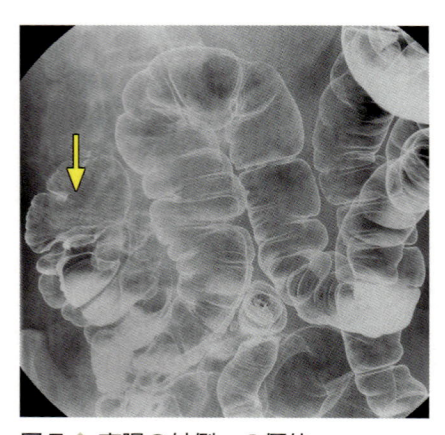

図5 ◆ 盲腸の外側への偏位

> **コツ！ 体位変換をうまく使う**
> 　体位変換とは重力を味方につけることである．空気は高い方に溜まるのでスコープ先端が位置している腸管が上になるようにすると視野が開けやすく，余分な空気を吸引することができる．またスコープ先端が重力の影響で下向きに進みやすいというメリットもある．スコープがバウヒン弁を通過しにくい場合には左側臥位への体位変換を選択することが多い．期待する効果が得られない場合には，それ以外の体位を試みる．

> **memo 移動（性）盲腸**
> 　盲腸部が後腹膜に固定されずに腸間膜を有しているために盲腸が一定以上に移動しやすくなっている状態で，20〜30代の痩せ型女性に多いとされている．実際に移動性盲腸であるか否かは管腔内にスコープを挿入する内視鏡検査ではわかりにくく，注腸X線やCT検査で診断されることが多い．スコープ挿入困難の原因となるだけでなく，盲腸軸捻転や非典型的な部位に起こる虫垂炎の原因ともなる．

Strategy 2　ループを形成することなく盲腸に挿入する／スコープがたわむ場合は，腹壁圧迫，体位変換，可変式スコープの硬度を上げるなどの工夫をする

倉橋利徳，小西一男

1　回腸終末部への挿入

　ループを形成することなく軸保持短縮法[1])で盲腸に挿入することができれば，一般的には9時方向にバウヒン弁を観察することができる（図1）．なかにはバウヒン弁が開いているような症例もあり，そのまま管腔なりに進めていくだけでバウヒン弁を越えることもできる．また，バウヒン弁が開いてなくても，開口部を確認することができれば，通常はバウヒン弁の下唇までスコープを挿入し左手のアップアングル操作と右手での左回旋で簡単に越える症例が多い．先端が開口部を越えて少し送気すると管腔が開くので中心部にスコープを進めていく（図2）．バウヒン弁を越えて回腸終末部への挿入の確認は，小腸の絨毛を確認することによって行う（図3, 4）．

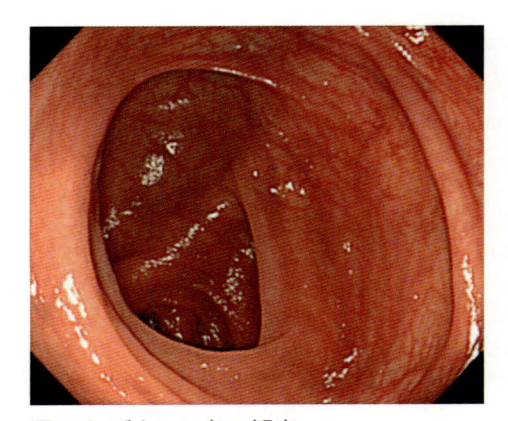

図1◆バウヒン弁の観察
一般的には9時方向に観察できる

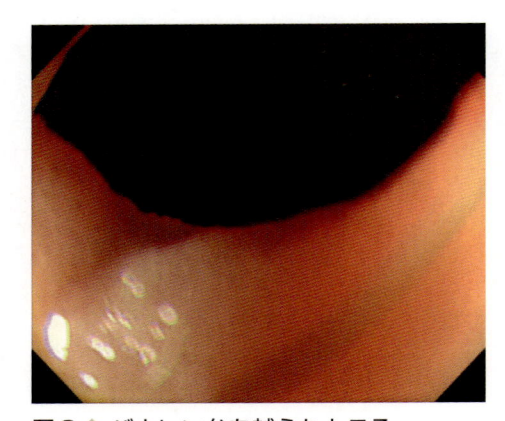

図2◆バウヒン弁を越えたところ

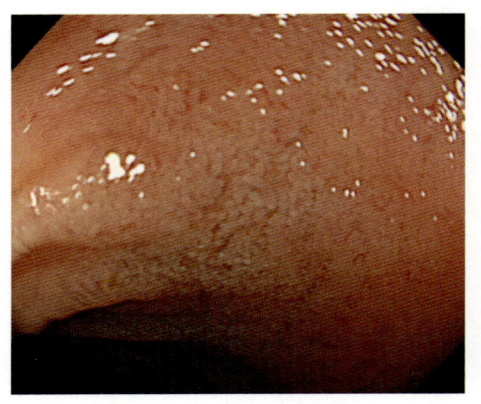

図3◆回腸終末部で絨毛の観察

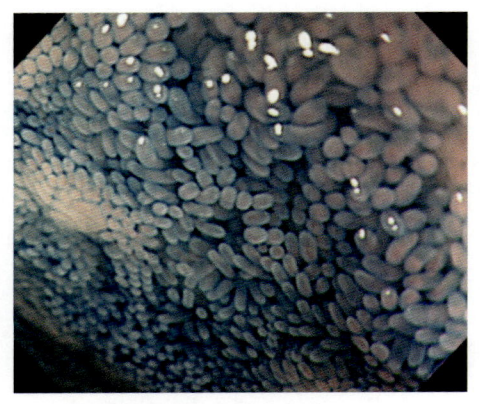

図4◆色素散布後の拡大観察
より明瞭に絨毛が観察できる

2 バウヒン弁を越えないときの対処法

　時にバウヒン弁を越えるのに苦労する症例も存在する．バウヒン弁開口部が確認できれば挿入は容易であるが，なかには開口部が確認できない症例もある．その場合は盲目的に挿入しなければならず，回腸終末部への挿入が困難になることがある．また，S状結腸や横行結腸でループを形成したまま盲腸まで挿入された場合も困難となる．ループ形成をしないで盲腸へ挿入することが重要となってくる．ほかによく経験するのが，盲腸までの挿入は上手くいったがS状結腸や横行結腸でたわむためにバウヒン弁への挿入が困難になる症例である．スコープがたわまないようにすることもバウヒン弁への挿入で大事になってくる．

1）バウヒン弁開口部が確認できないときの対応

　その場合は，ある程度盲目的に挿入することになる．実際には盲腸まで挿入し，右手でスコープをやや左回旋し左手でアップアングルをかけそのままゆっくりスコープを引き戻し，バウヒン弁上唇にひっかけて挿入していく．それでもだめな場合は，左側臥位にして同様の操作をすると，有効なことがある．

2）ループを形成しているときの対応

　S状結腸や横行結腸でループができている場合は，スコープの微妙な操作が不能となりバウヒン弁を越えづらくなる．その場合はループ解除が基本である．S状結腸でのループは必ず脾彎曲到達前に解除することが大切である．ループの解除方法は，まず右手で右方向に強めにトルクをかけて，スコープを抜けないようにしながら引き戻し操作を行う．右方向トルクで上手くいかないときは，右手で左方向に強めにトルクをかけて同様の操作を行う．

> **Pitfall　横行結腸でγループを形成しないようにする**
> 　ループ形成したまま盲腸に挿入することにより，バウヒン弁への挿入は困難となる．横行結腸での挿入で不用意にプッシュするとγループができてしまう．いったんγループができてしまうと解除が困難であるため，γループを形成しないように努力することが大切である．ループを形成しそうな場合は，横行結腸中央部で左側臥位に体位変換し，十分吸引して左回旋で短縮していくことが重要である．

3）スコープがたわむとき

　バウヒン弁が観察されているにもかかわらず，スコープのたわみのためバウヒン弁を越えづらい症例もある．仰臥位であれば左側臥位に体位変化するだけで挿入しやすくなることもある．また，硬度可変式スコープであれば硬度を上げる，スコープのひねり操作，腹壁用手圧迫，などを組み合わせることにより，回腸末端への挿入が可能になることがある．

> **コツ　腹壁圧迫のコツ**
> 　スコープがたわむときは，S状結腸でたわむことが多い．用手圧迫はS状結腸を伸展しにくくする目的で行う．S状結腸が伸展しやすい部位はS-topやSDj部が多い．恥骨上部と左下腹部を同時に圧迫しながら挿入すると，スコープがたわまず挿入できることがある．

おわりに

　一般的にはバウヒン弁への挿入は容易である．なかにはバウヒン弁を越えづらい症例も存在する．その場合，バウヒン弁開口部が確認できない，ループを形成している，スコープがたわむなどの要因がある．どのような要因で越えづらいのかを判断し，その要因について対応していくことが重要である．

> **memo　バウヒン弁への挿入意義**
>
> 　なかには回腸終末部への挿入を不必要と考えている人もいる．病変が比較的少ない部位ではあるが，一般的には挿入は容易であり，回腸終末部へ挿入し観察することは重要であると考える．
> 　ただ，いろいろ工夫しても挿入時間が長くなったり，無理なプッシュで被検者に苦痛を与えたりする場合は，挿入を諦めることも大切である．

＜文　献＞
1）「大腸内視鏡挿入法—ビギナーからベテランまで」（工藤進英/著），医学書院，1997

第4章 トラブルシューティング こんなときどうする？

12 反転観察したいが上手く反転できない

Strategy 1 送気で管腔を十分伸展させ，上下と左右アングルを上手に使いながら反転する

寺井 毅　206

Strategy 2 送気とアングルを上手く使うことで，反転観察を安全に行う

丸山尚子，平田一郎　209

Strategy 1　送気で管腔を十分伸展させ，上下と左右アングルを上手に使いながら反転する

寺井 毅

1 反転観察が可能な部位

　大腸の観察において，反転観察することが可能な部位は腸管の管腔が広い部位である．一般的に直腸，横行結腸から上行結腸である．これらの部位はヒダが深くヒダ裏の観察が難しいことが多々ある．また，内視鏡治療の際に，スコープを反転することが有用となることも多い．ルーチンの観察で反転観察が最も一般的なのは，直腸での反転である．直腸Rb〜Raは癌の多発部位であるうえに，Houston弁が深く，病変を見逃しやすいからである．次は上行結腸の肝彎曲寄りの部位で，ヒダが高く屈曲も強く，病変を見逃しやすい．

> **memo　反転観察だけに頼らない**
> 　直腸での内視鏡反転で，RaからRbのすべてが観察可能と思ってはいけない．反転観察はRbから肛門部の観察には優れているが，Raは反転してもヒューストン弁の裏側は見えないことが多い．直腸の観察においては，抜去時にヒダ裏をスコープで押さえながら全周性に観察することは基本的であり重要である．

2 反転観察のしかた

　反転観察は，管腔を送気で十分膨らませたうえで，ゆっくりスコープのアップアングルをかけな

がら行う．横行結腸や上行結腸での反転は，広く直線的な管腔であるため，アップアングルのみで反転は容易である．直腸は管腔が広いが，屈曲が深くHouston弁が存在するため，反転にはコツが必要である．ここでは直腸での反転について解説する．

❶管腔を十分に伸展させるため送気を行う（図1）．
❷十分に管腔が膨らんだのを確認後，Rbの前壁に沿いながらスコープの上下アングルをアップにしながらゆっくりプッシュする（図2）．
❸一瞬画面から腸壁が見えなくなり反転される（図3）．この際に被験者が痛みを訴える場合は，無理をしない．上下アングルのアップのみの反転では，肛門領域の全体は観察困難である（図4）．
❹左右アングルを左にすると肛門領域の観察が可能となる（図5）．さらに，スコープを左にひねると肛門領域全体が観察可能となる（図6）．
❺スコープを右にひねりながら肛門領域全周を観察する（図7）．

> **コツ！ 直腸での反転のコツ**
> 　直腸での反転において上下アングルのアップのみの反転で視野の確保が難しければ，アップアングルと同時に左右アングルを左にゆっくり回しながらプッシュすることで反転が容易になることがある．

3 反転が困難な場合

　反転観察のリスクは，スコープをアップにする瞬間に生じる腸管の裂傷による穿孔である．スコープの選択は先端硬性部が短い細径のスコープが望ましい．反転が困難な場合，とにかく無理をしないことである．最近の内視鏡治療の発達によって反転観察は普通の行為になっているが，以前は大腸内視鏡のスコープ操作としては一般的ではなかった．やさしく丁寧に行い，被検者が痛みを訴える，あるいは，反転の視野が見えてこなければ無理をしないことが望ましい．

> **Pitfall 無理な反転操作は禁物**
> 　反転操作が難しい場合はとにかく無理は禁物である．特にスコープ反転時に被検者が痛みを訴える場合，スコープ先端で腸管を強く伸展している可能性が高い．スコープを戻すと，腸管壁に裂傷を作っていると判明することが多い．

＜文　献＞
1）津田純郎：直腸の内視鏡反転観察法．早期大腸癌，5：471-474，2000
2）富永素矢，他：直腸下部反転の重要性．消化器内視鏡，21：630-632，2009

> **Comment from Dr.Kashida**
> 　直腸内反転はRbの観察に有用であるが，実は肛門管はスコープ自体の影になることも災いして死角になっている．肛門管の観察は，Rbで脱気して，スコープをゆっくり脱去しながら丁寧に行う必要がある．
> 　拡大内視鏡など太いスコープは先端硬性部が長く，屈曲可能角度が浅いので，反転しにくく，かつ穿孔をきたす恐れがある．上行・横行結腸の反転観察の際は，反転を盲腸で行ってからスコープを引いてくる方がよい．スコープ先端に硬いフード（アタッチメント，キャップ）を装着している際も，穿孔のリスクが高くなる．細くて軟らかく，屈曲角度の大きいスコープが適しているが，それでも観察困難な場合は上部用スコープに替えるのも一法である．

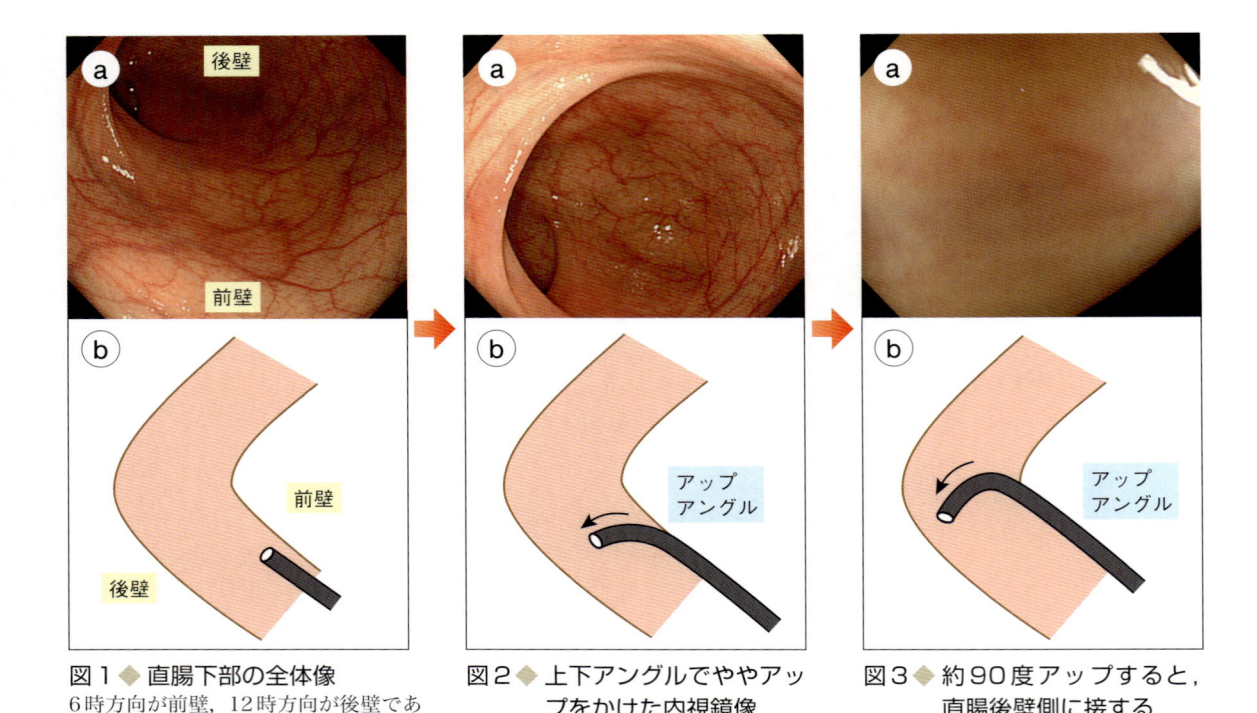

図1 ◆ 直腸下部の全体像
6時方向が前壁，12時方向が後壁である．後壁側は死角となり観察が難しい

図2 ◆ 上下アングルでややアップをかけた内視鏡像

図3 ◆ 約90度アップすると，直腸後壁側に接する

図4 ◆ 約180度アップすると，後壁が観察可能となる

図5 ◆ 左右アングルで左にすると肛門領域の観察が可能となる

図6 ◆ スコープを左にひねると肛門領域全体が観察可能となる

図7 ◆ スコープを右にひねりながら肛門領域全周を観察する

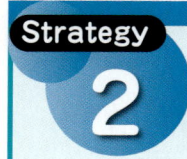

Strategy 2 送気とアングルを上手く使うことで，反転観察を安全に行う

丸山尚子，平田一郎

　大腸内視鏡において反転観察は，ヒダの裏側の病変を見落とさないためや，病変の口側の評価および治療に重要な手技である．なかでも上行結腸においては，結腸半月ヒダが発達していること，便塊が残りやすいこと，直腸では肛門近傍やヒューストン（Houston）弁による死角に対して，反転観察が必要不可欠な手技と考える．

1 上行結腸における反転

　基本的には体位は背臥位とし，送気することで盲腸底部に十分な空間ができたことを確認して，アップアングルを最大限にかけて盲腸壁を確認しながら反転させる[1]．そのままスコープを引いてくると，上行結腸のヒダ裏側の病変の有無が確認できる．その際，左右にアングルをかけることで，管腔全周が確認できる．

2 直腸における反転

　反転には左側臥位が適している．直腸膨大部で後壁側（内視鏡画面上は上方）へ向けてアップアングルを最大にかけて少しプッシュする[1)～3)]．この際，左右アングルを適宜加えることで，さらに反転が容易となる．

　実際に反転観察が有用であった症例を提示する．

【症例1】40歳代，女性．便潜血陽性にて大腸内視鏡施行．上行結腸肝彎曲に隆起性腫瘍を認めたものの，通常観察では病変頂部しか観察できなかったため（図1a），反転観察を施行（図1b）．スコープ反転により病変全体の確認が可能となり，内視鏡治療可能な病変と判断．スコープを反転させたまま，EMRにて切除した（図1c, d）．

【症例2】80歳代，男性．便潜血陽性にて大腸内視鏡施行．下部直腸に広基性腫瘍を認めた（図2a）．病変肛門側は，NBI観察で異常血管を認め，佐野分類ⅢAと診断（図2b）．反転観察を施行したところ（図2c），病変口側では佐野分類Ⅱであり，病変の肛門側と口側で異なった組織型が疑われた（図2d）．いずれもSM-massiveを疑う所見はなかったため，EMRにて切除した．

　いずれも，反転観察を行うことで病変全体の把握ができ，より正確な診断と治療が可能となった症例であった．

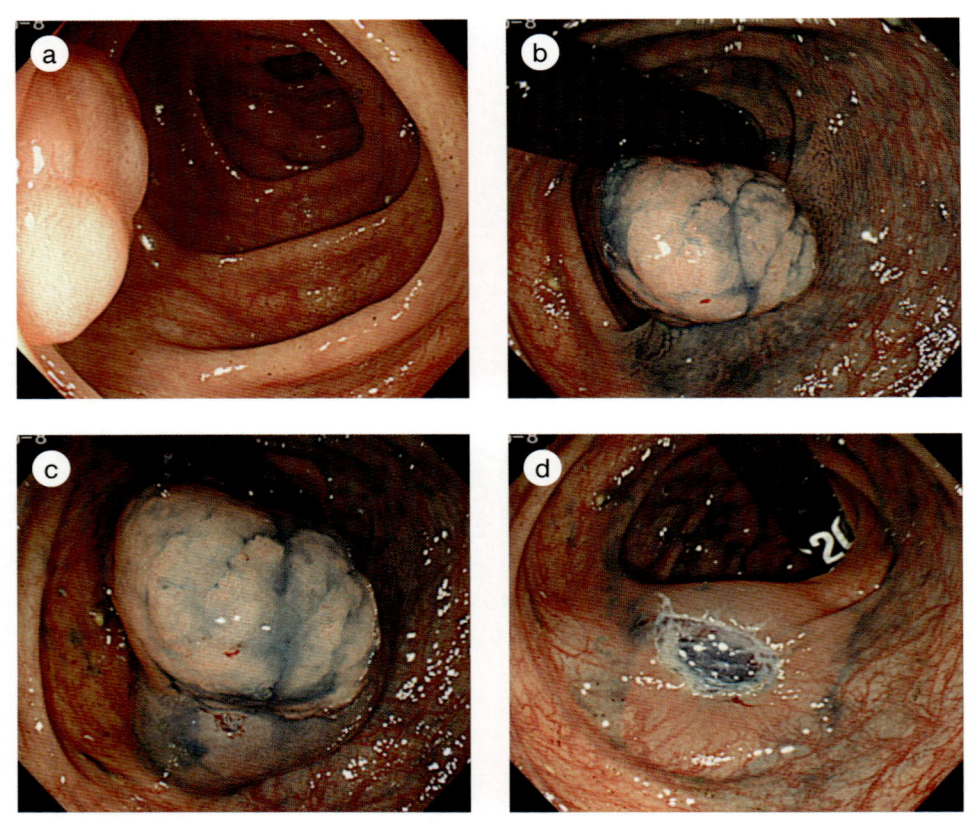

図1 ◆ 症例1
a）通常観察：病変頂部しか観察できず，病変基部は詳細不明であった
b）反転観察：病変全体の観察が可能となり，粘膜内病変と診断した
c）反転観察にて局注施行：リフティングは良好であった
d）反転観察にてEMR切除後の断端：一括切除であった

　過去のスコープには，先端硬性部が長く反転困難な機種もあったが，現在では改良されて反転観察が容易になっており，スクリーニング検査においても直腸反転は病変の見落としをなくすために必ず施行していただきたい．

　ただし反転に際しては，スコープに通常以上の抵抗感がある場合，被験者の痛みが強い場合は，穿孔の危険性があるため，無理をしない方がよい．そうした状況でどうしても反転が必要な場合は，体位を変える，細径スコープに変更するなど，状況に応じて行っていただきたい．

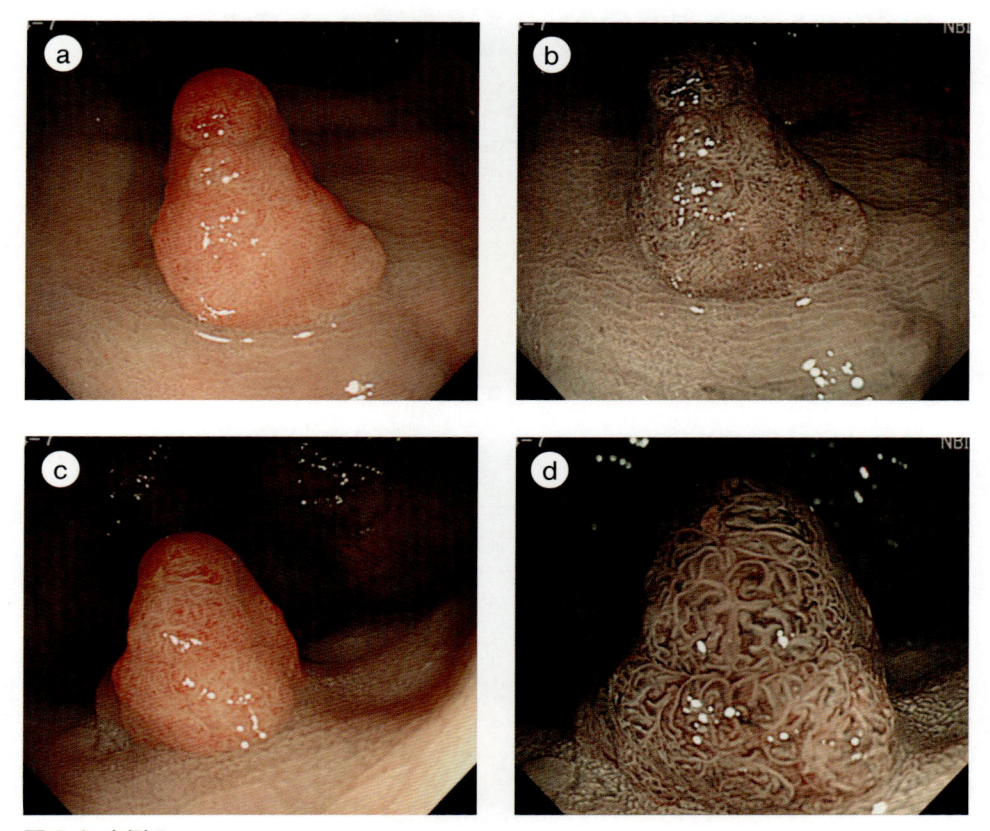

図2 ◆ 症例2
a) 通常観察：病変肛門側の側面にやや褪色調の部分を認め，同部位がやや陥凹していた
b) 通常観察：NBIでⅢA（佐野分類）と診断した
c) 反転観察：肛門側と比較して凹凸不整がなく，やや発赤調であった
d) 反転観察：NBIでⅡ（佐野分類）と診断した

<文　献>

1) 趙　栄済：上行結腸・直腸の反転観察のポイント．消化器内視鏡，13：1480-1483，2001
2) 清水誠治：大腸内視鏡の見逃しをなくすための観察法—直腸内反転法．消化器内視鏡，12：189-194，2000
3) 岩男　泰：内視鏡ことわざ・寸言集—直腸肛門部は直腸内反転で観察—．消化器内視鏡，16：1060-1061，2004

第4章　トラブルシューティング　こんなときどうする？

13　穿孔してしまった！

Strategy

1. 腹痛の原因を探りつつスコープを抜去する／穿孔が確認されたらクリッピングで創を閉じる
   河野弘志　212

2. 挿入や観察の際に発生する穿孔か治療による穿孔か，穿孔の原因で対処法が異なる
   五十嵐正広　217

Strategy 1　腹痛の原因を探りつつスコープを抜去する／穿孔が確認されたらクリッピングで創を閉じる

河野弘志

1　スコープ挿入時の注意点

　腸管穿孔を引き起こす危険性が比較的高い要因を有するような場合は，被検者に苦痛の程度を確認しながらスコープ挿入を行う必要がある．可能であれば腸管を過伸展することなく短縮して挿入することが望ましいが，過伸展を避けるための無理な腸管の短縮は被検者の疼痛を増強させ，さらには腸管癒着部の剥離による腸管穿孔を引き起こす危険性もあるため，腸管の過度な短縮には固執しないように心掛ける．そのような場合には用手圧迫や体位変換などの工夫をして対処する（第1章-3，4も参照）．進行癌などによる狭窄を認める場合や程度の強い炎症性腸疾患において，全大腸の観察にこだわるあまり，無理なスコープ挿入を行うと腸管穿孔を引き起こす可能性が高くなる．そのような場合はスコープ挿入を中止し，注腸X線造影検査による観察を行うことが望ましい．

　スコープ挿入において，自由なスコープ操作が困難で通常以上の力を要するなど，挿入に強い抵抗を感じる場合は，被検者の疼痛が強くなくとも無理のない挿入を心がける必要がある．内視鏡検査の経験が乏しい内視鏡医が，短期間で"抵抗"という感覚を会得することは困難であると思われるため，基礎疾患や腹部手術歴のない被検者の内視鏡検査を数多く経験し，抵抗のないスコープ挿入という感覚がどのようなものであるかを会得することが重要であると思われる．

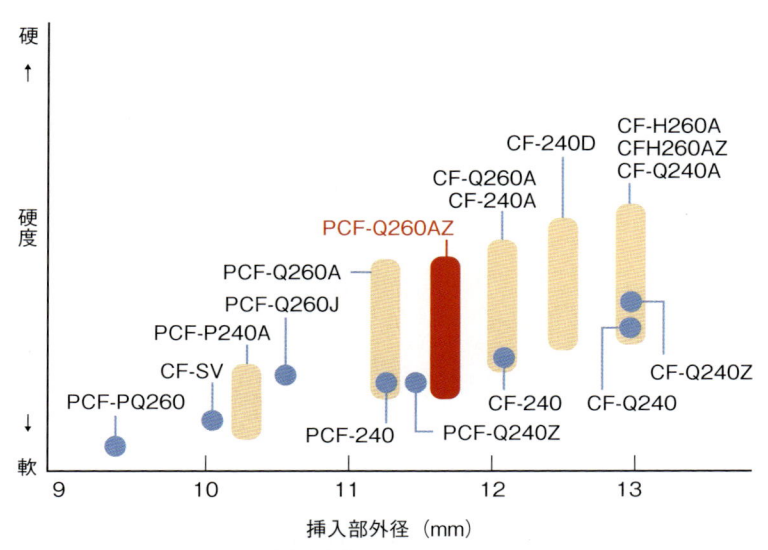

図1 ◆ オリンパス社製内視鏡機器の特徴

> **memo** スコープ挿入前の注意点
>
> スコープ挿入の際，糞便が貯留している場合や腸管洗浄液が黄色に混濁している場合は視野が十分に確保できないため，無理なスコープ挿入を行うと，腸管穿孔の危険性も高まる．そのような事態を避けるため，被検者には検査の前日（便秘の程度の強い方には検査の数日前）より低残渣食を摂取していただき，検査前日夜には緩下剤の内服および検査当日の腸管洗浄液の内服による適切な腸管洗浄を行うよう努める．
> また，基礎疾患や腸管癒着が疑われる場合は，被検者の苦痛が少なく，少しでも安全にスコープ挿入を行えるように，細径で軟らかいスコープを選択することが望ましい．われわれは細径スコープとして，オリンパス社製のPCFシリーズ（PCF-Q260AZIやPCF-Q260AIなど）を用いている（図1）．

2 腸管穿孔が疑われる場合の対処法

スコープ挿入の最中に被検者の訴える腹痛の程度が極端に強くなった場合，どのように対応したらよいであろうか．

1）穿孔が疑われた時点からスコープ抜去までの対応

内視鏡経験の乏しい術者の場合にはすぐ上級医と交代し，上級医がどのような対応をするか，その動作や会話を見逃さず，聞き逃さずに学び取ることが重要である．ある程度の内視鏡経験を有する術者の場合は，まず自身で腹痛の原因を推察することが重要である．

腹痛の原因としては①スコープのループ形成による腸管の過伸展，②送気による腸管の過膨張，③腸管穿孔などが考えられる．①・②の場合にはスコープの引き戻し，脱気により改善する可能性があるため，まずは脱気しながらスコープ操作の抵抗が消失するまでスコープを引き戻す．その後，腹痛が改善するようであれば，穿孔を積極的に考える必要はない．その後のスコープ挿入を続行するか否かは，検査目的や患者の体調など状況をふまえて，被検者と相談のうえで決定すればよいも

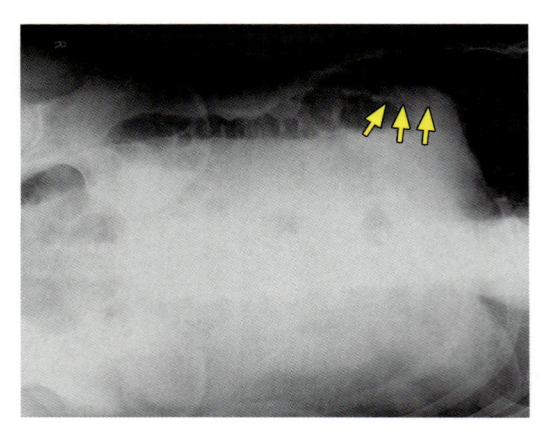

図2 消化管穿孔後の腹部単純X線写真（左側臥位）
右横隔膜下に腹腔内遊離ガス像を認める（➡）

のと考える．腹痛が改善しない場合には，③の腸管穿孔を否定することができないため，これ以上のスコープ挿入を中止する旨を被検者に伝え，脱気を行いながらスコープを抜去する．

2）スコープ抜去後の対応

血圧・脈拍数・酸素飽和度などのバイタルサインを確認し，問題がなければ腹痛の有無を再度確認する．腹痛が速やかに改善されれば問題ないが，改善しない場合は急変時に備えて血管確保を行い，次に腹腔内遊離ガスの有無を確認することを目的とした単純X線写真（腹部立位または胸部立位，腹部背臥位，腹部側臥位）を撮影する（図2）．

腹腔内遊離ガスが多量の場合は単純X線写真で確認することが可能であるが，少量の場合には確認できないこともあるため，遊離ガス像を認める場合はもちろん，認めなくても腹痛が持続する場合は腸管穿孔を疑い，造影を含めた腹部CT検査による腹腔内遊離ガス像および腹水の有無を確認する．その結果から腸管穿孔が疑われる場合は，外科医と相談のうえで緊急開腹手術による穿孔部の縫縮や腸管切除を考慮する必要がある．腹水や腹腔内遊離ガス像が明らかではなく，腸管穿孔を積極的に疑う所見に乏しい場合は，自覚症状や腹部診察所見，白血球やCRPなどの炎症反応を含む血液検査結果などから，必要に応じて入院による経過観察を行う．

3 腸管穿孔が確認された場合の対処法

1）穿孔が確認された時点からスコープ抜去までの対応

スコープ挿入中または抜去中に深い裂孔（図3）や，その内部に腸間膜脂肪織と思われる黄色の物質など，あまり遭遇する機会のない構図が観察された場合は，腸管穿孔の可能性が高い（図4）．その場合は開腹下に外科的な処置が必要となる場合もあるが，『第3版消化器内視鏡ガイドライン』には「可能であれば，クリップによる縫縮術を考慮する」と記載されており[3]，近年はクリップを用いて穿孔部閉鎖術を施行した症例も報告されている[4]ことから，視野の状態や穿孔部の大きさから，可能であれば内視鏡下にクリップを用いて速やかに創部を閉じることを試みる（図5）．

この場合はポリペクトミーやEMR，ESDなど内視鏡下摘除後の粘膜下層までの腸管壁欠損部分をクリッピングする場合と異なり，腸管全層が欠損している部分を閉じる手技であるため，クリップを腸壁に強く押しつけると，その力は腸管壁にうまく伝わらず，クリップは穿孔部を通り越して

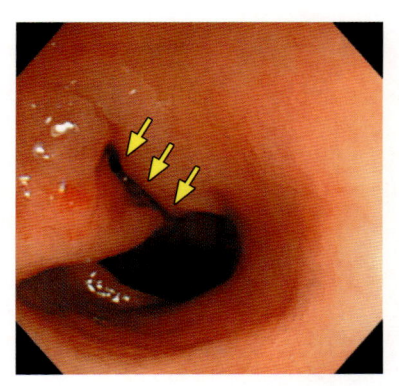

図3◆ 画面11時方向に深い裂孔を認める（→）

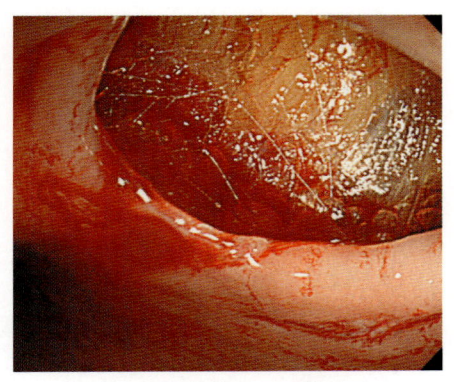

図4◆ 直腸S状結腸部の腸管穿孔
腹腔内が観察される

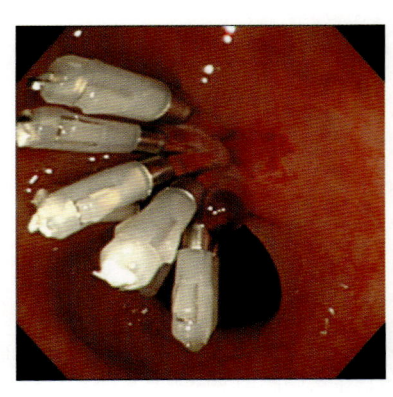

図5◆ クリップを用いた穿孔部の閉鎖

腸壁を貫通してしまう．

　そのため，クリッピングの際は穿孔部の大きさに応じたクリップを選択し，クリップを押し付ける力を適度にコントロールしながら，閉じ合わせることが重要である．その際は創部を十分に観察しながら処置することが重要であるが，過度な送気による観察は気体の腹腔内への移動に伴って，患者の腹部膨満感を増長させる．適度な送気に留め，創部が観察されたその一瞬を逃さずに，タイミングよくクリッピングを行い，その後すぐに脱気を行うことで被験者の腹部膨満感の軽減に努める．バイタルサイン，特に送気に伴う腹部膨満により引き起こされる横隔膜の挙上，それによる酸素飽和度の低下に注意しながら，可能な限り創部を閉じ合わせる．クリッピング終了後は脱気を行いながらスコープを抜去する．

> **Pitfall クリッピング時の注意**
> 　最初のクリップを適切な部位にかけること，終始被検者の腹部膨満感に注意を払うことが重要である．最初のクリップが適切でない部位にかかると，その後のクリッピングに難渋し，うまく創部を閉じることができなくなる恐れがある．

> **コツ！ クリッピングのコツ**
>
> 基本的には穿孔部の大きさに応じたクリップを選択する．クリップを開いたら，やや脱気して穿孔部を観察し，穿孔部が観察されたその一瞬を逃さずにクリップを軽く腸壁に押し当て，穿孔部が離開しない程度の僅かな力で押しながらクリップを閉じる．
>
> 可能な限りのクリッピングを終えたら，その後すぐに脱気を行い，被検者の腹部膨満感の軽減に努める．クリップを行うことが困難であれば，無理はせずに外科的な処置を選択する．

2) スコープ抜去後の対応

　腹部単純X線写真で腹腔内遊離ガス量を，それに加えてCT検査では腹水の有無を確認する．この時点で患者の強度な腹部膨満感やそれに伴う呼吸困難，酸素飽和度の低下が認められる場合，腹壁よりサーフロー針を用いて脱気を行うと，症状の軽快につながる．次に，ガストログラフィン®を用いた注腸X線造影検査で腹腔内への漏出の有無を確認する（図6）．

　漏出が存在する場合，可能であれば再度内視鏡下でのクリッピングを行うが，ある程度クリッピングを行った後では，再度クリッピングを行えるような空間的余裕はほとんどないため，そのような場合は外科的な処置を考慮する必要がある．漏出がなければ内視鏡下での処置を終了し，外科医と相談のうえ，現段階での緊急開腹手術の必要性の有無を検討する．必要性ありと判断した場合は緊急手術を，そうでない場合は入院のうえで絶飲食，輸液管理，抗生物質の投与を行い，今後の緊急手術の必要性について外科医と密接な連絡をとりながら，経過観察を行う．その場合の抗生物質は，主にグラム陰性桿菌を標的とした薬剤を中心に選択すればよいと考える．

　その後の経過が良好であれば，患者の自覚症状，腹部診察所見，血液生化学所見などから，食事開始の時期を判断する．食事を開始後，数日経過を観察し，患者の自覚症状や腹部診察所見，血液生化学所見などに異常が認められない場合は退院が可能であると思われる．

　重要なことは，腸管穿孔を引き起こした原因を考察し，今後二度と同じようなことが起きないように心がけ，実践することである．

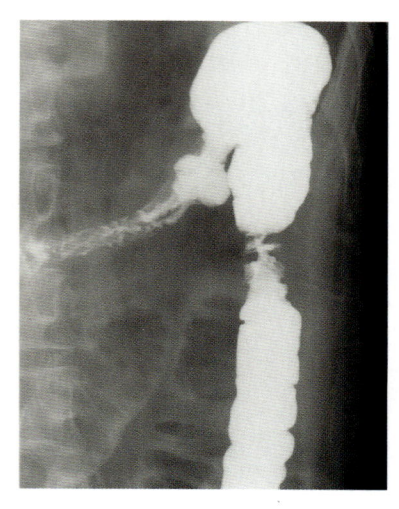

図6 ◆ ガストログラフィン®を用いた注腸X線造影検査．造影剤の腹腔内漏出の有無を確認する

4 おわりに

　大腸内視鏡検査において，腸管穿孔を引き起こさないようにするためのスコープ挿入前および最中の注意点と，腸管穿孔の可能性がある，または穿孔が確認された場合の対処法について述べた．被検者に検査に関する情報を（偶発症も含めて）十分に提供すること，手技的なことに関しては，上級者の検査手法から学び，内視鏡経験を重ねることが重要であると思われる．また，進行癌や炎症性腸疾患などの基礎疾患を有する症例や，腹部手術・腹腔内の炎症に伴う腸管癒着が疑われる症例で，スコープ挿入が困難な場合には，全大腸内視鏡検査にこだわらず他の方法で検査を行うことが望ましい．このようなことを念頭に置き，日々の検査に臨むよう心がけることが大切である．

<文　献>

1) 芳野純治，他：消化器内視鏡関連の偶発症に関する第5回全国調査報告-2003年より2007年までの5年間．Gastroenterol Endosc, 52：95-103, 2010
2) 金子榮藏，他：大腸内視鏡検査の偶発症防止のための指針．Gastroenterol Endosc, 45：1939-1945, 2003
3) 「消化器内視鏡ガイドライン（第3版）」（日本内視鏡学会卒後教育委員会／編），医学書院，94-104, 2009
4) 井上勝朗，他：クリップによる内視鏡的穿孔部閉鎖術にて保存的に治癒し得た医原性大腸穿孔の4例．Gastroenterol Endosc, 48：1006-1012, 2006

Comment from Dr.Kashida

　治療中の穿孔はクリッピングで縫縮可能であることが多いが，内視鏡挿入中の穿孔は，サイズが大きいことが多く，また，穿孔にすぐには気がつかないこともある（特にスコープのシャフトで穿孔をきたした場合）ので，原則的には緊急手術を考慮する．スコープを抜去してから穿孔に気づいた場合，再度のスコープ挿入は事態を悪化させる可能性が高いので，やはり手術が必要なことが多い．

Strategy 2　挿入や観察の際に発生する穿孔か治療による穿孔か，穿孔の原因で対処法が異なる

五十嵐正広

1 挿入や観察操作による穿孔

1）穿孔の原因

a）挿入時の穿孔

　全国のアンケート調査によると，挿入に際して穿孔をきたす部位としてはS状結腸が最も多い[1]．挿入に際しS状結腸に穿孔をきたす原因は，①**スコープ先端による損傷**，②**腸管の過伸展**などによる損傷，などが考えられる．

　①の場合は，術後の腸管癒着により強い屈曲となっているところを，腸管を滑らせようと押し込

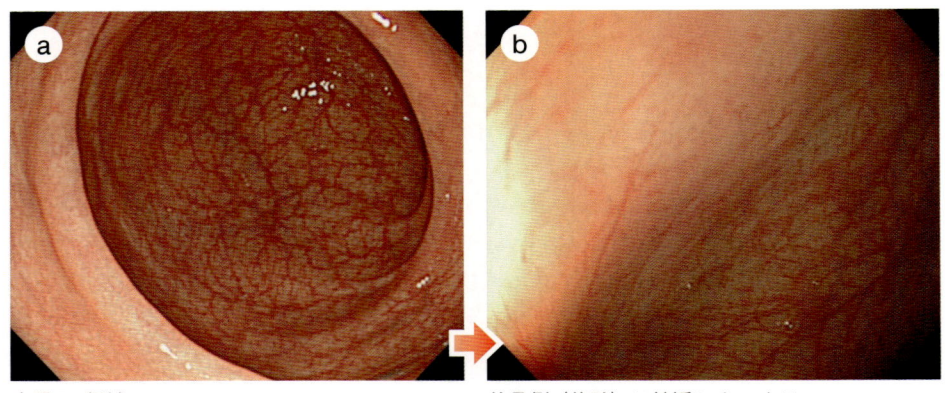

a 直腸Rb領域	b 仙骨側（後壁）に接近しゆっくりアップアングルをかけていく
c 抵抗のないことを確認しながらスコープを押し込む	d 反転され，肛門側を観察できるようになる

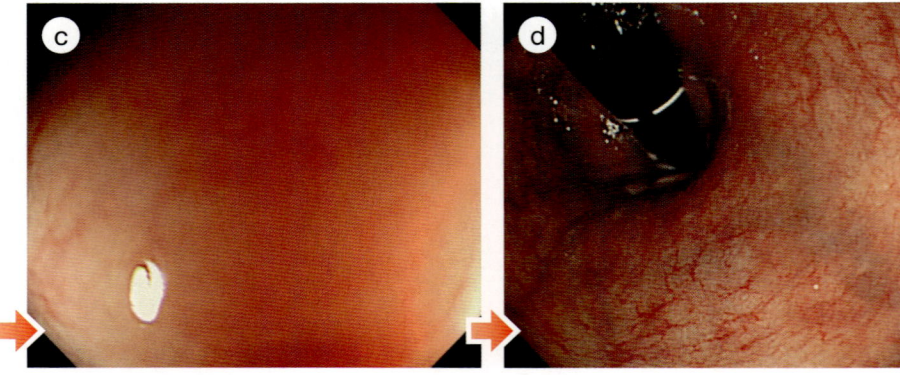

図1 ◆ 直腸内反転法

む際に，先端で粘膜を損傷させるときに発生すると思われる．通常であればスコープ先端は粘膜を滑りながら口側に挿入されていくが，癒着などによりスコープ先端が滑らないと粘膜局所に強い力が加わり穿孔に至ると思われる．また，管腔を見失い"赤玉"の状態のまま過度に押し込むと，先端で粘膜を強く圧迫することになり，粘膜損傷をきたし穿孔に至る．

②の場合は，S状結腸での挿入の際，大きなループが形成され過伸展されたときに，引き伸ばされた腸管の基部が損傷をきたし穿孔に至ると考えられる．また，ループを解除する際，ループが解除されない方向に強くねじってしまうと，腸管が過伸展され，穿孔に至る場合もあると考えられる．

b）観察時の穿孔

特に注意すべき操作は，**直腸内反転時の穿孔**である．通常は図1aのように直腸下部（Rb）の仙骨側に接近し（図1b），速やかにアップアングルをかけ，スコープを軽く押すと先端が屈曲し図1cのような画像となり，直腸内の反転観察が行える（図1d）．しかし，アングルをアップにしスコープを押し込む際に抵抗を感じるときがある．この抵抗感はスコープ先端が粘膜を滑っていないことになり，強く押すと粘膜損傷や穿孔に至ることがあるので，抵抗がある場合は決して過度に押し込んではいけない．また，反転観察は上行結腸のヒダの裏側を観察するのにも推奨される操作であるが，その他の結腸で安易に行うことは避けるべきである．管腔が狭い部位では，反転操作がうまくいっても反転をもとに戻す操作（アングル操作）で粘膜を損傷することがある（図2）．狭い管腔で

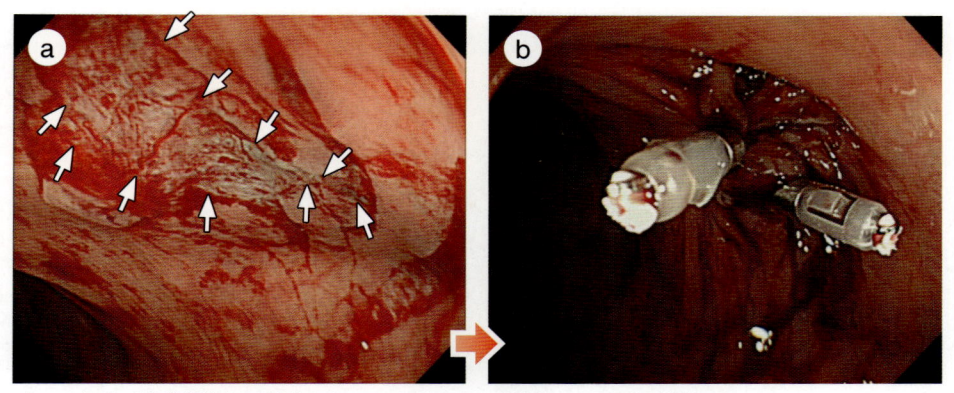

⇨の部分が粘膜損傷部で潰瘍となっている　　同部をクリップで縫縮

図2 横行結腸での反転解除の際に発生した粘膜損傷

はスコープの径が太いほど，反転操作や戻しのアングル操作時に粘膜に過度の力が加わる．

c）生検鉗子などによる穿孔

組織生検は通常は穿孔のリスクは少ない．しかし，生検鉗子をスコープから管腔に出す際，十分注意して鉗子を管腔に出さないと，鉗子先端で粘膜を損傷し穿孔に至る場合がある．特に炎症や潰瘍のある部位での操作には細心の注意が必要である．

2）穿孔を疑う所見

挿入操作中穿孔を疑う所見は，まず被験者の痛みの訴えである．さらに，送気しても管腔が広がらず，お腹を触れると腹部が張り，次第に腹部が硬くなってくる．また，血圧低下や頻脈などもみられる．しかし，CO_2ガス使用時には訴えや所見が乏しいと予測される．また，ルームエア使用時であっても，所見が乏しいこともあるので，挿入終了後も腹痛を訴える患者では腹部単純X線写真で遊離ガス（図3）の有無を確認しておくことが大切である．しかし，直腸の腹膜反転部以下での穿孔や後腹膜側への穿孔では腹部単純X線写真で遊離ガスの所見は出ないので，CTによる検索（図4）が必要である．

3）穿孔を疑ったら行うべき処置

挿入時穿孔を疑ったらまずスコープを抜き，直ちに腹部単純X線写真ないし腹部CT検査を行う．遊離ガスが確認されれば穿孔の診断となる．しかし，明らかな穿孔の所見が確認できない場合でも，腹痛の症状が軽快しない場合には，入院させ，血液所見の経過観察や抗菌薬投与，補液により経過観察を行う．

4）穿孔を確認したら

穿孔を確認したら，外科医の診断を仰ぎ緊急手術を検討することになる．内科医だけで安易に保存的な治療は決して行うべきではない．

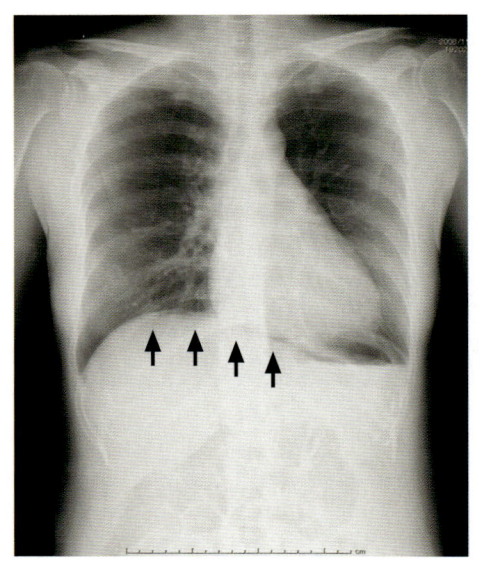

図3◆ 腸穿孔の腹部単純X線像（立位）
→：横隔膜下に遊離ガスがみられる

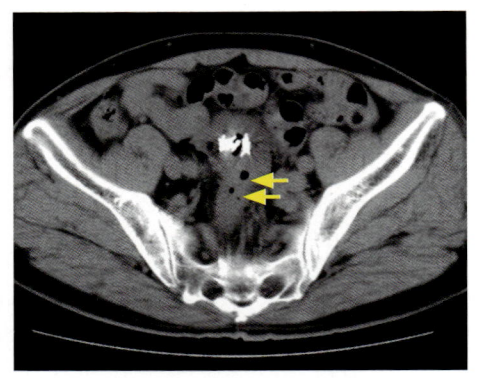

図4◆ 直腸EMRの穿孔例・CT像
直腸壁外に遊離ガス像が描出されている

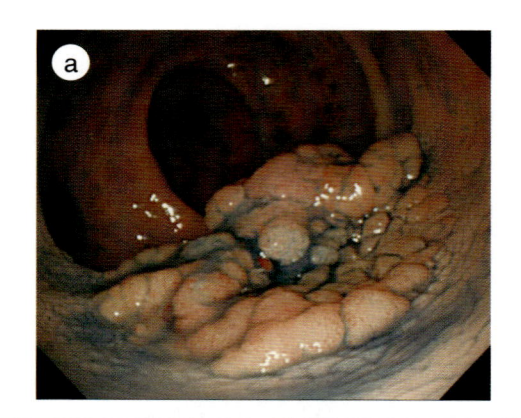

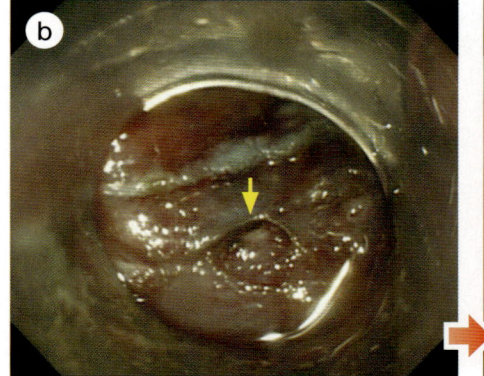

矢印部に穿孔

クリップで縫縮後病変切除
術後特に問題は生じなかった

図5◆ ESD中のmicro perforation例

2 治療手技による穿孔

治療に伴う穿孔としては，高周波を用いた，ホットバイオプシー，ポリペクトミー，EMR，ESDなどによる穿孔のほか，バルーン拡張術などによる穿孔が挙げられる．

1）治療中の穿孔への対応

治療に伴う穿孔では，治療中の穿孔と，時間を置いての穿孔（いわゆるdelayed perforation）とがある．治療手技により生じたmicro perforation（図5）では，クリップを用いて穿孔部の縫縮を行う．縫縮が十分と判断され，患者の状態を確認し，特に問題なければ治療を継続する．治療終了後は，空気の漏れ具合の確認のため腹部単純X線写真やCT検査を行い，抗菌薬投与，禁食，補液管理を行い，経過観察する．重要なことは，腹膜刺激症状や炎症反応の推移により，外科手術も常に念頭に置き経過観察する必要があるということである．

しかし，穿孔部が大きく（図6）十分縫縮できなければ，治療は中止し，外科医の診察を仰ぎ手術を考慮する．

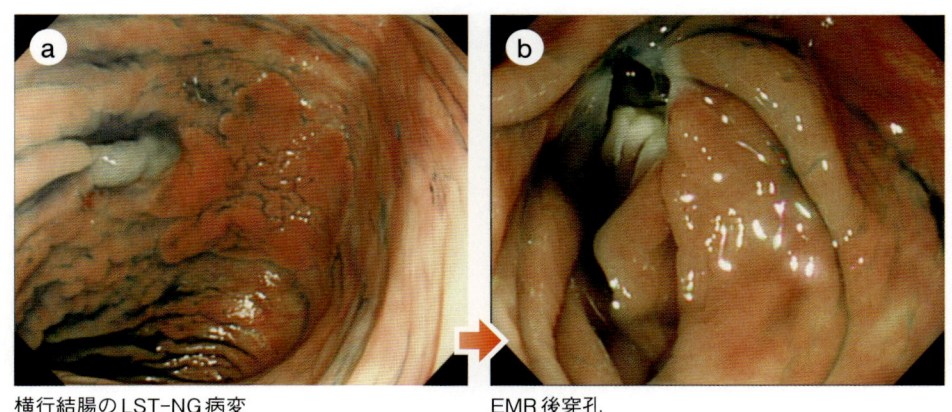

a 横行結腸のLST-NG病変
b EMR後穿孔
c 穿孔部は大きく緊急手術となった
d 切除病変の裏側に筋層が付着

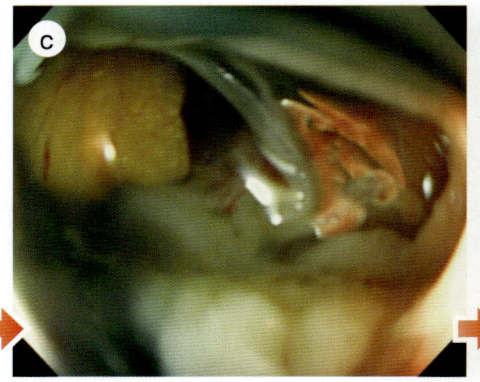

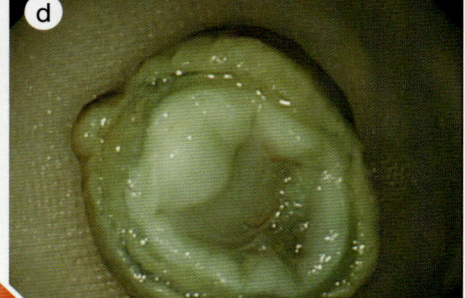

図6 ◆ EMR穿孔例

2）Delayed perforation の場合の対応

　Delayed perforation の場合は穿孔から症状出現までの時間があいまいとなるので，安易な保存的治療は行わず手術を考慮する．時間の経過とともに周辺への炎症の波及や感染の拡大などにより重篤になる危険があるので，手術を行うほうがよい場合が多い．

　　　＜文　献＞
　1）金子榮蔵，他：消化器内視鏡関連の偶発症に関する第4回全国調査報告　1988年より2002年までの5年間．Gastroenterol Endoscopy, 46：54-61, 2004

Comment from Dr.Kashida

　穿孔を疑う場合，立位腹部X線写真では横隔膜が視野に入らないことがあるので，技師に説明するか，胸部写真をオーダーする．腹痛が強くて立てない場合は坐位か側臥位で撮影する．air leak が少量の場合や骨盤ないし後腹膜の場合は，迷わずCT検査を行う．

あとがき

　大腸の検査法には，内視鏡検査以外にも注腸X線検査，CT-colonography，カプセル内視鏡検査など種々の方法が存在するが，病変表面微細構造の観察，生検や病変の摘除などは大腸内視鏡検査（colonoscopy，以下CS）のみが施行可能である．したがって，大腸疾患の診断・治療においてCSは必要欠くべからざる存在であり，大腸疾患に携わる医師にとってその挿入手技は必ず習得しなければならない技術の1つである．しかし，大腸内視鏡挿入手技は短期間で簡単に習得できるものではないのも事実であり，初心者が簡単に挿入手技を習得するノウハウは確立されていない．

　挿入手技を習得するには，まず思い通りにスコープを操ることが第一であり，左手のアングルノブ操作と右手のスコープの出し入れ・回転操作の左右両手による協調操作を覚えなければならない．次に大腸の解剖（構造）を理解した協調操作を行い，できるだけループを形成しない挿入法（軸保持短縮法）やどうしてもループを形成した場合のループ解除法をマスターすれば，ほとんどの症例で盲腸到達が可能となる．しかし，ここまで到達するのは大変困難で時間を要することも事実であり，これまで数多くのHow to本が出版されているが，どの本を読んでも短期間で簡単に挿入手技を習得できていないようである．

　本書は他本と比べ，①挿入法の基本 → ②部位別攻略法 → ③被検者別攻略法 → ④トラブルシューティング こんなときどうする？ という順で，より理論的に多くの達人たちが独自の意見を分かりやすく述べている．一見難しそうでこれまでのHow to本と変わりないように見えるが，よく読んでみると各々の意見が理論的で分かりやすく，何回も繰り返し読みながら（傍らに置きながら）CSを行えば，挿入手技の上達カーブは急上昇すること請け合いである．私はあまり理論を考えることなく挿入手技をマスターしてきたため，その習得にはかなりの時間を要した．しかし最近，本書（原稿）を読み返しながらCSを行ってみると以前にはなかった理論的挿入を行えるようになり，そのお陰で挿入手技が上達したような気がしている．

　勿論，本書は初心者に最もお勧めであるが，かなりの上級者にとっても更なる理論的挿入手技を可能にする一冊と考えている．まず，ご一読あれ!!!

2012年6月

久留米大学医学部消化器病センター
鶴田　修

索引 index

欧文

CO_2	168
CO_2 送気	133, 193
CT コロノグラフィー	11
delayed perforation	222
double press	28
EC-530XP	134
Endoscopy VR	64
ESD	38
Gondola movement	77
hang on and turn over	131
hooking the fold	17, 88, 111, 123, 163
N ループ	80, 158, 188
paradoxical movement	90, 167
PCF-PQ260	98, 134
press & pass	28
right turn shortening	17, 78, 84, 112
RSj	75, 123
S-top	80
SDj	50, 81, 163
sedation	116
slide by the mucosa	75, 90
S状結腸	47, 78, 153, 154, 157, 179
S状結腸癒着例	40
UPD	61, 169
water jet	56

和文

あ行

赤玉	44
アトロピン硫酸塩	130
α ループ	79, 157, 188
移動（性）盲腸	202
インフォームドコンセント	66
右側臥位	22, 177
右半横行結腸	89
裏 α ループ	188
横行結腸	84, 154, 158, 160, 176, 180
横行結腸左側遠位部	180
横行結腸中部	181

か行

回腸終末部	200, 203
回盲弁	93
下行結腸	161
下行結腸間膜	172
過伸展	183
ガストログラフィン	216
γ ループ	88, 168, 178, 188, 204
肝彎曲	90, 160, 183
逆 α ループ	158
逆 γ ループ	158
キャップ	44
吸引	197
吸気	86, 173, 201
協調操作	12, 121
偶発症	66, 115
屈曲部を捉える	18
クリッピング	214
経鼻用スコープ	123

痙攣性便秘 ………………………………… 113
高伝達挿入部 ……………………………… 101
硬度可変機能 …………………………… 36, 177
硬度可変式スコープ …………… 173, 190, 193
肛門 …………………………………………… 74
肛門領域の観察 …………………………… 207
高齢者 …………………………… 96, 115, 184
呼吸指示 ……………………………………… 24
呼吸性変動 ………………………………… 193
コロナビ ………………………………… 58, 61
コロンモデル …………………………… 58, 59

さ 行

細径スコープ …………………………… 109, 213
左側臥位 ……………………………………… 22
弛緩性便秘 ………………………………… 113
軸保持短縮法 ………………………… 10, 50, 142
自動送水機能 ………………………………… 56
芍薬甘草湯 ………………………………… 131
受動彎曲 ……………………… 41, 100, 123, 169
消化管出血時 ………………………………… 57
上行結腸 ………………………… 92, 161, 209
上部用スコープ …………………………… 123
深吸位 ………………………………………… 87
シングルバルーン内視鏡 ……………… 39, 190
浸水法 …………………………… 50, 139, 142
深部挿入不能時の対処 …………………… 196
スコープ追従性 …………………………… 164
ステッキ現象 ………………… 85, 86, 170, 172
ステッキ状態 ……………………………… 164
スライディングチューブ
　　………………… 47, 105, 139, 141, 142, 173, 180
生検鉗子 …………………………………… 219
穿孔 ………………………………………… 217
穿孔部閉鎖術 ……………………………… 214

前処置 …………………………………… 67, 115
先端アタッチメント ………………………… 44
先端バルーンつきオーバーチューブ ……… 38
前投薬 ………………………………………… 71
前方送水 ……………………………………… 56
前方送水つきスコープ …………………… 140
相対的挿入 …………………………………… 89
挿入形状記憶装置 …………………………… 61
組織生検 …………………………………… 219

た 行

体位変換 ……… 22, 25, 80, 81, 87, 97, 103, 105,
　　　　　　 171, 173, 177, 180, 190, 197, 201
大腸内視鏡検査 ……………………………… 10
大腸の走行 …………………………………… 10
脱気 ……………………………… 90, 186, 188
ダブルバルーン内視鏡 ………………… 39, 190
ダブルループ …………………………… 158, 165
炭酸ガス送気 ………………………………… 53
注水法 ………………………………………… 50
腸管高度癒着症例 ………………………… 107
腸管穿孔 …………………………………… 212
腸管内空気 ………………………………… 168
腸管内空気の脱気 ………………………… 97
腸管内洗浄 ………………………………… 57
腸管膜遺残症 ……………………………… 171
腸間膜脂肪織 ……………………………… 214
超肥満体型 ………………………………… 88
直線化 …………………………………… 103, 165
直腸 ………………………………………… 209
直腸S状結腸移行部 ………………………… 50
直腸指診 ……………………………………… 74
直腸内反転時の穿孔 ……………………… 218
直腸の解剖 ………………………………… 75
土管状 …………………………………… 78, 153

特殊なループ……………………………… 190
トルク………………………………………… 87

な 行

内視鏡シミュレーター…………………… 64
内視鏡挿入形状観測装置（UPD）……… 169, 190
内視鏡トレーニング……………………… 64
長いスライディングチューブ…………… 34
軟性細径スコープ………………………… 41, 123
ニュートラル……………………………… 84
粘膜下層剥離術…………………………… 38

は 行

背臥位……………………………………… 22
バウヒン弁………………………………… 93, 200, 203
バルーン内視鏡…………………………… 38
反転観察…………………………………… 206, 209
ビア樽状体型……………………………… 185
非常に痩せた症例………………………… 96
脾損傷……………………………………… 175
ヒダ寄せ…………………………………… 25
ヒダ寄せ効果……………………………… 31
肥満者……………………………………… 185
肥満症例…………………………………… 188, 190
脾彎曲……………………………………… 85, 158, 172, 180
フード……………………………………… 44
腹臥位……………………………………… 22, 193
腹腔内遊離ガス…………………………… 214
腹部手術…………………………………… 107
腹壁圧迫…………………………………… 171
プッシュ操作……………………………… 85, 96
プッシュ法………………………………… 12
太っている被検者………………………… 102
布団………………………………………… 193
フリー感…………………………………… 11, 12, 84, 85, 164, 167

ブルースポット…………………………… 86, 89
プル操作…………………………………… 97
プルバック………………………………… 78, 81, 88, 90, 93
ペチジン塩酸塩…………………………… 130
便秘………………………………………… 111

ま 行

右トルク…………………………………… 86
短いスライディングチューブ…………… 34
ミダゾラム………………………………… 130
ミントオイル……………………………… 131
無送気……………………………………… 120
無送気少量注水法………………………… 44
無送気浸水法……………………………… 50
盲腸………………………………………… 92
盲腸への挿入不能………………………… 196
モニタリング……………………………… 71

や 行

痩せた女性………………………………… 184
癒着………………………………………… 185
用手圧迫…………………………………… 25, 80, 87, 97, 103, 105, 132, 139, 164, 168, 177, 179, 188, 201

ら 行

ループ……………………………………… 154
ループ解除………………………………… 84, 155, 157, 197
ループ形成………………………………… 157, 178, 196
ループ法…………………………………… 82
裂孔………………………………………… 214

執筆者一覧

■ 編　集

樫田博史	近畿大学医学部消化器内科
鶴田　修	久留米大学医学部消化器病センター

■ 執筆者（掲載順）

山野泰穂	秋田赤十字病院消化器病センター
五十嵐正広	がん研有明病院内視鏡診療部
田村　智	田村クリニック胃腸科・内科
鶴田　修	久留米大学医学部消化器病センター
安藤正夫	金上病院内科
趙　栄済	洛和会音羽病院消化器病センター
冨樫一智	福島県立医科大学会津医療センター準備室（小腸・大腸・肛門科）
根本大樹	福島県立医科大学会津医療センター準備室（小腸・大腸・肛門科）
斉藤裕輔	市立旭川病院消化器病センター
町田マキヨ	町田内視鏡クリニック
町田　健	町田内視鏡クリニック
河野弘志	久留米大学医学部内科学講座消化器内科部門
栗林志行	国立がん研究センター中央病院消化管内視鏡科
斎藤　豊	国立がん研究センター中央病院消化管内視鏡科
松田耕一郎	富山県立中央病院内科（消化器）
水谷孝弘	九州医療センター消化器科
原田直彦	九州医療センター消化器科
金尾浩幸	広島大学病院中央診療部門内視鏡診療科
田中信治	広島大学病院中央診療部門内視鏡診療科
樫田博史	近畿大学医学部消化器内科
津田純郎	岡山市医師会総合メディカルセンター附属診療所
尾田　恭	尾田胃腸内科・内科
長坂光夫	藤田保健衛生大学医学部消化管内科
平田一郎	藤田保健衛生大学医学部消化管内科
杉本憲治	杉本憲治クリニック
倉橋利徳	くらはしクリニック
小西一男	昭和大学医学部内科学講座消化器内科学部門
坂下正典	坂下内科消化器科
今村哲理	札幌厚生病院胃腸科
藤井隆広	藤井隆広クリニック
清水誠治	JR大阪鉄道病院消化器内科
岩舘峰雄	佐野病院消化器センター
佐野　寧	佐野病院消化器センター
寺井　毅	寺井クリニック
丸山尚子	藤田保健衛生大学医学部消化管内科

医学とバイオサイエンスの 羊土社

羊土社 臨床医学系書籍ページ　http://www.yodosha.co.jp/medical/

- 羊土社では，診療技術向上に役立つ様々なマニュアル書から臨床現場ですぐに役立つ書籍，また基礎医学の書籍まで，幅広い医学書を出版しています．
- 羊土社のWEBサイト"羊土社 臨床医学系書籍ページ"は，診療科別分類のほか目的別分類を設けるなど書籍が探しやすいよう工夫しております．また，書籍の内容見本・目次などもご覧いただけます．ぜひご活用ください．

▼ メールマガジン「羊土社メディカルON-LINE」にご登録ください ▼

- メディカルON-LINE（MOL）では，羊土社の新刊情報をはじめ，お得なキャンペーン，学会・フェア情報など皆様に役立つ情報をいち早くお届けしています．
- PC版は毎月3回の配信です（研修医号，エキスパート号，医学総合号）．各号のテーマに沿って情報を配信いたします．また，手軽にご覧いただける携帯版もございます（毎月1回配信）．
- PC版・携帯版ともに登録・配信は無料です．登録は，上記の"羊土社 臨床医学系書籍ページ"からお願いいたします．

こうすれば上手（うま）くいく！
大腸内視鏡挿入の基本とトラブルシューティング
（だいちょうないしきょうそうにゅう　　きほん）

2012年 7月10日　第1版第1刷発行

編　集	樫田博史，鶴田　修（かしだひろし　つるたおさむ）
発行人	一戸裕子
発行所	株式会社　羊　土　社
	〒101-0052
	東京都千代田区神田小川町2-5-1
	TEL　　03（5282）1211
	FAX　　03（5282）1212
	E-mail　eigyo@yodosha.co.jp
	URL　　http://www.yodosha.co.jp/
装　幀	関原直子
印刷所	株式会社　平河工業社

© YODOSHA CO., LTD. 2012
Printed in Japan
ISBN978-4-7581-1047-1

本書に掲載する著作物の複製権，上映権，譲渡権，公衆送信権（送信可能化権を含む）は（株）羊土社が保有します．
本書を無断で複製する行為（コピー，スキャン，デジタルデータ化など）は，著作権法上での限られた例外（「私的使用のための複製」など）を除き禁じられています．研究活動，診療を含み業務上使用する目的で上記の行為を行うことは大学，病院，企業などにおける内部的な利用であっても，私的使用には該当せず，違法です．また私的使用のためであっても，代行業者等の第三者に依頼して上記の行為を行うことは違法となります．

JCOPY　<（社）出版者著作権管理機構　委託出版物>
本書の無断複写は著作権法上での例外を除き禁じられています．複写される場合は，そのつど事前に，（社）出版者著作権管理機構（TEL 03-3513-6969，FAX 03-3513-6979，e-mail：info@jcopy.or.jp）の許諾を得てください．

内視鏡検査・治療に役立つおすすめ書籍

胆膵内視鏡治療 手技の極意とトラブルシューティング

小池和彦／監　伊佐山浩通／編　**DVD付き**

エキスパートがEUS・ERCPの技と極意を伝授！

施行難渋例への対処法や，ありがちな失敗への予防策も解説．約84分の充実のDVD付きで，操作の細部までよくわかる！

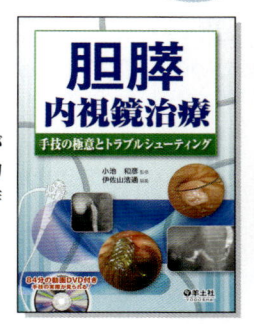

- 定価（本体9,500円＋税）
- B5判　286頁　ISBN978-4-7581-1046-4

胆膵内視鏡の診断・治療の基本手技　改訂2版

糸井隆夫／編　**DVD付き**

大好評書籍を改訂！豊富な写真と動画DVDで手技を身につける

スコープ操作の初歩からEUS・ERCP，トラブル対処まで，胆膵内視鏡に必要な知識と技を熟練ドクターが詳しく解説．写真と動画で微妙なコツもよくわかる！

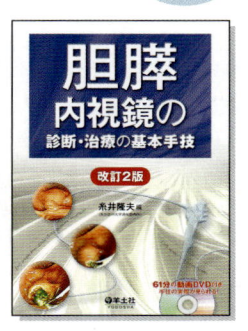

- 定価（本体9,200円＋税）
- B5判　303頁　ISBN978-4-7581-1045-7

1カ月で身につく！ひとりで学ぶ大腸内視鏡挿入法

身近な素材で練習できる、スコープ挿入上達のポイント

仲道孝次／著　**DVD付き**

38のセルフトレーニングと動画104本で挿入手技を最速マスター！

紙コップやペットボトルを使って，挿入手技をひとりで効率的に習得できるセルフトレーニングを紹介！ほかでは学べない上達の秘訣をわかりやすく解説．

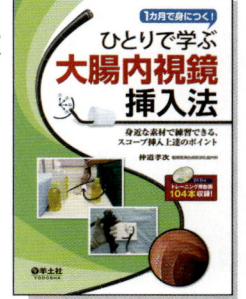

- 定価（本体8,000円＋税）
- B5判　239頁　ISBN978-4-7581-1044-0

消化器疾患の臨床分類

一目でわかる分類と内視鏡アトラス

松川正明／監　長浜隆司，中島寛隆，山本栄篤／編

消化器疾患の多様な分類がこの一冊に！代表的な86分類を収載！

消化器疾患の多様な分類と対応する内視鏡画像を一挙掲載．幅広い消化器疾患を網羅しており，所見記載の際にも役立つ．消化器疾患の概要が一目でわかる一冊．

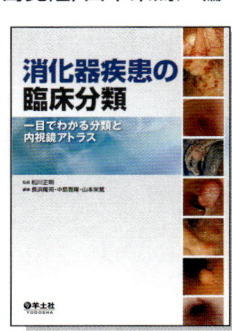

- 定価（本体6,800円＋税）
- B5判　295頁　ISBN978-4-7581-1037-2

発行　**羊土社 YODOSHA**

〒101-0052　東京都千代田区神田小川町2-5-1　TEL 03(5282)1211　FAX 03(5282)1212
E-mail : eigyo@yodosha.co.jp
URL : http://www.yodosha.co.jp/

ご注文は最寄りの書店，または小社営業部まで

診断・治療に役立つおすすめ書籍

見逃し、誤りを防ぐ！ 消化管癌画像診断アトラス

武藤 学／編

癌の診断力と読影力が確実に身に付く，消化管症例アトラス！

消化管癌で見逃されやすい症例を取り上げ，鑑別点を解説した画像アトラス．X線，内視鏡，CT，MRI，PETなどの検査法の使いわけのコツもわかります！診断力UPを目指す方へ．

- 定価（本体7,800円＋税）
- B5判
- 295頁
- ISBN978-4-7581-1043-3

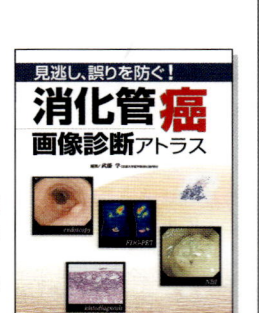

見逃し、誤りを防ぐ！ 肝・胆・膵癌画像診断アトラス

工藤正俊，山雄健次／編

癌を誤りなく診断するための注意点・鑑別ポイントがわかる！

超音波検査からERCP，病理所見まで，約470点の画像を掲載．画像ごとに「見逃しやすい/誤りやすいポイント」と「検査/読影のコツ」を示し，画像検査の選び方や鑑別疾患も解説．

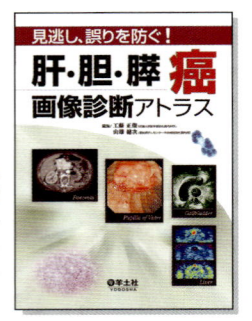

- 定価（本体8,500円＋税）
- B5判
- 287頁
- ISBN978-4-7581-1042-6

症例で身につける消化器内視鏡シリーズ

大腸EMR・ESD

田中信治／編

900点の内視鏡像と病理画像で，大腸EMR・ESDのポイントがみてわかる！さらに，Q&A形式のCase Studyで病変に応じた手技の使い分けがわかる！

- 定価（本体11,000円＋税）
- B5判
- 325頁
- ISBN978-4-7581-1035-8

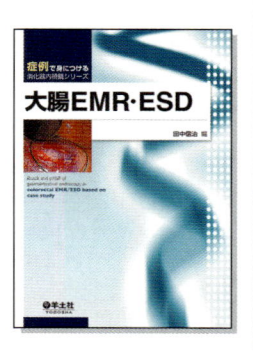

大腸腫瘍診断

田中信治／編

最先端の大腸内視鏡診断学をわかりやすく解説した入門書．実際の症例が問題形式で紹介され，診断学を実践的にマスターできる！基礎から学びたい方にオススメ！

- 定価（本体7,000円＋税）
- B5判
- 238頁
- ISBN978-4-7581-1034-1

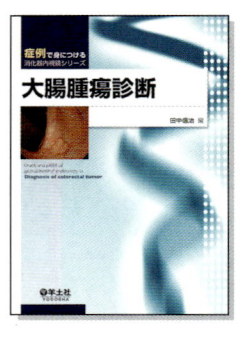

食道・胃ESD　DVD付き

小野裕之／編

- 定価（本体12,000円＋税）
- B5判
- 263頁
- ISBN978-4-7581-1040-2

食道・胃・十二指腸診断

田尻久雄，小山恒男／編

- 定価（本体7,500円＋税）
- B5判
- 389頁
- ISBN978-4-7581-1039-6

発行 羊土社 YODOSHA
〒101-0052　東京都千代田区神田小川町2-5-1　TEL 03(5282)1211　FAX 03(5282)1212
E-mail：eigyo@yodosha.co.jp
URL：http://www.yodosha.co.jp/

ご注文は最寄りの書店，または小社営業部まで

がん診療に役立つおすすめ書籍

改訂版 がん化学療法 レジメンハンドブック
治療現場で活かせる知識・注意点から服薬指導・副作用対策まで

遠藤一司／編

抗がん剤治療の必須情報が一目でわかる定番書！

臓器別に代表的な93のレジメンを厳選し、投与日程・投与の注意点から服薬指導までを簡潔かつ丁寧に解説！改訂で新薬・適応拡大薬剤を大幅追加．

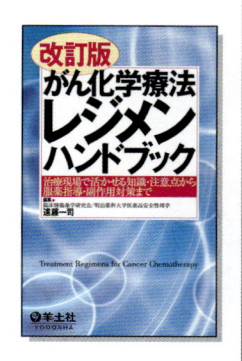

- 定価（本体4,200円＋税）
- B6変型判　398頁　ISBN978-4-7581-1701-2

がん化学療法 副作用対策ハンドブック
副作用の予防・治療から，抗がん剤の減量・休薬の基準，外来での注意点まで

岡元るみ子，佐々木常雄／編

がん化学療法に携わるすべての医療スタッフ必携！

副作用症状の頻度・発現時期とともに予防・治療を解説．さらに抗がん剤の減量・中止の基準，外来での注意点，患者へのセルフケア指導まで網羅！

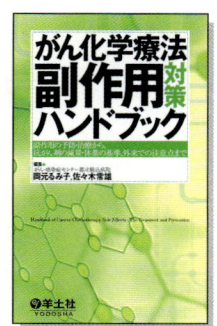

- 定価（本体4,200円＋税）
- B6変型判　375頁　ISBN978-4-7581-1700-5

がん診療パーフェクト
基礎知識から診断・治療の実際まで

佐々木常雄／編

がん診療の基本が身につくわかりやすい入門書！

がん診療の基本知識，各がん腫の診断・治療がマスターできる入門書．
実臨床で役立つ知識と各がんのケーススタディを解説．がん治療認定医試験の学習にも最適な内容．

- 定価（本体6,500円＋税）
- B5判　391頁　ISBN978-4-7581-0682-5

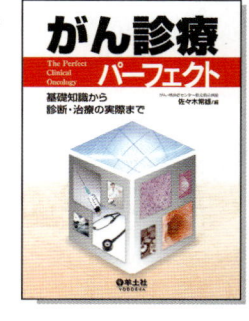

あらゆる病態・症例に対応できる 消化器がん化学療法の実践

室　圭，加藤　健，池田公史／編

根拠と豊富な症例から一人ひとりの患者さんに合った治療方針が見えてくる！

消化器がんの標準治療はもちろん，対応が難しい症例の対処法まで，現場で知りたい情報を丁寧に解説．消化器がん化学療法についてしっかり習得したいすべての医師にオススメ！

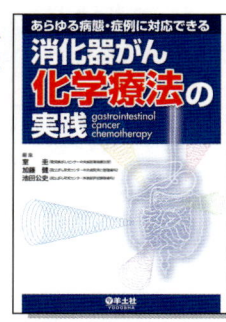

- 定価（本体5,500円＋税）
- B5判　335頁　ISBN978-4-7581-0699-3

発行　羊土社 YODOSHA
〒101-0052　東京都千代田区神田小川町2-5-1　TEL 03(5282)1211　FAX 03(5282)1212
E-mail：eigyo@yodosha.co.jp
URL：http://www.yodosha.co.jp/

ご注文は最寄りの書店，または小社営業部まで

あらゆる場面に対応できる臨床医を目指す
消化器BOOK

B5判 フルカラー

**現場で活きるノウハウ満載！
実践力をUPする好評シリーズ！**

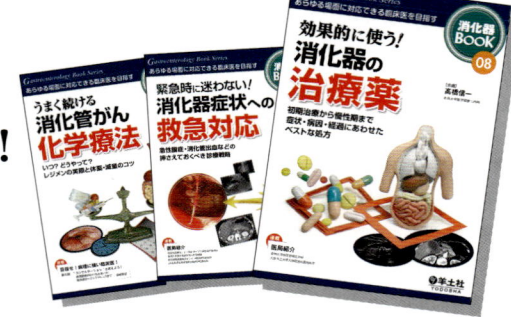

シリーズの特徴

- 診断・治療の進め方からフォローアップまで具体的に解説
- 治療の根拠や処方量などの数値が明確．トラブルにも対応できる！
- オールカラーの誌面，豊富な図表で重要ポイントがよくわかる

01 胃癌を診る・治療する
早期発見から緩和ケアまで

企画／大津 敦
□178頁 □定価（本体4,200円＋税） □ISBN978-4-7581-1234-5

02 炎症性腸疾患を日常診療で診る
IBDとは？ その診断と患者にあわせた治療

企画／日比紀文，久松理一
□213頁 □定価（本体4,200円＋税） □ISBN978-4-7581-1235-2

03 内視鏡診療の安全管理
偶発症や感染の予防と対処法

企画／赤松泰次
□172頁 □定価（本体4,200円＋税） □ISBN978-4-7581-1236-9

04 これでわかる！慢性肝炎の治療戦略
肝癌を防ぐためのマネジメント

企画／井廻道夫
□172頁 □定価（本体4,200円＋税） □ISBN978-4-7581-1237-6

05 症状・画像から見抜く！膵胆道系の鑑別診断
疾患の見極め方と治療のポイント

企画／花田敬士
□230頁 □定価（本体4,800円＋税） □ISBN978-4-7581-1238-3

06 うまく続ける消化管がん化学療法
いつ？どうやって？レジメンの実際と休薬・減量のコツ

企画／瀧内比呂也
□194頁 □定価（本体4,600円＋税） □ISBN978-4-7581-1239-0

07 緊急時に迷わない！消化器症状への救急対応
急性腹症・消化管出血などの押さえておくべき診療戦略

企画／藤田直孝
□222頁 □定価（本体4,600円＋税） □ISBN978-4-7581-1240-6

08 効果的に使う！消化器の治療薬
初期治療から慢性期まで
症状・病因・経過にあわせたベストな処方

企画／髙橋信一
□194頁 □定価（本体4,600円＋税） □ISBN978-4-7581-1241-3

発行 羊土社 YODOSHA
〒101-0052 東京都千代田区神田小川町2-5-1 TEL 03(5282)1211 FAX 03(5282)1212
E-mail：eigyo@yodosha.co.jp
URL：http://www.yodosha.co.jp/

ご注文は最寄りの書店，または小社営業部まで